海派中医名家学术思想研究论丛 · 岳阳名医临证精粹

总主编 郑 莉 周 嘉

赵粹英
针灸学术经验集

主编 马晓芃
主审 赵粹英

上海科学技术出版社

图书在版编目(CIP)数据

赵粹英针灸学术经验集 / 马晓芃主编. —上海：上海科学技术出版社，2020.1
(岳阳名医临证精粹)
ISBN 978-7-5478-4583-7

Ⅰ.①赵… Ⅱ.①马… Ⅲ.①针灸疗法—中医临床—经验—中国—现代 Ⅳ.①R246

中国版本图书馆 CIP 数据核字(2019)第 195230 号

赵粹英针灸学术经验集
主编　马晓芃

上海世纪出版(集团)有限公司
上 海 科 学 技 术 出 版 社　出版、发行
(上海钦州南路 71 号　邮政编码 200235　www.sstp.cn)
浙江新华印刷技术有限公司印刷
开本 787×1092　1/16　印张 14.75
字数 220 千字
2020 年 1 月第 1 版　2020 年 1 月第 1 次印刷
ISBN 978-7-5478-4583-7/R·1919
定价：48.00 元

内容提要

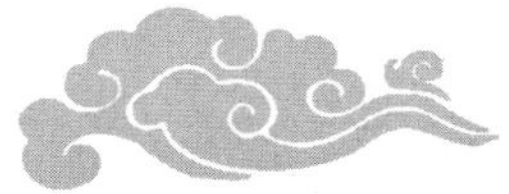

本书是“岳阳名医临证精粹”系列丛书中的一种，介绍了上海中医药大学附属岳阳中西医结合医院名医赵粹英的从医之路、学术影响和临证经验。全书分为名医之路、学术思想、经验特色、经典医案医话、名医工作室团队跟师心得体会集萃、附录六部分。本书详细阐述了赵粹英对抽动秽语综合征、衰老、慢性肾脏病、慢性乙型病毒性肝炎、难治性肺结核五种优势病种，以及面神经炎、三叉神经痛、支气管哮喘、类风湿关节炎、肩周炎、更年期综合征、卵巢早衰、干眼症等针灸临床常见病的诊治经验，记录了赵粹英数十年临床积累的20余个经典病案，且收录了主要传承人在跟师学习实践中的体验和感受，对赵粹英临证治疗的思辨过程、医德医风进行了较为全面的总结和呈现。

本书可供针灸医师、针灸研究人员、中医院校师生及广大中医爱好者参考阅读。

丛书编委会

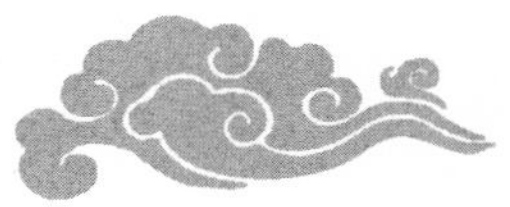

编委会

主　　编　马晓芃

副主编　张　丹　杨延婷　李志元　杨　玲
　　　　　张翠红　崔云华　朱　毅

编　　委　（按姓氏笔画排序）
　　　　　马晓芃　朱　毅　刘　婕　杨　玲
　　　　　杨延婷　李志元　李茜莹　吴丽洁
　　　　　吴凌翔　宋时雨　张　丹　张　霁
　　　　　张翠红　赵　越　洪　珏　黄　燕
　　　　　崔云华　智方圆　谢　晨

主　　审　赵粹英

序 言

在中医学浩瀚的发展历史中，针灸学始终是一面鲜明的旗帜。在当代，随着针灸学的不断应用与发展，其国内外影响力日隆，越来越受到民众的关注和喜爱，已成为世界上应用最为广泛的替代医学疗法。2010 年针灸被列入联合国非物质文化遗产名录，中医针灸正在成为中医药走向世界的名片。

作为中医针灸人，我欣喜于针灸事业的蓬勃发展，也庆幸自己从事了喜爱的事业。虽然是学习西医学出身，但一踏上工作岗位，我就从事中医针灸学的基础与临床研究工作，并且一干就是 50 余年。在这个过程中，我跟随了多名老师学习，认真深入地研读了经典古籍，持续丰富了中医针灸学知识，经历了中医学、西医学和文化的不断碰撞，深深地感受到了传统医学和文化的魅力，真心地爱上了这门学科。我所有的经验和知识，均来自 50 余年行医路上的感悟和积累，来自前贤、老师们的经验体会和再验证，来自同行的交流与碰撞，也来自对学生提问的思考与讨论……正是因为全面学习了中、西医两种医学，使我更加关注于中西医结合方法在临床治病中的应用，更重视综合疗法和心身同治；始终认为疗效是针灸学存在和发展的基石，不断提高临床疗效是针灸临床发展的首要目标；同时也充分认识到开展科学研究的必要性和重要性，积极将现代科学技术引入到针灸治病机制的研究中，并申报承担了多项科研项目，开展动物实验深究机制，以科研促临床，进一步提高了针灸临床疗效。

以我名字命名的《赵粹英针灸学术经验集》一书即将付梓出版，全书共分六部分，包括名医之路、学术思想、经验特色、经典医案医话、名医工作室团队跟师心得体会集萃以及附录六部分。该书的编写人员大部分是我工作室的成员，其内容不仅是我的主要学术观点、临床经验以及思辨过程的呈现，同时也是他们临证感悟的积累和阐发，是所有编写人员临床经验与应用心得的共同总结。希望该书的出版，能够对业内同行有所启迪，能够引起共鸣，促进交流和共同提高。

赵粹英（赵粹英）

2019 年 8 月

目 录

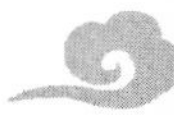

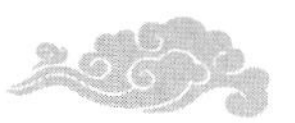

第一章 名医之路

第一节 人物简介

赵粹英，女，出生于1940年10月，研究员，博士生导师，享受国务院特殊津贴，长期从事针灸治疗神经—免疫相关性疾病的临床与机制研究工作，积累了丰富的经验，取得了系列创新性的研究成果(图1-1-1)。

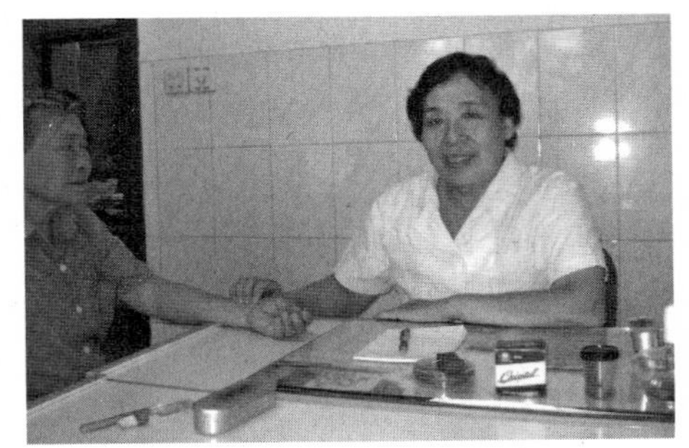

图1-1-1 赵粹英门诊

1964年7月，赵粹英毕业于上海第二医学院医疗系，先后至上海市经络研究所、上海市中医研究所、上海市针灸经络研究所从事中医针灸科研、临床和教学工作。1973—1980年，她先后跟随上海市中医研究所儿科名医徐仲才、呼吸科名医邵长荣学习，开始实践中医诊治方法。1982年起，担任上海市针灸经络研究所免疫研究室主任，直到退休。退休后至今，一直在上海市针灸经络研究所门诊部进行专家门诊工作。2006年被评为上海市名老中医学术经验研究工作室导师。曾任上海市中西医结合呼吸病专业委员会副主任委员兼秘书长，国家中医药管理局针灸免疫三级实验室顾问。1987年加入中国农工民主党，任中国农工民主党上海市委第八、第九届委员会委员。

赵粹英长期默默耕耘在科研、临床和教学第一线，进行了大量的实验、临床研究和带教工作，在医、教、研方面均取得了丰硕的成果。

在针灸科研方面，她先后完成了国家自然科学基金课题“艾灸延缓衰老的临床和机制研究”(第一负责人)、“艾灸抗肿瘤免疫学和肿瘤细胞生物学机制研究”(主要完成人)、“艾灸延缓衰老大鼠组织羰基毒化反应的P19ARF/P53/P21CiP1信号调控机制研究”(主要完成人);国家中医药管理局课题“艾灸对细胞免疫的调节作用”(第一负责人)、“针灸治疗慢性肾功能不全的临床与实验研究”(主要完成人);上海市卫生局课题“艾灸血清培养肿瘤浸润淋巴细胞配合放化疗的抗肿瘤临床研究”(第一负责人)等多项课题。在针灸治疗神经—免疫相关性疾病的临床及效应机制研究方面提出了许多重要学术观点,取得了诸多科技成果,共发表相关论文80余篇,出版专著1部,并多次获奖。“艾灸对细胞免疫的调节作用”获国家中医药管理局中医药科学技术进步奖二等奖、上海市科技进步奖三等奖。“艾灸调节作用的神经免疫学机制”获2006年度中华中医药学会科学技术奖二等奖。“针刺与针药结合治疗甲亢的临床疗效和免疫学机制研究”获国家教委科技进步奖三等奖。“过敏性支气管哮喘黏膜免疫功能与针刺对其调整作用的研究”获上海市科技进步奖三等奖。“化脓灸治疗支气管哮喘若干影响因素的分析”1996年获上海市卫生局中医药科技进步奖二等奖。她还曾获李时珍中医中药学术论文奖基础中医药研究报告一等奖。她的研究成果证实了针灸治疗神经—免疫相关性疾病的有效性,并进一步深入阐释作用机制;有助于促进针灸疗法治疗神经—免疫相关性疾病的临床推广和应用,为这些疾病的治疗和延缓衰老提供了有效的方法。

在临床方面,她主要开展针灸治疗抽动秽语综合征、三叉神经痛、面瘫、难治性肺结核、慢性肾功能不全,针灸延缓衰老、抗肿瘤等疾病的诊治工作,均取得较好的临床疗效,并在此过程中积累了丰富的临床经验。近年来,尤其在中医针灸治疗抽动秽语综合征方面颇有心得,综合论治,疗效显著。目前仍在上海市针灸经络研究所门诊部进行临床工作,设有抽动秽语综合征专科门诊。赵粹英经过临床反复摸索实践,已整理出一套较为系统、有效的治疗抽动秽语综合征的综合方法。在为患者诊治过程中,她始终全心全意为患者服务,受到广大患者和家属的好评。并进行临床带教工作,悉心指导研究生、进修生、参观访问人员的临床诊疗,毫无保留地传授临床经验,为针灸事业培养和输送临床人才。

作为研究生导师和指导老师,赵粹英研究员共培养了博士研究生7名,硕士研究生16名。2006年还被评为上海市名老中医学术经验研究工作室导师,学术继承人6名,包括正高(博士研究生导师)2名、副高(硕士研究生导师)1名、中级3名，已形成稳定的学术传承梯队。在带教过程中，她精心指导学生的临床和科研工作，将自己的学术思想贯穿到临床诊疗和课题申报中，把自己的学术经验毫无保留地传授给学生和后学者。

第二节　缘起、传承与发展

一、咬定青山不放松，立根原在破岩中

1940年，祖籍浙江余姚的赵粹英出生于上海。年少时，心爱的弟弟不幸罹患脑膜炎，被病魔夺走了幼小的生命。此后，赵粹英便立下悬壶济世之志，致力于救死扶伤，通过学习科学有效的医学技术让更多人能摆脱疾病困苦。

自1959年起，赵粹英进入上海第二医学院医疗系开始医学生涯，至今已60年。虽说赵粹英是学习西医学出身，但令她在临床工作上开辟出一番天地的是中医学。她经历了中西医学和文化思想碰撞，深感传统中医的魅力，善于融合中西医理论、推陈出新，倡导中西医结合临床治疗，坚持奋斗于针灸临床工作第一线。她坚持贯彻以中医整体观念和辨证论治为主的临床治疗原则，主张中西医结合、综合疗法和心身同治，擅长针灸治疗抽动秽语综合征、三叉神经痛、面瘫、难治性肺结核、慢性肾功能不全、衰老和肿瘤等疾病，尤其在针药结合治疗抽动秽语综合征方面颇有心得，长期在上海市针灸经络研究所门诊部开设抽动秽语综合征专科门诊，临床疗效显著，使得多数患儿获得了稳定的临床疗效和较好的生活质量。

二、纸上得来终觉浅，绝知此事要躬行

1964年，赵粹英完成了5年的临床医疗系的学业，分配至上海市经络研究所、上海市中医研究所(针灸研究所、上海中医学院附属龙华医院、经络研究所合并而成，上海市针灸经络研究所前身)工作。由于她在本科阶段学习的知识中，以西医为主，中医理论基础知识相对较为薄弱，为了更好地研究和开展中医针灸疗法，她踏上了漫长的医学深造之旅。

1967—1972年，赵粹英前往华山医院从事新针疗法和针灸麻醉的临床工作，通过这段工作经历，她不仅掌握了针灸临床的一些常规诊疗，也对中医传统

理论有了更为系统、深入的认识，深刻体会到了中医的奇妙与伟大。她发现很多疾病当西方医学束手无策时，中医、针灸却有意想不到的疗效，因此对中医、针灸逐渐产生了浓厚的兴趣，于是开始一边自学，一边摸索。

1973—1980年，由于工作需要赵粹英再次转至龙华医院工作了一段时间，先后跟随儿科名医徐仲才、呼吸科名医邵长荣门诊学习，实践中医诊治方法。徐仲才擅长中医治疗儿科疑难杂症，理论功底扎实，临床应用灵活，坚持方药结合，主张温阳，临诊十分重视小儿阳气护养和脾肾兼顾。这对赵粹英日后针灸临床治疗抽动秽语综合征等儿科疾病产生了深远的影响。邵长荣则擅长中西医结合治疗肺科疾病，主张衷中参西，扩展中医内涵，强调整体辨证，提高疗效，临诊治病用药推崇以正气为本。通过跟随邵长荣学习，赵粹英在治疗难治性肺结核、哮喘等肺科病方面获得了丰富的经验和有益的思路，并在难治性肺结核、哮喘的针灸治疗方面取得了系列研究成果。赵粹英在跟随名老中医学习期间，始终吃苦耐劳，钻研精进，进一步体会到了中医理论和临床的精华之处，更是深受两位导师的临诊经验、学术观点、高尚医德的影响。

1981年以来，赵粹英至上海市针灸经络研究所工作直至退休，从事针灸治疗神经—免疫相关性疾病的临床与机制研究工作。基于丰富的跟师经验和临床诊治心得，赵粹英逐渐形成了自己对于中医理论和治疗的独到认识与诊疗特色。

首先，赵粹英立足邵长荣衷中参西学术特点，主张多疗法综合运用，推崇针、灸、药结合，常常根据病情将电针、拔罐、耳穴、放血、艾灸、中西药物等结合运用，常可“起沉疴而愈痼疾”，获得最佳临床疗效。

其次，赵粹英临诊推崇调养机体阳气，秉持徐仲才“温养阳气”的观点，认为一些慢性疾病虚衰患者最终都损及脾肾阳气，故倡导“温补脾肾”。她认为艾灸疗法在温补阳气方面具有突出的优势，故临床治病善用灸法，如应用“隔蒜灸”治疗难治性肺结核；“隔药饼灸”治疗慢性肾功能不全；“麦粒灸”治疗慢性乙型病毒性肝炎；“化脓灸”治疗哮喘等。在诊治这些疾病的长期临床实践中，不断完善，深入研究，均取得了较好的疗效。

再者，赵粹英在临床治疗中进一步延伸了对正气的认识。除了滋养“精”这一人体功能的物质基础之外，还强调了“气”与“神”的调摄，关注脑和情绪相关的特点。她善用督脉穴位调节一身之阳，常取肝胆经、心包经、心经上的对穴以疏肝解郁、清心除烦、镇静安神，共奏调神之效。在抽动秽语综合征、更年期综合征等疾病的临床治疗中，功效卓著。

在提高针灸临床疗效的同时，赵粹英非常注重针灸学的基础研究，推崇临床与基础研究相结合，为针灸治疗诸多疾病提供了重要的科学证据，为针灸的临床应用与推广做出了积极贡献。

赵粹英从医60年，起于西学，成于中西医结合，基于中医传统理论，衷于理论与临床的灵活结合。她娴熟的临床技能，配合基础研究，相辅相成，赢得了广大同行的认可和患者的好评。

三、洛阳亲友如相问，一片冰心在玉壶

除了拥有精湛的医术，赵粹英还时常参加各类社会义诊活动，不忘初心回报社会。面对患者，她仔细询问，耐心解答，将其所学、所知和所想努力践行于为患者缓解病痛的行动中，使得越来越多的患者解除了病痛，获得了安慰、关心和信心。

赵粹英素来强调疾病的防治结合，善于将养生与临床治疗相结合，重视中医经络养生，在赵粹英学术思想的指导下，逐渐形成了一系列针灸防治疾病的养生经验和特色。

病后初愈，她倡导立足于患者饮食起居，避风寒，畅情志，注重调养神气，特别是老年人和小儿更要注意。赵粹英坚持“精神内守，病安从来”和“正气存内，邪不可干”的重要养生准则，十分推崇灸法在平素生活中的应用，认为灸法有疏通经络、扶正祛邪的作用，又操作简单、安全易学，常取百会、足三里、关元、气海、命门、肾俞等保健穴。一来以镇静、养心安神，统摄五脏，各司其职；二来以补益正气，正胜邪去，卫外御邪，有助于疾病的恢复和防止复发。

赵粹英认为机体日常养护是逐步改善患者体质和防治疾病复发的重要途径，在其养生经验的影响和指导下，患者坚持调理，临床上病情都能有不同程度的改善，多数人还推荐给家人养生保健，抗病延缓衰老之效卓著。

四、不要人夸好颜色，只留清气满乾坤

作为一名传统医学的践行者和传承者，赵粹英师古而不泥古，既深谙中医理论的精髓和效用，又力促中西医融会贯通，力求获得最大临床疗效。赵粹英2006年被评为上海市名老中医学术经验研究工作室导师，已培养了学术继承人6名，逐渐形成了稳定的学术传承梯队(图1-2-1)。

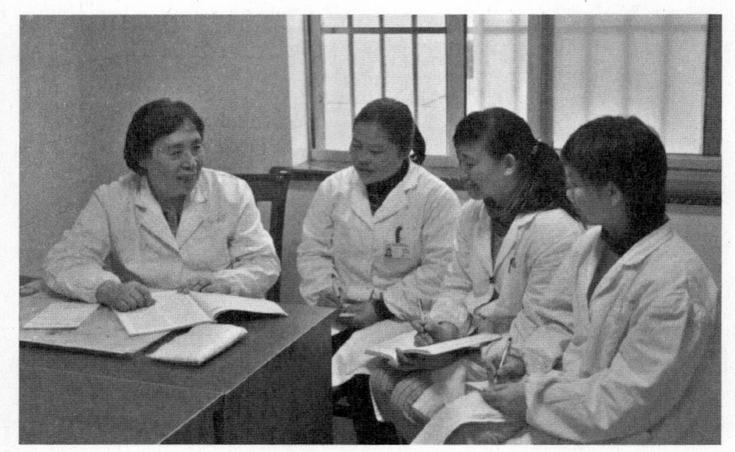

图 1－2－1　赵粹英临床带教

首先，传承人定期学习、总结、归纳赵粹英的学术思想，传承人主编（或参编）的《古今医家论灸法》《中国灸法学》《中国灸法学的现代研究》等著作中均充分体现了赵粹英的重要临诊经验、学术观点和研究成果，由赵粹英主编的《常见老年病的针灸推拿预防和护养》一书更是将赵粹英针灸治疗老年病的丰富经验进行了系统总结和归纳，使临床工作者和患者均深受惠泽。

其次，在赵粹英学术思想的指导下，在上海市针灸经络研究所门诊部形成了多种疾病的特色针灸诊疗方法，包括针灸治疗抽动秽语综合征、针刺治疗干眼症、针刺治疗更年期综合征、针灸治疗近视等。并开设灸法特色门诊、头面五官特色门诊，应用于抽动秽语综合征、更年期综合征、干眼症、近视、过敏性鼻炎、面神经炎、类风湿关节炎等多种疾病的诊治，亦为一种学术的传承与创新。

赵粹英坚持进行临床带教工作，指导研究生的临床诊疗，毫无保留地传授临床经验，在带教过程中，悉心指导学生的临床和科研工作，将自己的学术思想和观点贯穿到临床诊疗中。如今这些当年的莘莘学子都已成为临床一线的优秀医生和研究者。

正所谓“问渠哪得清如许，为有源头活水来”。在培养学生的过程中，赵粹英始终怀着开放的心态，不断践行着自己的临床治疗与科学研究。她始终工作严谨，求实创新，立足于深厚的理论基础，通过多角度、多途径、多层次研究证实了针灸治疗神经—免疫相关性疾病的有效性，深入揭示了针灸作用机制，有助于促进针灸疗法治疗神经—免疫相关性疾病的临床应用和推广。在此领域共发表相关论文80余篇，取得科技成果10余项。

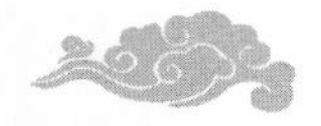

第二章
学术思想

一、临证针灸，治神为先

神是人体生命活动的主宰，是脏腑气血盛衰的外在表现。《灵枢・天年》云："何者为神？岐伯曰，血气已和，荣卫已通，五脏已成，神气舍心，魂魄毕具，乃成为人。"《灵枢・本神》云："两精相搏谓之神。"神在两精相合形成新生命的同时产生，即"形具而神生。"《素问・移精变气论篇》说："得神者昌，失神者亡。"形是神的物质基础，神是形的功能状态。《类经・针刺类》言："形者神之体，神者形之用；无神则形不可活，无形则神无以生。"调神，既能协调机体内外环境的相对平衡，又能鼓动机体的正气抵御、驱逐外邪。因此，针灸临证治病之时，赵粹英强调当先治神以调形，认为"欲却其病，先定其神"，形神相调，疾病得愈。

临证之时，强调先辨患者之神。《素问・刺禁论篇》云"无刺大怒，令人气逆"，《灵枢・终始》言"大惊大恐，必定其气，乃刺之"。患者在情绪激动、神志不定的情况下，不能针刺，需待患者神志安定后再行针灸治疗。否则，不但不会有好的疗效，还可能导致气血逆乱，引起晕针等不良反应。因此，临证之时，赵粹英特别注重辨神施针，正如《灵枢・本神》云"察观病人之态，以知精、神、魂、魄之存亡得失之意，五者以伤，针不可以治之也"。

施针治疗之际，需重视医者之神和患者之神。《素问・宝命全形论篇》曰"凡刺之真，必先治神"；《灵枢・官能》云"用针之要，勿忘其神"。赵粹英施术之时，特别重视医者之神和患者之神。如何定医者之神，正如杨继洲在《针灸大成・针刺秘要》中指出："定神，谓医与病人各正自己之神，神已定可施。"调医者之神，正如孙思邈所言："凡大医治病，必当安神定志，无欲无求。"施针刺穴之时，必"专意一神，精气之分，毋闻人声，以收其精，必一其神，令志在针"，方知"邪气来也紧而

急，谷气来也徐而和”，做到正确补泻。如何调患者之神？临床中赵粹英常重用督脉穴和对穴调患者之神。督脉是十四经中唯一一条直接与脑络属的经脉，与脑的关系非常密切，通过刺激督脉穴位可调节脑神，督脉穴在调神、治疗神志病中有重要作用。《灵枢·海论》曰：“脑为髓之海，其输上在于其盖，下在风府。”故赵粹英常取督脉穴以安神定志。如取百会穴，以宁神开窍、平肝息风、健脑益智；取风府、大椎、筋缩以疏通督脉、清泄风阳、导气调神；取神庭、人中以安神定志、醒脑开窍。同时，她还善于应用对穴调神，如取风池和行间相配，以清泄肝胆之郁火、镇静安神；取内关和神门相配，以养心安神、清心除烦；取合谷和太冲相配，以开“四关”，疏肝解郁、镇静安神。除此之外，她还特别提倡和患者加强交流，通过语言调患者之神，以缓解患者的紧张情绪，消除患者的顾虑，树立战胜疾病的信心，使患者神安志定，积极配合治疗，往往收到事半功倍的效果。

二、擅用灸法，温调脏腑

灸法是中华民族的一项重大发明，是起源于我国针灸医学的重要组成部分，占据了针灸学的“半壁江山”。灸法历史源远流长，可上溯至人类掌握用火后的远古时期。灸法，古称“灸焫”，东汉许慎所著《说文解字》中：“灸，灼也，从火音‘久’，灸乃治病之法。”意思就是用火来治病，这便说明灸法是从火发明以后才开始有的一种治病方法。《说文解字》载“以艾燃火，按而灼也”，又说“刺以石针曰砭，灼以艾火曰灸”，这都表明艾灸是以艾叶或绒为媒介，点燃后在体表穴位或病变部位烧灼、温熨，借其温热及药物的刺激作用，通过经络的循行，起到温经通络、行气活血、温中益气、祛寒除湿、消肿散结、回阳救逆的作用，最终达到预防保健和治疗疾病的一种外治方法。《医学入门》中载：“凡病药之不及，针之不到，必须灸之。”说明针刺、灸法、药物各有所长，灸法有其独特的治疗优势，可补充针刺、药物之不足，临证之时凡针、药无效时，应用灸法往往会收到较为满意的疗效。赵粹英临床治疗擅用灸法，认为艾灸通过温热刺激刺激穴位、疏通经络、调整脏腑，在“温调脏腑”方面优势明显，特别在延缓衰老、治疗疑难病症方面有独到的疗效。她以“温补脾肾”立法，采用隔药饼灸延缓衰老。以“温调脏腑”立法，运用不同灸法治疗疑难病症：如采用温补肺脾、益气祛邪之隔蒜灸治疗难治性肺结核；温养脾胃、清利肝胆之麦粒灸治疗慢性乙型病毒性肝炎；温补脾肾、扶阳益气隔药饼灸治疗慢性肾功能不全；温肺益气、扶正固本化脓灸治疗支气管哮喘等，均取得较好的临床疗效，总结凝练出艾灸治疗的有效技术方案。

（一）倡用灸法，应用隔药灸延缓衰老

艾灸疗法自古以来就是防病延缓衰老的重要手段。关于灸法养生保健、延缓衰老早在《扁鹊心书》中就有明确的记载："人于无病时，常灸关元、气海、命门……虽未得长生，亦可得百余岁矣。"不同于针刺疗法，艾灸疗法操作相对简单，老年人可在医生的指导下于家中自行操作。因此，对于广大的老年人来说，比起药物治疗和针刺，艾灸疗法是一种非常适合养生保健、延缓衰老的治疗方法，更易推广至社区、家庭，发挥灸法"简便廉验"的优势。因此赵粹英倡导应用艾灸疗法（隔药灸）延缓衰老，创建"隔药饼灸延缓衰老技术"，并积极开展临床研究，阐释其免疫、内分泌机制。

"隔药饼灸延缓衰老技术"的处方包括两组穴位，交替使用，一组取膻中、中脘、神阙、关元和双侧足三里；另一组取大椎和双侧肾俞、脾俞。采用隔药饼灸，药饼用补肾填精、益气健脾、活血化瘀的中药（包括黄芪、当归、补骨脂、淫羊藿、大黄、丹参等）打碎成粉末，过 120 目筛。临用前用 80% 乙醇将药粉调匀，用模具压成直径 3 cm、厚 0.8 cm 的药饼。然后将药饼置于穴位上，将直径 2 cm、高 1.5 cm、重约 1.5 g 的艾炷置药饼上进行灸治，每穴灸 3 壮，每周灸 3 次，24 次为 1 个疗程。

223 例老人应用上述方法进行 1 个疗程灸治后，衰老积分明显下降，总有效率 83.4%。在临床症状改善的同时，细胞免疫功能增强，T 淋巴细胞总数增加，$CD4^+/CD8^+$ 值恢复正常，自然杀伤细胞（natural killer, NK）活性增强，白细胞介素-2（interleukin-2, IL-2）合成分泌增加，血清中可溶性白细胞介素-2 受体（soluble interleukin-2 receptor, sIL-2R）含量下降。另外 β-内啡肽（β-endorphin, β-EP）作为免疫调节的神经介质，灸治后明显提高。结果提示，艾灸能纠正衰老机体异常的免疫状态、稳定机体内环境，延缓垂体—胸腺轴的老化而达到延缓衰老之目的。基于研究结果，赵粹英认为，机体良好的免疫功能是长寿的关键，艾灸对机体细胞免疫功能具有良性调节作用，能够延缓衰老。

同时，赵粹英还观察隔药饼灸对老年人垂体—甲状腺、垂体—性腺功能的影响。研究发现，老年人外周血促甲状腺激素（thyroid stimulating hormone, TSH）、三碘甲状腺原氨酸（T_3）含量明显低于正常对照组，而甲状腺素（T_4）则高于正常对照组，经艾灸治疗后 TSH、T_3 浓度升高，与灸治前有统计学差异（$P<$

0.05)，提示老年人甲状腺功能减退，艾灸能增强垂体、甲状腺的合成、分泌功能，促进老年机体代谢。老年人卵泡刺激素(follicle stimulating hormone，FSH)增高，而睾酮(testosterone，T)含量下降，与正常组有统计学差异($P<0.01$)。灸治后FSH下降，T升高，与灸治前有统计学差异($P<0.01$)，黄体生成素(luteinizing hormone，LH)、雌二醇(estradiol，E_2)虽有降低，但与治疗前无统计学差异($P>0.05$)，提示老年人垂体、性腺激素代谢紊乱，艾灸可调整老年人血浆中FSH、T含量，纠正随年龄增加而引起的促性腺激素、性激素的代谢紊乱状态。

此外，赵粹英还观察艾灸对老年人心血管功能的影响，发现29例老人经隔药饼灸治疗后，心脑血管功能有明显改善，表现为每搏输出量(stroke volume，SV)、心输出量(cardiac output，CO)、心搏指数(stroke index，SI)及心脏指数(cardiac index，CI)明显增高，提示灸治后老年人心功能改善，心脏供血良好；总外周阻力(total peripheral resistance，TPR)及血黏度(viscosity，V)显著下降，提示灸治后老年人血管外周阻力减低，血液黏度下降。

(二) 开展不同灸法治疗疑难病症的研究

赵粹英认为灸法有针刺和药物都难以达到的疗效，因此她尝试将灸法用于疑难病症的治疗。针对不同灸法的治疗特色，她选用隔蒜灸治疗难治性肺结核、隔药饼灸治疗慢性肾功能不全、麦粒灸治疗慢性乙型病毒性肝炎等，均总结凝练出艾灸治疗这些疑难病症的有效方案。

1. 温补肺脾、益气祛邪之隔蒜灸治疗难治性肺结核　肺结核是由结核分枝杆菌引发的肺部感染性疾病，严重威胁人类健康。难治性肺结核，是肺结核中较难治愈的一种，由于患者免疫功能低下，对病原体的抵抗力下降，同时由于结核杆菌对多种抗痨药物产生了耐受性，抗痨药物治疗难以奏效，因此治疗上相当棘手。如何有效地治疗难治性肺结核是临床的一大难题。中医认为肺结核是由于正气虚弱，感染“痨虫”，侵蚀肺脏所致。致病因素包括内因和外因，外因指感染“痨虫”，侵袭机体为患；内因指先天禀赋不足，或后天失于调养，正气不足，抗御病邪能力下降。治疗应以“祛邪杀虫”和“补虚”为两大治疗原则。正如《医学正传·劳极》中载：“一则杀其虫以绝其根本，一则补其虚以复其真元。”由于隔蒜灸既可以发挥“大蒜”清热解毒、杀虫健胃、消肿散结等作用，又可通过温灸穴位发挥温补肺脾，培补正气的作用，因此赵粹英在灸法中尝试选用隔蒜灸治疗难治性肺结核，创建了“温补肺脾、益气祛邪之隔蒜灸治疗难治性肺结核技术”，获得了较为满意的临床疗效。

“隔蒜灸治疗难治性肺结核技术”的处方包括两组穴位，交替使用，一组为双侧颈百劳、肺俞、膏肓；另一组为膻中、关元和双侧中府、足三里。采用隔蒜灸，每穴灸7壮，每壮含艾绒0.25 g，每周灸治3次，3个月为1个疗程。

赵粹英采用上述技术治疗难治性肺结核1个疗程后观察疗效，发现80例患者经灸治后临床症状、体征均有不同程度的改善，有效率为65%。与此同时，患者体重增加，红细胞沉降率(erythrocyte sedimentation rate, ESR)降低，血红蛋白含量与红细胞计数升高，说明艾灸在治疗肺结核的同时改善了患者的整体状况。同时，患者机体细胞免疫功能低下状态也得到纠正，表现为辅助性T细胞(helper T cells, Th)数量增高，Th与抑制性T细胞(suppressor T cells, Ts)的异常比值纠正，IL-2及自然杀伤细胞(natural killer cell, NK)细胞活性增强，提示艾灸可能是通过增强Th细胞的功能，促使IL-2合成、释放增加，促进NK细胞活性以及调整Th/Ts值而起到治疗作用。

2. 温补脾肾、扶阳运湿之隔药饼灸治疗慢性肾功能不全　慢性肾功能不全，是慢性肾病患者病情不断恶化进展的一个后期阶段。中医文献中没有慢性肾功能不全的病名记载，但在古代医籍的关格、水肿、癃闭、淋病等病候中有类似本病的记载。虽然随着医学的发展，尤其是透析技术的应用与肾移植手术的开展，使患者的生存期延长，但临床上对改善肾功能及减轻临床症状仍缺乏十分有效的措施。针对上述难点，赵粹英在西医透析疗法治疗的基础上，辅助应用隔药饼灸治疗慢性肾功能不全。赵粹英认为该病属于中医本虚标实之证，以脾肾两虚为本，湿浊内盛为标，因此隔药饼灸以温补脾肾、扶阳运湿立法，选取大椎、脾俞、肾俞、膻中、中脘、神阙、关元、足三里等穴治疗。

具体治疗方法：取穴第1组为大椎、脾俞(双侧)、肾俞(双侧)；第2组为膻中、中脘、神阙、关元、足三里(双侧)。采用隔药饼灸，药饼用补肾填精、活血化瘀的中药黄芪、当归、补骨脂、仙茅、生大黄等打碎成粉，过120目筛，做成直径3 cm、厚0.8 cm的药饼。然后将药饼置于穴位上，将直径2 cm、高1.5 cm、重1.5 g左右的艾炷置药饼上进行灸治，每穴灸3壮，每次灸治1组穴位，两组穴位交替，隔日灸治1次，24次为1个疗程。

临床中共观察33例慢性肾功能不全的干预效果，结果显示灸治后患者临床症状有不同程度的改善，灸治前大部分患者都有神疲乏力，腰膝酸软，食欲不振，便溏或便秘，夜寐欠安等情况，治疗后普遍反映腰部温暖舒适，腰酸消失或减轻，食量增加，腹胀、便溏或便秘以及失眠多梦等现象均有明显改善，部分患者尿量增加；血清肌酐、尿素氮含量及中分子物质均明显下降，睾酮升高，说明艾灸可以提高透析治疗的疗效，促进代谢产物及毒性产物的排泄，增强激素的合成与分泌，有助于减轻肾组织损伤，改善肾功能。

3. *温养脾胃、清利肝胆之麦粒灸治疗慢性乙型病毒性肝炎* 慢性乙型病毒性肝炎是临床上的常见病，虽然现代医学对此病已进行了广泛深入的防治研究，但尚缺少特效的药物和疗法。基于免疫学因素在慢性乙型病毒性肝炎发病过程中的重要作用以及艾灸治疗的效用，赵粹英所在课题组开展了麦粒灸治疗慢性乙型病毒性肝炎的临床研究。麦粒灸是用小如麦粒的艾炷在穴位上施灸以治疗疾病的一种疗法，相对于其他灸法，麦粒灸具有腧穴作用点更加准确、温热力更加深透的特点。麦粒灸治疗取穴以肝、脾的俞募穴为主，配合大椎、膻中、足三里、中脘等益气强壮穴，又辅以至阳、石子头（太渊上 3 寸，1 寸≈3. 33 cm）等古人治疸消黄经验穴，以温养脾胃、清利肝胆，达到扶正祛邪、缓解病痛之目的。

具体取穴：一组为大椎、至阳、肝俞(双侧)、脾俞(双侧)、足三里(双侧)；另一组为中脘、膻中、期门(双侧)、章门(双侧)、石子头(双侧)。两组穴位交替使用。用约 1. 5 mg 的艾绒做成一个麦粒大小的艾炷，每次每穴灸 7 壮。隔日治疗 1 次，3 个月为 1 个疗程。

艾灸治疗 1 个疗程后，患者的主要症状得到改善，其中以消化道诸症的缓解最明显；体征方面以肝区叩压痛减轻为主；实验室检查肝功能改善，血清谷丙转氨酶（ALT）明显下降，血清前白蛋白（PA）显著提高，γ-谷氨酰转肽酶（γ-GT）呈明显好转趋势。

综上所述，赵粹英倡导灸法的临床应用与科学研究，在灸法领域进行了系列工作，她师古而不泥古，在继承的基础上，又充分纳入现代科技成果，大胆创新，针对不同疾病的特点，充分发挥隔药饼灸、隔蒜灸、麦粒灸等不同灸法的治疗特色，形成了灸法治疗疑难病症和延缓衰老的特色方案，为这些疾病的临床治疗提供了有益的借鉴。同时她又引入现代科学技术方法，从免疫内分泌角度探索其效应机制，为艾灸在这些疾病中的应用提供了科学证据，推动了灸法在免疫相关性疾病领域的应用与发展。

三、提倡针、灸、药配合应用

中医治病之法，有中药、针、灸等，各有所长。针灸属外治法，着重于疏通经络、调和气血、平衡阴阳。药物属内治法，长于协调脏腑、扶正祛邪。赵粹英治病之时，提倡基于病情针、灸、药灵活配合应用。赵粹英临证之际，针灸效者，不用药物；针灸所不及者，则配合中药。或针，或灸，或配合中药治疗，可扬长避短，广开治路。早在《内经》中就有关于针、灸、药结合的记载，《素问・异法方宜论篇》云“杂合以治，各得其所宜”，《灵枢・禁服》载“紧则灸刺且饮药”。唐代孙思邈更是重视针药兼用，认为“若针而不灸，灸而不针，皆非良医；针灸而不药，药不针灸，尤非良医”，针灸与汤药临证之时相辅相成有助于进一步提高疗效。在目前临床诊疗中，针、灸、药结合已经成为广泛应用并获佳效的治疗手段，除了中药之外，赵粹英还非常提倡中西药物并用，不仅能够提高疗效、缩短疗程，还能克服药物的副作用。因此，她常常基于病情，针、灸、药灵活配合应用，或针灸结合中药，或针灸结合西药，或针灸结合中西药物等。中药、西药的给药方式也颇为多样，包括口服、穴位注射、穴位敷贴、熏蒸等多种方式。

赵粹英多根据患者的体质、年龄、病情的轻重缓急、病程的长短等多种因素选择具体的治疗手段和配合方式，灵活运用，十分精当。对于沉疴痼疾，往往针、灸、药并举，常可起沉疴而愈痼疾，颇有效验。如她在治疗抽动秽语综合征时，对于症状较轻的患儿，一般应用针灸调治，采用电针配合耳穴贴压、拔罐等方法；对于体质过度虚弱的患儿，则先以中药、艾灸调补正气，待体质增强后再应用针刺、电针治疗。对于症状较重的患儿，则在应用针灸治疗的基础上，同时配合中西药物综合治疗。在治疗周围性面神经炎时，病位在面神经管时，病位较浅，单纯应用针灸疗法就起效较快，预后较好；而当病毒向颅内依次侵犯到鼓索神经、镫骨肌神经、岩大神经及膝状神经节时，面神经炎的症状依次加重，预后相对较差，这时就需要在针灸治疗的基础上，同时配合中药、西药综合治疗，才能达到最佳疗效。

四、选穴处方辨病、辨经与辨证相结合

赵粹英在临床论治疾病时，选穴处方，多辨证、辨经与辨病相结合。或从病论治，找准病位局部取穴；或从经论治，经络学说是中医针灸理论的重要内容，针

灸通过穴位刺激经络系统发挥作用，“经脉所过，主治所及”，判断病在何经，循经选穴；或从证型辨证论治，辨证论治是中医学的特点和精华，基于八纲辨证、气血津液辨证、脏腑辨证、六经辨证、卫气营血辨证、三焦辨证等确定证型，辨证分型取穴。在临床取穴组方时，赵粹英遵从辨病、辨经、辨证相结合，同时基于不同疾病又有所侧重，常获佳效。

（一）辨病取穴

赵粹英临证治疗之时，强调必须明确疾病诊断。她认为针灸辨病主要是辨西医之病，应该借助于现代医学的知识和检查手段，认清病灶之所在。她强调有些疾病是针灸治疗的适宜病症，有些是不适宜病症，必须明确诊断，以防贻误疾病的治疗。如头痛，是临床的常见症状，有原发性头痛和继发性头痛之分，前者针灸治疗有效，后者病因可涉及各种颅内病变如脑血管疾病、颅内感染、颅脑外伤、占位性病变以及全身性疾病如发热、内环境紊乱以及滥用药物等，需要明确并积极治疗原发病，不能盲目单独采用针灸治疗。明确疾病诊断及确认是针灸的适宜病症后，需确认病位，任何病证都有其特定的病位，当代临床辨病位与传统辨病位并不完全相同，既有区别又有联系，如果把现代医学的多种检查手段作为中医四诊的进一步延伸，那么现代临床的理化检查等相应的内容，则可以纳入到传统四诊的体系中，有助于进一步丰富辨病位的理论。赵粹英重视中西医并用，在病位的确定中，将传统的四诊和现代化的诊疗手段进行有机的结合，进一步明确病位，做到治疗有的放矢。

确诊病名、病位之后，赵粹英以之指导针灸取穴，针对病位常以局部取穴为主。如在抽动秽语综合征的治疗中，明确病位在脑，因此组方时常取头部穴位百会、四神聪、本神等，并应用头针运动区、舞蹈震颤控制区等进行治疗。在眼病的治疗中，明确病位在眼，主要取眼周穴位如攒竹、睛明、太阳、丝竹空、瞳子髎、承泣、四白、球后等穴位进行治疗，并常常以辨病取穴为主配穴组方。

（二）辨经取穴

经络辨证以经络学说和脏腑学说为指导，主要特点在于应用十二经脉和奇经八脉理论去分析、归纳证候，判断病变性质和邪正盛衰。因此，熟悉各条经脉的循行路线、生理功能，是动病及所生病等相关基础知识和规律，是正确进行经络辨证的基础。正如《灵枢·经脉》云“经脉者，所以决死生，处百病，调虚实，不可不通”。

赵粹英强调辨经取穴首先要明确病位所在，要在辨病的基础上进行。要熟练掌握经过病灶或病灶周围的经络、经别、经筋的分布，对经脉循行路线进行检查，判断是否有皮肤色泽变化，是否有异常的压痛，是否有凹陷、凸起、肿胀、结节、条索物，是否有血络异常等。这些异常变化都是经络病变的反映，是临床针灸辨经定穴的重要依据之一，需要细细体察。同时，她还擅长应用《灵枢・经脉》篇所载的"是动则病，所生病"来辨别经脉病候，对她在临床中正确辨经施治有重要的参考价值。

赵粹英在治疗痛证时就非常重视辨经取穴，如头痛、肩痛、腰腿痛、胃痛等。基于"经脉所过，主治所及"，循经取本经穴；或表里经同治，取其表里经的穴位配合应用，提高疗效；或本经有病，调其子母经，根据"虚则补其母，实则泻其子"的原则，取其子母经的穴位进行治疗。如在治疗肩痛时，辨经取穴，取本经穴，手太阴经常用穴：尺泽、孔最、太渊；手阳明经常用穴：肩髃、曲池、三间；手少阴经常用穴：极泉、少海、通里；手太阴经常用穴：尺泽、列缺、鱼际；手厥阴经常用穴：内关、曲泽、阿是穴。手少阳经常用穴：肩髎、外关，中渚。临证治疗时，关键要辨经明确，对混合型的肩痛可以两条或三条经脉穴位同取，否则疗效不显。治疗胃痛时，重视表里经取穴治疗，常取本经足阳明胃经的足三里、梁丘，同时配合表里经足太阴脾经的阴陵泉、太白、公孙治疗。治疗乳痈疼痛时，其病在足阳明胃经，《灵枢・经脉》云："胃足阳明之脉……其直者，从缺盆下乳内廉。"治疗上除取本经井穴厉兑泻邪、足三里活血通经外，同时还需配合泻子经手太阴肺经尺泽穴，取其"实则泻其子"之意。

（三）辨证取穴

辨证，用以辨清疾病的病因、性质、部位，以及邪正之间的关系，确定临床证型，进而指导选穴配伍，有效治疗疾病。辨证，主要是通过刺激穴位整体调整人体的功能，实则泻之，虚则补之，使机体"阴平阳秘"，达到治疗疾病的目的。对于机体整体功能失调的疾病、慢性脏腑病、涉及多系统的疾病，赵粹英强调采用辨证选穴治疗。如治疗抽动秽语综合征，赵粹英临床辨证分为肝肾阴虚证、痰湿阻滞证和脾胃虚弱证三型论治，在基本方治疗的基础上，对于肝肾阴虚证，又加用肝俞、肾俞、太溪，痰湿阻滞证加用阴陵泉、丰隆、公孙，脾胃虚弱证加用脾俞、胃俞、中脘，整体调理，治病求本。

在调理脏腑时，赵粹英喜用特定穴，如五输穴、原穴、络穴、背俞穴、募穴、八脉交会穴、八会穴等，也擅用穴位配伍，如俞募配穴、原络配穴等。辨证为脾胃虚弱，选用俞募配穴，取脾俞、胃俞、中脘、章门；辨证为脾胃湿滞，选用原络配穴，取太白、丰隆；辨证为肝胃不和，选用五输穴和八脉交会穴，取足三里、太冲、内关、公孙相配；辨证为气滞血瘀，取合谷、太冲、血海、三阴交相配。

辨病、辨经、辨证是赵粹英针灸临证取穴的三个重要依据，她通过辨西医之病，明确病位，确定局部选取的穴位；通过辨经，明确循经或表里经远道所选的穴位，调畅经脉；通过辨证分型取穴，采用适宜的刺灸法，补虚泻实，整体调节脏腑、平衡阴阳。她将辨病、辨经、辨证三者有机结合，制定治疗方案，临床中常获佳效。

五、深究机制，基于临床反哺临床

中医属于经验科学，虽有完整的理论体系，但若没有现代科学证据作为支撑，就缺乏说服力，不利于进一步在国内外进行推广和应用。赵粹英善于将临床与基础结合，开展研究，不仅研究出治疗疾病的有效方案，还将现代科学技术引入到针灸治病机制的研究中，深究机制，以科研促临床，基于临床反哺临床。

她和团队以衰老、肿瘤、难治性肺结核、慢性乙型病毒性肝炎、哮喘等免疫相关性疾病为载体，在针灸调节机体免疫功能方面进行了系列研究。她的研究成果证实艾灸对衰老、肿瘤、慢性乙型病毒性肝炎、哮喘等的细胞免疫功能均有良性调节作用；还从信号通路角度阐释了艾灸延缓衰老的效应机制，发现温和灸肾俞穴能降低亚急性衰老大鼠肝组织蛋白质羰基含量，下调肝组织 p19ARF、p53 mRNA 的表达。

她引入新技术，积极研究和应用“艾灸血清”。“艾灸血清”属于“针灸血清”，“针灸血清”是上海市针灸经络研究所陈汉平在针灸研究中提出的一种新的研究思路和方法，实现了针灸离体实验方法学的改进。实验研究表明，“针灸血清”可能含有多种免疫活性因子，具有非特异性免疫作用。赵粹英所在课题组在这一思路的指导下，开展了“艾灸血清”的系列研究。“艾灸血清”是艾灸穴位后抽取外周血制备的血清。由于艾灸血清在很大程度上能客观地反映艾灸后宿主全身的免疫状态，因此以正常大鼠的艾灸血清（正常大鼠艾灸大椎后制备的血清）作为研究对象，在体外实验中观察艾灸血清对小鼠 EL－4 淋巴瘤细胞和肿瘤浸润淋巴细胞（tumor infiltrating lymphocyte，TIL）的作用，探讨艾灸对肿瘤的免疫调节作用与机制。对 EL－4 淋巴瘤细胞的研究发现，艾灸血清能诱导 EL－4 淋巴瘤细胞凋亡，引起肿瘤细胞在形态上发生较典型的凋亡改变，影响肿瘤细胞由 S 期向 G_2/M 期的转变过程。赵粹英团队进一步研究发现艾灸血清能够下调 EL－4 细胞 bcl－2 mRNA 及蛋白的表达，上调 Fas mRNA 及蛋白的表达，该作用可能是其诱导 EL－4 细胞凋亡的重要机制。对 TIL 的作用发现，“艾灸血清”能明显促进 TIL 的增殖，加快其进入指数生长期；“艾灸血清”能协同细胞因子 rIL－2 持续升高 TIL 中 $CD3^+$ 阳性细胞数，维持 $CD4^+$ 阳性细胞，显著提高 $CD8^+$ 阳性细胞，使 $CD4^+/CD8^+$ 出现倒置；艾灸血清能明显提高指数生长期 TIL 中细胞毒性淋巴细胞（cytotoxic lymphocyte，CTL）的杀伤活性；艾灸血清培养的 TIL 存在对同种异体的肿瘤有特异性杀伤的 T 细胞克隆，艾灸血清能促进 TIL 细胞诱生肿瘤坏死因子－α（tumor necrosis factor－α，TNF－α）和 γ－干扰素（interferon－γ，IFN－γ），提示艾灸血清能在一定程度上促进 TIL 的特异性杀伤活性。同时，以荷瘤小鼠艾灸后制备的“艾灸血清”作为研究对象，观察其对免疫细胞的影响，发现荷瘤小鼠血清淋巴细胞刺激指数、NK 活性、淋巴因子激活的杀伤细胞（lymphokine activated killer cell，LAK）活性较正常血清对照组明显降低。艾灸大椎血清组与荷瘤小鼠血清组比较，NK 活性、LAK 活性明显升高，差异有显著意义，提示清除肿瘤来源的免疫抑制因子可能是艾灸抑瘤免疫反应中的重要机制。赵粹英课题组的系列研究证明，艾灸对肿瘤机体的免疫功能具有良好的调节作用，这为防治肿瘤这一疑难症提供了有效的研究思路和方法。

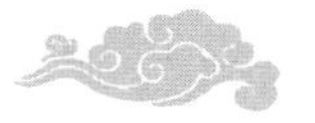

第三章
经 验 特 色

第一节　优势病种诊治经验

一、抽动秽语综合征

（一）概述

抽动秽语综合征，又称抽动障碍或Tourette综合征，是一种儿童和青少年时期发病的以运动、言语和抽搐为特点的综合征或行为障碍。主要表现为不自主的、反复的、快速的、无目的的一个或多个部位肌肉运动性抽动或发声性抽动，并可伴发其他心理行为方面症状。男孩多于女孩，病程持续时间长。目前抽动障碍病因尚不明确，多与遗传因素、围产因素、躯体因素、社会心理因素和药源性因素有关，通常分为短暂性抽动障碍、慢性抽动障碍和多发性抽动症。治疗上西药多采用氟哌啶醇、盐酸硫必利等药物治疗，虽能控制症状，但副作用明显，使治疗难以持续。因此，探寻中医针灸治疗该病的方法及规律越来越受到重视。

传统中医理论中无抽动秽语综合征病名的记载，但可见相关症状的描述，如宋代钱乙《小儿药证直诀》中“凡病或新或久，皆引肝风，风动而上于头目，目属肝，肝风入于目，上下左右如风动，不轻不重，儿不能任，故目连扎也”，将其归于肝风证；明代王肯堂《证治准绳·幼科》中“水生肝木，木为风化，木克脾土。胃为脾之腑，故胃中有风，瘛疭渐生。其瘛疭症状，两肩微耸，两手下垂，时腹动摇不已，名曰慢惊”，将其归于慢惊病。其他还有将该病归于抽搐、震颤、筋惕肉瞤、痉风、郁证、风痰证、梅核气等范畴。中医认为抽动秽语综合征的主要病机是由于脏腑功能失调，涉及肝、心、脾、肺、肾，其中主要以肝为主，或可有气血津液虚损、风痰湿瘀及外邪等参与致病。

（二）诊断要点

1. 症状　临床表现为多种抽动动作和一种或多种不自主发声，两者出现于病程某些时候，但不一定同时出现。抽动症状一日反复多次出现，在数周或数月内症状持续，症状强度波动变化，并能受意志克制数分钟至数小时，病程至少持续1年，且在同一年内症状缓解不超过两个月。不自主抽动或发声，无法用其他疾病解释原因。

2. 检查　头颅CT、MRI、SPECT、PET等神经影像学检查显示部分患者在脑的某些区域有非特异性的改变，多为一些细微的结构异常。脑电图检查发现部分患者脑电图异常，多为非特异性变化，如背景活动脑波慢波化、阵发性中高幅 θ 或 δ 活动、枕部慢 α 节律或不对称、正向尖波等。临床电生理及神经影像学检查主要目的在于排除脑部其他器质性病变。

该病诊断要点：患者发病年龄；具有特征性的临床表现；一般无神经系统阳性体征；电生理及神经影像学检查排除脑部其他疾病。

（三）针灸治疗

1. 针刺疗法

(1) 方法一

［取穴］　百会、四神聪、神庭、运动区、大椎、风池、合谷、曲池、足三里、阳陵泉、三阴交、太冲。

随症配穴：抽动出现在面部，配地仓、颊车；抽动出现在颈部，配天柱、人迎；抽动出现在上肢，配外关、肩髃；抽动出现在下肢，配照海、丰隆；喉间发声异常，配廉泉；耸鼻，配迎香、素髎。

［操作方法］　患者取坐位，穴位处予75%乙醇消毒后，用1寸或1.5寸毫针针刺上述穴位，采用平补平泻手法，以得气为度。百会、风池和抽动部位的穴位接电针，频率2 Hz，连续波，强度以患者耐受舒适为度。每次留针30 min。

［疗程］　每周2次，10次为1个疗程。

(2) 方法二

［取穴］　大椎、肺俞、心俞、肝俞、肾俞。

随症配穴：下肢抽动明显，配委中、承山、秩边、承扶、涌泉；上肢抽动明显，配手三里、肩髎、肩前、肩髃；腹部抽动明显，配天枢、中脘、气海；全身抽动明显，

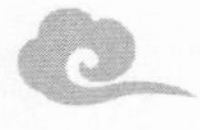

配筋缩、腰阳关。

［操作方法］ 患者俯卧位，穴位处予75%乙醇消毒后，用1.5寸毫针针刺上述穴位，采用平补平泻手法，快速提插捻转，100次/min，每次每穴5～10 s。

［疗程］ 每周2次，10次为1个疗程。

2. 耳穴疗法

［取穴］ 肾、肝、脾、神门、皮质下、交感及相应抽动部位。

［操作方法］ 取以上主穴并随症配穴。在选定穴探得敏感点后，采用磁珠贴压，嘱患者每日按压穴位4～6次，每次按压3～4 min，以耳郭出现热胀微痛感为度。

［疗程］ 每周换2次，双耳交替，10次为1个疗程。

3. 拔罐疗法

［取穴］ 大椎、肺俞、膈俞、肝俞、脾俞、肾俞。

［操作方法］ 患者俯卧位，将罐分别吸拔在上述穴位上，留罐5～10 min。

［疗程］ 每周2次，10次为1个疗程。

4. 刺络放血

［取穴］ 大椎、肝俞、肺俞、抽动部位反应点。

［操作方法］ 患者俯卧位或坐位，穴位皮肤予75%乙醇消毒后，用一次性梅花针进行叩刺，手持针柄，运用腕部弹力，均匀叩刺所选穴位，叩刺频率为每秒2～4次，直至皮肤微微发红或轻度出血，必要时可拔罐放血。结束后用清洁无菌棉球轻轻擦拭，保持局部皮肤干燥。

［疗程］ 2周1次，2次为1个疗程。

（四）名老中医经验

抽动秽语综合征是一种以运动、言语和抽搐为特点的综合征或行为障碍，主要分为短暂性抽动障碍、慢性抽动障碍和多发性抽动症。疾病发病率有逐年增高趋势，病程持续时间较长，病情容易反复发作，多见于学龄前期和学龄期儿童。患者抽动常从面部开始，逐渐发展到头、颈、肩部肌肉，而后波及躯干及上、下肢。该病首发症状多为眨眼睛、吸鼻子，易被家长误认为结膜炎、鼻炎或不良生活习惯，因此，临床症状的非特异性给疾病正确诊断和有效治疗造成了困难。抽动表现形式多样，可见各种各样的运动抽动或发声抽动。抽动的频率和强度在病程中呈现波动性特征，新的抽动症状可以代替旧的抽动症状，或在原有抽动症状的基础上又出现新的抽动症状。某些诱因可使患者抽动症状加重，包括紧张、焦虑、生气、惊吓、兴奋、疲劳、被人提醒、伴发感染等。近年来，研究发现约50%抽动障碍患者伴有1种或1种以上心理行为障碍，被称为共患病，如注意缺陷多动障碍、学习困难、强迫障碍、睡眠障碍、情绪障碍、自伤行为以及品行障碍等，不仅增加了疾病的复杂性和严重性，而且严重影响了学习、社会适应能力、个性及心理品质的健康发展。因此，早期发现、早期诊断、早期治疗是有效缓解抽动秽语综合征患者临床症状和降低共患病风险的关键所在。针对抽动秽语综合征，目前西医临床多采用多巴胺受体阻滞剂（氟哌啶醇、盐酸硫必利）、选择性单胺能拮抗剂（利培酮）、中枢性α受体激动剂（可乐定）等药物治疗。足量的药物虽能部分控制症状，但其副作用同样明显，尤其是锥体外系表现，往往使得治疗本身难以持续。另外，难治性抽动障碍是近年来小儿神经科、小儿精神科临床逐渐形成的新概念，系指采用氟哌啶醇、盐酸硫必利等常规抗抽动药物足量规范治疗1年以上效果不佳，病程迁延不愈的患者，也从某个角度反映了药物治疗的局限性。因此，进一步探寻和发掘能有效改善临床症状、无副作用的其他治疗方案是患儿和家长关注的重点和治疗的需求。

众多研究显示，中医药疗法治疗抽动秽语综合征临床疗效肯定。与氟哌啶醇、盐酸硫必利、阿立哌唑等西药相比，传统中医药疗法疗效稳定，依从性好，无明显副作用。赵粹英认为，抽动秽语综合征据其临床特点可归属于中医“颤证”“风证”“痰证”“小儿慢惊风”等范畴，属本虚标实之证，以风火痰湿为标，肝、脾、肾三脏为本，阴虚阳亢是主要发病机制。该病病情较为复杂，往往虚实并见，风火痰湿并存。该病多发于儿童期，小儿的生理特点为“肝常有余，脾常不足，肾常虚”。小儿先天禀赋不足或后天失养，而致肾亏，水不涵木，肝肾阴虚，肝阳上亢，亢而生风；或恣食肥甘厚味损伤脾胃，或读书压力大、学习紧张，焦虑忧思伤脾，致脾胃虚弱，气血乏源，运化失常而痰湿内生；或因情志所伤，肝失疏泄，郁而化火。风火痰湿，窜筋走络，则见不自主的多发性抽动；风善行而数变，故患者抽动部位多变；风痰上扰，阻于喉咙，故喉出怪声；风阳升腾，上侮清空，则神机被蒙，秽语迭出。

在多年临床经验的基础上，赵粹英综合论治抽动秽语综合征，形成了针刺配合拔罐、耳穴贴压，严重者辅以中药治疗，愈后应用灸法强壮体质、防止复发以善其后的特色综合治疗方案，取得了良好的临床疗效。

1. *针刺结合电针疗法为主*　临证针刺治疗，赵粹英以补益肝肾、平肝息风、健脾化痰、行气祛湿、安神定志为治则。主穴取百会、四神聪、风池、风府、大椎、足三里、阳陵泉、三阴交、合谷、太冲。肝肾阴虚型加太溪，痰湿阻滞型加丰隆、公孙，脾胃虚弱型加中脘、公孙。配穴为局部对症取穴。针刺时，患者取坐位，百会、四神聪、风府用 0.30 mm×25 mm 毫针直刺，针刺深度均根据患者肥瘦情况及穴位的可刺深度而定，行捻转手法，以得气为度；风池、大椎、足三里、阳陵泉、三阴交、合谷、太冲、太溪、丰隆、中脘、公孙均选用 30 mm×40 mm 毫针直刺，针刺深度均根据患者肥瘦及穴位可刺深度而定，行提插捻转手法，以得气为度；得气后留针 30 min；病情严重者可适当延长留针时间。百会、大椎接电针，疏密波，输出强度以患者感觉舒适为度。余穴留针期间用捻转手法行针 2 次，每穴 10 s 左右。每周治疗 2 次，10 次为 1 个疗程。患者对针灸疗法都有恐惧之心，赵粹英十分注重调患者之神，针刺之前先用温和的语言进行疏导以缓解患者的紧张情绪，针刺之时则首先采用安神定志的穴位进行刺激，使患者脏腑安定，气血调和，而后行针施术补虚泻实。故首取百会穴调神定志，百会是人体诸脉之会，对经络系统有统帅作用，督脉与手、足三阳经和足厥阴肝经均在此交会入络脑，针之可宁神开窍、平肝息风、健脑益智。而后选用风池、风府配合太冲以平肝息风，清泄肝胆之郁火；四神聪、大椎以平肝潜阳、益气补虚、安神定惊；足三里健脾化痰，三阴交活血祛风，两穴合用强壮脾胃，补益后天以益先天；合谷、太冲行气活血祛风，合阳陵泉以息风阳、缓筋急、泻肝火。同时配合辨证取穴、局部对症取穴治疗，诸穴合用共达痰消、络通、风止之目的。

2. *拔罐、耳穴贴压治疗为辅*　患者针刺治疗结束后，赵粹英采用拔罐疗法协同刺激以通经活络、调和气血。嘱患者采取俯卧位，取大椎、身柱、心俞、肝俞、脾俞、肾俞拔罐，留罐 5～10 min，疏通督脉和膀胱经经脉气血达到宁心安神、调和脏腑、平衡阴阳的作用。同时配合耳穴贴压，取穴肾、肝、脾、心、神门、皮质下、枕及相应抽动部位，每次单耳贴压，双耳交替，嘱患者每日按压 3～4 次，每次按压以耳郭发热为度。通过耳穴刺激以加强对脏腑功能的调节作用，补充针刺刺激时间之不足，延长机体穴位的调节时间，发挥长效刺激作用。

3. *病情严重或针灸效不显者配合中药治疗*　对于病情严重或者针灸治疗后效果不显著的患者，赵粹英常常配合中药治疗。赵粹英认为针灸和中药各有所长，中药属内治法，长于扶正祛邪、调理脏腑；针灸为外治法，长于疏通经络、调和气血、协调阴阳。针灸的作用亦是有限的，每遇重症、难治症，赵粹英通常针灸药并举，常可起沉疴而愈痼疾，颇有效验。因此，在患者病情严重或针灸效果不显著时，常常同时配合中药治疗，可扬长避短，广开治路。具体治疗时临床辨证分为肝肾阴虚证、痰湿阻滞证和脾胃虚弱证三型论治。基本方为天麻钩藤饮合甘麦大枣汤加减。肝肾阴虚型配合六味地黄丸加减；痰湿阻滞型配合二陈汤、涤痰汤加减；脾胃虚弱型配合归脾汤加减。

4. *灸法善其后*　抽动秽语综合征多因感冒、精神紧张等因素诱发或加重，患者病情痊愈或好转后，赵粹英非常重视疾病复发的预防工作。相对于针法而言，灸法可在医生的指导下，由患者或家属操作，更易推广至社区、家庭，发挥针灸“简便廉验”之优势。因此，根据患者体质赵粹英倡导应用灸法防病保健以善其后。如应用温和灸大椎、肺俞以益气固表预防感冒，温和灸肾俞、关元以补肾益精，强壮体质，温和灸足三里、阴陵泉以健脾胃，祛痰湿，益气血等，可以有效防止本病的复发和加重。

5. *重视调摄*　在治疗过程中赵粹英也非常重视生活调摄，认为日常生活调摄对于防止疾病复发具有重要意义，如注意保暖预防感冒、避免过度疲劳和剧烈运动、少食寒凉厚味以及煎炸烧烤食品以免损伤脾胃等。同时由于该病的发生与社会环境因素也有很大关联，赵粹英亦非常重视患儿的心理健康，注意疏导患儿情志使其正确面对疾病；嘱咐家长对待患儿学习上要适度要求，多予患者安慰或鼓励，耐心帮助和关爱患儿，减少心理压力，防止患儿精神过度紧张，避免情绪波动。这些调摄措施对于防止该病的复发和加重也有很大帮助。

抽动秽语综合征系现代儿科常见病，目前药物治疗通常无法令人满意，赵粹英采用多种中医方法综合治疗以调整患者脏腑功能，达到祛风通络、滋补肝肾、健脾化痰、安神定志之效而使诸症得消。赵粹英应用该方法已治疗 1 000 余例，有完整病例资料的 400 余例，经临床观察治疗有效率达 83%以上，已形成抽动秽语综合征的特色治疗方案。同时，值得注意的是该病为临床难治病之一，在治疗的过程中，症状起伏波动、时轻时重，或新的症状代替旧的症状，因此治疗时要注意持之以恒，症状完全缓解后应再坚持治疗 1～2 个疗程以巩固疗效，防止复发。

二、衰老

（一）概述

人口老龄化是全球性问题。目前世界人口中年龄超过 60 岁的约有 6 亿，并且每月以 100 万的速度快速增加，预计到 2050 年将高达 21%。据国家统计局发布的统计数据显示，截至 2015 年底，中国 65 岁及以上人口已达 1.44 亿人，占总人口的 10.5%。人口的老龄化、衰老成为 21 世纪人类社会面临的一个重要问题。衰老是生命过程中的一种生理现象，主要表现为组织细胞的退行性变和生理功能的减退，是老年病发生的基础。老年病是一大群组织细胞在退行性改变的基础上，随增龄而发生的疾病。我国老年人患病者约占老年人口的 70%，其中严重疾病导致生活不能自理者，占老年人口的 13.8%。平均每人患病 7 种以上，最高可达 25 种以上。老年人群的老年病发病率很高，降低老年人的生命质量，同时还需要消耗大量医疗资源。无疑，庞大的老年人群、日益加重的养老负担以及各种高发的老年病，对我国的社会和经济发展形成了巨大的挑战。因此，探索衰老及相关老年病的防治具有十分重要的社会意义和经济价值。

《内经》对人体衰老过程及老年疾病的机制有比较深刻的认识，认为人在中年之后开始衰老，机体功能减退，相继出现“阳明脉衰”“肾气衰败”“五脏皆衰”等变化，可表现为动作迟缓、虚弱、认知功能减退、抑郁、睡眠障碍、关节疼痛等多种现象。五脏气衰，正不克邪，又会导致多种老年病的发生。中医认为气血虚衰是衰老的基础，肾气虚衰为主的五脏虚衰则是引起衰老的内在因素。内因往往是基础，是导致衰老的决定性因素。《素问·上古天真论篇》中载：“女子七岁，肾气盛，齿更发长……六七，三阳脉衰于上，面始焦，发始白；七七，任脉虚，太冲脉衰少，天癸竭，地道不通，故形坏而无子也。丈夫八岁，肾气实，发长齿更……七八，肝气衰，筋不能动；八八，天癸竭，精少，肾脏衰，形体皆极，则齿发去。”《医学正传》中说“肾气盛则寿延，肾气衰则寿夭”，可见肾之盛衰与人体衰老过程密切相关。痰和瘀是衰老机体代谢障碍产生的病理产物，也是导致老年病的重要因素，如高血压、阿尔茨海默病、中风、糖尿病等。因此，延缓衰老、阻断衰老时体内的恶性循环，是防止或降低老年病发生的有效途径。

衰老是人类正常生命活动的自然规律，不可避免，但衰老的症状可以改善，衰老相关的疾病可以防治。故延缓衰老、防治老年病已成为医学领域的研究热点。针灸疗法，尤其是艾灸疗法，用于延缓衰老，具有操作简便易行、无副作用的特点，因而受到越来越多医家的重视和应用。

（二）诊断要点

衰老目前尚缺乏公认的诊断标准。衰老可分为两类，生理性衰老和病理性

衰老。生理性衰老是指机体成熟期后出现的生理性退化，病理性衰老是由于各种外来因素（包括各种疾病）所导致的老年性变化。两者较难区分。

衰老的主要生理表现有：

1. 形态变化　包括：① 细胞变化：主要表现为细胞数逐步减少。② 组织与器官的变化：萎缩、重量减轻。③ 整体变化：随着年龄增长，体形和外形出现变化，如头发变白；皮肤弹性降低，出现皱纹，出现老年斑；牙齿松动脱落，耳聋，眼花，驼背，身高逐渐缩短等。

2. 生理功能减退　具体表现为：① 心血管系统功能的衰退：如心肌纤维逐渐萎缩，心肌细胞内老年色素（脂褐质）沉积，心瓣膜肥厚硬化、弹性降低等。② 呼吸器官老化：肺容量降低，呼吸功能明显减退，代偿能力降低。③ 消化系统的变化：主要是口腔、胃肠功能减弱，牙龈、牙齿发生萎缩性变化。④ 肌肉骨骼运动系统变化：主要表现为肌纤维变细、弹性降低、收缩力减弱；骨的弹性、韧性降低，易骨折等。⑤ 神经系统变化：主要表现为脑细胞的某种程度的丧失；神经传导速度降低；老年人的动作迟缓，反应灵活性减弱等。此外，老年人心理运动反应也相应迟缓。

3. 主要感觉器官功能减退　如视觉、听觉、嗅觉、味觉、皮肤感觉（包括触觉、温觉、痛觉）能力减退。

（三）针灸治疗

1. 艾灸疗法

(1) 隔药饼灸

［取穴］　甲组：膻中、中脘、神阙、关元、足三里；乙组：大椎、肾俞、脾俞。

［操作方法］　两组穴位，交替使用。采用隔药饼灸，药饼用补肾填精、益气健脾、活血化瘀的中药（包括黄芪、当归、补骨脂、淫羊藿、大黄、丹参等）打碎成粉末，过 120 目筛，用 80% 乙醇或黄酒将药粉调匀，用模具压成直径 3 cm，厚 0.8 cm 的药饼。然后将药饼置于穴位上，将直径 2 cm，高 1.5 cm，重约 1.5 g 的艾炷置于药饼上进行灸治，每次每穴灸 3 壮。

［疗程］　每周灸治 3 次，24 次为 1 个疗程。

(2) 温和灸

［取穴］　甲组：神阙、关元、足三里；乙组：肾俞、命门。

［操作方法］　两组穴位，交替使用。采用温和灸，或用温灸盒灸，每次每穴

艾灸 20～30 min。

［疗程］ 隔日 1 次，4 周为 1 个疗程。

（3）隔盐灸

［取穴］ 神阙。

［操作方法］ 患者仰卧位，暴露脐部。取粗盐适量，炒至温热，放入脐中，与脐平。在盐上放置 2～3 mm 厚的姜片后，再放置艾炷施灸。每次灸 2～4 壮。

［疗程］ 隔日 1 次，4 周为 1 个疗程。

2. 针刺疗法

［取穴］ 百会、膻中、中脘、天枢、关元、手三里、合谷、足三里、丰隆、三阴交、太溪。

［操作方法］ 患者取仰卧位，穴位处予 75%乙醇消毒，用 1.5 寸毫针针刺上述穴位，采用平补平泻手法，以得气为度。留针 30 min。

［疗程］ 每周 2 次，8 周为 1 个疗程。

3. 穴位注射疗法

［取穴］ 足三里。

［操作方法］ 采用黄芪注射液注射。患者取坐位，足三里穴位处予 2%的碘伏消毒，注射器刺入穴位回抽无血后，每穴注入 2 ml 黄芪注射液。

［疗程］ 每周 2 次，8 周为 1 个疗程。

（四）名老中医经验

随着人口的逐渐老龄化，探索衰老的生物学基础及其相关的分子机制已成为现代科学研究的一个重要课题。研究发现细胞内不断积累的受损的大分子物质及细胞器是引起多种真核生物衰老的“激动剂”，并导致它们的生存能力下降。衰老具备以下特征：端粒缩短、基因组不稳定、表观遗传学改变、蛋白内稳态丧失、营养感应失调、细胞衰老、线粒体功能异常、干细胞耗竭和细胞间信息交换改变。这些特征也是当今衰老机制研究的热点。同时，衰老会引起多器官功能衰减，导致各种衰老相关代谢、神经系统、心血管重大疾病的发生和发展，如骨质疏松症、糖尿病、阿尔茨海默症、冠心病、心力衰竭、肿瘤等。

中医对衰老的认识已久，一般认为衰老的进程受先天禀赋和后天因素的影响。学术界通过对引起衰老的原因机制及衰老后的表现总结出各种关于衰老的学说，有脏腑虚衰学说、阴阳失调学说、气虚血瘀学说、精气神虚损学说等。各种中医衰老学说各有见地，总体离不开一个“虚”字。首先，精气神是支配人体生命的基本三大元素，精充、气足、神旺则身体健康，反之，则虚弱。精气神虚弱则伴随各脏腑功能的衰退，致阴阳失调、阴阳不能调和则百病丛生，血瘀、痰饮等病理产物不断累积，恶性循环，加重机体衰老的进程。中医衰老学说之间相互关联，相互影响，与中医的整体观念相互呼应。而人的生命现象是以人体脏腑功能为基础的反映，藏象学说是中医基础理论的核心之一，脏腑虚衰学说在衰老中占有极其重要的地位。其中脏腑虚衰学说中又包括肾虚衰老学说、脾虚衰老学说、肝郁衰老学说、肺虚学说、心虚学说等。

肾气的盛衰在生命过程中起主导作用。肾气的强弱很大程度上决定了机体衰老与否、衰老速度的快慢及寿命的长短。肾为先天之本，主藏精，肾精参与人一生的生殖、生、长、壮、老以及寿夭，肾精的充足与否直接影响人之寿夭。《素问・上古天真论篇》中就详细论述了男女生长壮老已的自然规律与肾中精气密切相关。《医学入门》中亦曰：“人至中年，肾气自衰。”可见随着年龄的增长，肾气不断衰退。王清任于《医林改错》中曰：“人行坐转动，全仗元气，若元气足则有力，元气衰则无力，元气绝则死矣。”中医所说的“肾气”，即“肾之精气”，包括肾阴和肾阳两个方面。肾藏精，肾精是化生肾阴、肾阳的物质基础，肾阴、肾阳谓人体阴液和阳气的根本。肾阳蒸化肾阴，产生肾气，它是肾脏功能的具体表现。肾气亏虚，五脏六腑化生精微物质的功能减退，机体就会出现器官功能萎缩、性功能减退、精神衰惫、腰膝酸软等衰老表现。

大量关于衰老的中医研究表明，肾虚与衰老之间，补肾与延缓衰老之间存在着相关性，肾气盛衰与衰老的发生息息相关，且贯穿衰老整个过程的始终。无论是先天不足，还是后天失养，七情、饮食、过劳、六淫等均可导致肾精亏虚，而出现各种肾虚衰老表现，如机体生长生殖功能低下、须发稀疏早白、牙齿枯槁过早松动、腰膝酸软、记忆力、听力衰退、性功能低下等。张景岳说：“精不可竭，竭则真阴耗散……故善养生者，必保其精。”因此阴精充盛则老而不衰，精气充足，髓海充盈，阴阳协调，抗病力强，身健神旺，思维敏捷；反之则早衰多病。自古以来，养生学家延年益寿，都十分重视固护先天肾精，以补肾为先。在《内经》中就有关于延缓衰老的精辟论述：“上古之人，其知道者，法于阴阳，和以术数，饮食有节，起居有常，不妄作劳，故能形与神俱，而尽终其天年，度百岁乃去。”中医学在延缓衰老方面主要体现在未病先防，治疗原则在于补益脏腑精气、调和气血、平衡阴阳。

赵粹英在 20 世纪 80 年代就开展衰老的研究，她认为先天禀赋、后天调养对衰老的进程都有重要作用。如明代医家张景岳说："夫人生器质既禀于有生之初，则具一定之数，似不可以人力强者。第禀得其全而养能合道，必将更寿；禀失其全而养复违和，能无更夭。"徐灵胎也指出："当其受生之时，已有定分焉。所谓定分焉，元气也，其形成之时，已有定数。"她认为衰老与"一定之数""定分"这些客观规律有密切关系，后天的主观能动性、自我的主动调养同样也有着非常重要的作用。如张景岳对《灵枢》"夭年有定数"进行解释时说："所谓天定则能胜人，人定则能胜天也。"在衰老形成的机制中，她认为可概括为正虚邪实、虚实夹杂。正虚，五脏皆虚，以肾虚为主；邪实主要表现为瘀血、痰浊为主。肾气的盛衰在生命过程中起主导作用。"肾气"，即"肾之精气"，包括肾阴和肾阳两个方面。肾藏精，肾精是化生肾阴、肾阳的物质基础，肾阴、肾阳谓人体阴液和阳气的根本。肾阳蒸化肾阴，产生肾气，它是肾脏功能的具体表现。在人体衰老的过程中，肾气逐渐亏虚，五脏六腑化生精微物质的功能逐渐减退，机体就会逐渐出现器官萎缩、性功能减退、精神衰惫、腰膝酸软等一系列衰老的表现。机体脏腑功能逐步衰退，运化气血的能力亦逐步减退。《素问・调经论篇》云："五脏之道，皆出于经隧，以行气血，血气不和，百病乃变化而生。"肾阳不足，推动温煦的作用减弱而致气滞血瘀、痰浊内生；肾阴虚，阴液不足，血脉不充，血行涩滞出现血虚致瘀。故肾虚可导致瘀血、痰浊的形成，痰瘀产生后又会加重气血的亏虚，在机体中形成恶性循环，进而成为各种老年病发生的基础。

艾灸疗法在延缓衰老方面具有独特的优势。由于艾灸疗法具有温补肾阳、益气活血、通经活络、散寒消滞的作用，历来就被认为是养生保健、延缓衰老的重要方法。在延缓衰老的中医疗法中，赵粹英尤其推崇艾灸疗法，无病时坚持艾灸，有助于延缓衰老、预防老年病的发生。这种灸法，古称"逆灸"，逆，未至而迎之，即无病而灸，可以培补正气，增强机体的抗病能力、延年益寿。《扁鹊心书》提出："保命之法，灼艾第一，丹药第二，附子第三……令人长生不老。余五十时，常灸关元五百壮……渐至身体轻健，羡进饮食……每年常如此灸，遂得老年康健。"《类经图翼》亦载有："神阙行隔盐灸，艾灸至三五百壮，不唯愈疾，亦且延年。""逆灸"体现了中医学"治未病"的思想。"治未病"是中医基础理论重要的组成部分，是《内经》以预防为主的重要学术观点。"治未病"一词首见于《素问・四气调神大论》："是故圣人不治已病治未病，不治已乱治未乱。"《灵枢・逆顺》曰："上工刺其未生者也；其次，刺其未盛者也；其次，刺其已衰者也……故曰，上工治未病，不治已病，此之谓也。”

艾灸疗法温通温补作用显著，既可补虚，又可活血化痰，是延缓衰老的优选方法。灸治时，艾灸延缓衰老的选穴包括神阙、关元、气海、足三里、肾俞、脾俞、大椎、膻中、命门、膏肓、涌泉等，这些穴位均有补虚的作用，可根据患者的体质选择应用；同时，如夹杂有血瘀、痰浊之证，还需配合三阴交、膈俞、中脘、丰隆等穴加强活血化痰之功效。具体的施灸方法可采用隔药饼灸、隔盐灸、隔姜灸、温和灸等。在医院由医生施灸时，可采用隔物灸（隔药饼灸、隔盐灸、隔姜灸等），灸、药、穴三者结合可以提高灸法的临床疗效。患者自我灸治时，可采用温和灸，其方法简便易行，可在医生的指导下应用。温和灸可推广至社区家庭，尤其适用于衰老防治的长期应用。

赵粹英临床最常用的灸疗方法即为隔药饼灸，采用具有补肾填精、益气健脾、活血化瘀作用的药粉作为间隔物，进一步提高了延缓衰老的临床疗效。在治疗的同时，赵粹英强调生活的调摄同样非常重要。首先要有合理的饮食。吃饭时间尽量固定规律，忌暴饮暴食、忌高热量饮食，吃饭要吃七分饱。多项研究已经证实少吃可以延缓机体的衰老。同时，要有良好的生活习惯。保持良好的生活规律，不熬夜，不长期使用电子产品，不长期暴露于高噪声环境，忌烟酒等。第三，要尽量保持良好的心理状态。老年人在心态上既要认老，又要不服老，保持积极进取的精神和开朗乐观的性格，能使人心情开朗、轻松稳定、精力充沛、气血调畅，才更有益于健康长寿。第四，要保持适度的运动，能够提高老年人机体的新陈代谢，增强或维持各脏腑器官的功能。太极拳、八段锦等都是适宜的运动。延缓衰老要从每一日做起，怡养心神，调摄情志，生活起居规律、生活环境良好，才能达到保养身体、增进健康、延缓衰老、减少疾病的目的。

三、慢性肾脏病

（一）概述

慢性肾脏病（chronic kidney disease，CKD）是临床肾内科常见的一大类疾病，以进展性肾损伤和持续性肾小球滤过率（glomerular filtration rate，GFR）降低为主要特点，临床症状较复杂，后期并发症严重。慢性肾脏病的定义：各种原因引起的慢性肾脏结构和功能障碍（肾脏损害病史大于 3 个月），包括 GFR 正常和不正常的病理损伤、血液或尿液成分异常，及影像学检查异常，或不明原因GFR下降（<60 ml/min·1.73 m^2）超过3个月。该病临床发病较为隐匿，早期残余肾单位的代偿效应，使得症状不明显和缺乏特异性，给临床及时诊断和有效治疗造成了一定的困难。慢性肾脏病患者需长期服用各类药物或透析，用以延缓肾损害进展、清除机体代谢毒素、补充重要激素和平衡内环境，不仅严重影响患者生活质量，也给家庭带来了沉重的经济负担。因此，早期发现和明确慢性肾脏病的不同阶段，有效实施三级预防，延缓患者肾损害进展，降低并发症，提高生存率和生活质量，是慢性肾脏病的重要目标。

中医关于慢性肾脏病无特定的病名，依据临床主要特点，可将其归于"关格""水肿""癃闭"范畴，近年《中医临床诊疗术语疾病部分》中将其命名为慢性肾衰。该病病机复杂，脾肾衰败与浊毒内蕴是基本病理，本虚标实、虚实夹杂是病机特点。初起病在脾肾，病至后期可损及多个脏器，他病丛生。若肾阳衰竭，寒水上犯，凌心射肺，日久则转变为心悸、胸痹；若阳损及阴，肾阴亏耗，肝阳上亢，内风自生，则可有眩晕、中风的发生；若浊邪内盛，内陷心包，而成昏迷、谵妄。本病预后较差。

（二）诊断要点

1. 临床表现　患者早期往往无特异性临床症状，病至后期，才会逐渐出现肾衰症状，可见高血压、恶心、呕吐、水肿（或胸、腹水）、贫血、腰部酸痛、皮肤瘙痒、乏力、夜尿增多、少尿或无尿等。

2. 检查

（1）肾损伤标志：① 白蛋白尿：尿白蛋白排泄率≥30 mg/24 h；尿白蛋白肌酐比值≥30 mg/g（或≥3 mg/mmol）。② 尿沉渣异常。③ 肾小管相关病变。④ 组织学异常。⑤ 影像学所见结构异常。⑥ 肾移植病史。

（2）肾小球滤过率降低：GFR<60 ml/(min·1.73 m^2)。

（三）针灸治疗

1. 艾灸疗法

［取穴］　① 大椎、脾俞(双侧)、肾俞(双侧)。② 膻中、中脘、神阙、关元、足三里(双侧)。

［操作方法］　取补肾健脾、活血化瘀中药黄芪、当归、补骨脂、仙茅、生大黄等打碎成粉，过120目筛，加入黄酒调和，做成直径3 cm、厚0.8 cm药饼。艾炷

由纯艾绒制作而成，直径 2 cm、高 1.5 cm、重 1.5 g 左右。患者取合适体位，充分暴露穴位，穴位上依次放置药饼和艾炷，点燃艾炷烧至灰烬，重新更换艾炷，每穴灸 3 壮，每次灸治 1 组穴位。两组穴位交替，防止局部烫伤。

[疗程] 隔日 1 次。治疗 24 次为 1 个疗程。

2. 针刺疗法

[取穴] 肾俞、脾俞、京门、太溪、飞扬、中脘、足三里、阴陵泉、三阴交、委中。

[操作方法] 患者取坐位，肾俞、脾俞针刺得气后，行捻转补法 30 s，不留针。然后患者取仰卧位，充分暴露穴位皮肤，严格消毒后，采用 1.5 寸毫针针刺穴位，得气后施以平补平泻针刺手法，留针 30 min。

[疗程] 每周 3 次，12 次为 1 个疗程。治疗周期为 3 个疗程。

3. 温针灸

[取穴] 中脘、关元、内关、足三里、阴陵泉、三阴交、太溪。

[操作方法] 患者取仰卧位，充分暴露穴位皮肤，严格消毒后，将 1.5 寸毫针刺入腧穴，得气后平补平泻。同时取长约 2 cm 艾段，插在毫针针柄上，从近皮肤一端点燃施灸，待艾段烧完除去灰烬，针完全冷却后，将针取出。治疗过程中嘱患者勿随意移动体位，必要时在贴近皮肤处用纸板隔垫，以防燃烧的艾段脱落灼伤皮肤。留针 30 min。

[疗程] 每周 3 次，12 次为 1 个疗程。治疗周期为 3 个疗程。

4. 穴位注射

[取穴] 肺俞、脾俞、肾俞、膏肓俞、三焦俞、气海、水分、足三里、阴陵泉。

[操作方法] 采用川芎嗪注射液、当归注射液或黄芪注射液，注射穴位，每穴 0.5～1 ml。治疗时，患者取舒适体位，穴位处进行常规消毒后，用 5 ml 注射器抽取适量药液，排出多余空气，垂直刺入穴位，回抽无回血，将药液徐徐注入穴位。注射完毕，给予消毒干棉球按压止血。

[疗程] 隔日 1 次。治疗 15 次为 1 个疗程。

（四）名老中医经验

研究显示，我国成年人群中慢性肾脏病的患病率约为 10.8%，并呈逐年升高趋势。慢性肾脏病患者残余肾实质不可逆损伤，肾小球滤过率持续降低甚至丧失，机体不能有效排泄代谢毒素，引起水、电解质、酸碱平衡内环境失调，最终可导致多组织器官受累，是威胁人类健康的一种常见疾病。美国肾脏病基金会

K/DOQI 工作组将慢性肾脏疾病依据 GFR 临床分为 5 期：Ⅰ期 GFR＞90 ml/min・1.73 m^2；Ⅱ期 GFR 60～89 ml/min・1.73 m^2；Ⅲ期 GFR 30～59 ml/min・1.73 m^2；Ⅳ期 GFR 15～29 ml/min・1.73 m^2；Ⅴ期 GFR＜15 ml/min・1.73 m^2。目前该病临床治疗缺乏疗效明确的药物，早中期主要采用早发现、早诊断、治疗基础疾病、低蛋白饮食、控制血压、改善脂质代谢异常等对症治疗，旨在延缓肾功能损害进展和控制并发症，衰竭终末期只能进行肾脏替代治疗。

关于慢性肾脏病，中医理论多将其归属"水肿""腰痛""癃闭""关格""虚劳"等范畴。正虚邪实是其主要病机特点，虚以脾肾气血阴阳虚损为本，实以湿、瘀、浊、毒邪实为标，其发病多因素体脾肾虚损，兼挟湿浊，复感外邪，致脾肾虚损更甚，迁延不愈而发。在诸多的致病因素中肾虚、血瘀、湿毒是公认的 3 个主要因素，并随着疾病的发展会逐渐加重。因此，治疗早期以补虚为主要原则，正气足则邪毒自祛；中期要攻补兼施，两者不可偏废；晚期尿毒壅盛，应以祛除邪毒为要务。攻则要祛除浊毒，补则需益气养阴，活血化瘀贯穿治疗的始终，而标本与缓急的原则要灵活掌握。中医药疗法基于整体观念和辨证论治原则，具有多方法、多途径的特点，在临床治疗慢性肾脏病方面取得了一定的进展，能明显改善肾功能、减轻临床症状及体征，尤其对于早、中期患者疗效更加显著。

针灸疗法具有扶正祛邪、调和阴阳、疏通经络的效用，逐渐越来越多地应用于慢性肾脏病的临床治疗，主要采用艾灸、针刺、针药结合、穴位注射等多种方法，取穴则结合了局部、远端和辨证取穴原则。研究证实，针灸对慢性肾脏病有良好的治疗效应，不仅可以影响患者肾功能和肾小球滤过率，同时对患者临床上一系列常见的症状如眩晕、头痛、腰酸、恶心、呕吐、抽搐、肌肉痉挛等有改善作用，可能与其调节机体神经系统、内分泌系统、免疫系统等有关。赵粹英及其团队，在早期就进行了针灸治疗慢性肾功能不全的临床研究，积累了一定的经验，发现隔药灸能改善慢性肾脏病患者肾功能，减轻肾组织损伤，促进代谢物质和毒性产物的排泄，增强激素的合成和分泌。在临床治疗中，以扶正祛邪为原则，以健脾补肾、活血化瘀、温阳化气为治法，分别选取了大椎、脾俞、肾俞；膻中、中脘、神阙、关元、足三里，两组穴位交替应用。大椎，为手足三阳经和督脉的交会穴，有总督诸阳的作用，能温阳逐寒。肾俞，为肾之背俞穴，主治肾脏疾患，可滋阴壮阳、补肾益气、利水消肿，常用于治疗水肿、癃闭、尿频等水液代谢失常与虚损的病症，为调整肾脏功能的要穴。足三里，为足阳明经合穴，可以健运脾胃、补益气血，可助运化水谷和水湿、降气下行，能治五劳之羸瘦。脾俞、中脘与足三里相配合能补中气、健脾胃、化湿浊。神阙穴能疏利三焦，主治吐泄、水肿、癃淋、虚损等病症。关元穴，为强壮要穴，可温阳以助气化。方法上，采用隔药灸刺激穴位，药饼取补肾健脾、活血化瘀的中药黄芪、当归、补骨脂、仙茅、生大黄等打碎成粉配合黄酒制成。借助艾炷燃烧的火热之力，促进药物透皮吸收，通过灸热刺激诸穴，可以起到温阳以消水肿、健脾以运化水湿、温肾填精以助气化、通利三焦水道而泄水浊之功效。隔药灸治疗可结合应用于透析治疗，能增强患者体力，改善临床症状，延长患者生存期，减轻由于长期透析出现的透析后综合征，提高透析效率。

慢性肾脏病已经成为全球性公共健康问题，其患病率和病死率高，明显增加心血管疾病的危险性，产生巨额的医疗费用。因此，除了采取中西医结合、针药结合治疗可以提高临床疗效和降低副作用外，强调慢性肾脏病的预防和早期治疗意义重大。针对不同人群，可以通过改善生活方式、积极治疗原发病，保护肾脏，延缓慢性肾脏病的进展。正常人群建议清淡饮食，多饮水，戒烟忌酒，坚持锻炼，控制体重，保护肾脏，定期检查尿常规、肾功能、肾脏 B 超。高危人群建议积极治疗原发病和调整生活方式，加强尿常规、尿微量白蛋白及肾功能等的定期监测，早期防治肾损伤。对于早、中期已患病的人群，重在延缓慢性肾病的进展，强调残余肾功能的保护，建议限制钠盐摄入、控制体重、戒烟忌酒及积极控制高血压、高血糖、高血脂及蛋白尿等原发病或继发病。针对终末期患者人群，主要目标在于防治并发症和缓解慢性肾衰症状，具备透析指征的患者，建议尽早考虑进行肾脏替代治疗（血液透析、腹膜透析或肾脏移植）。

四、慢性乙型病毒性肝炎

（一）概述

慢性乙型病毒性肝炎（简称慢乙肝），是指乙型肝炎病毒（HBV）检测为阳性，病程超过半年或发病日期不明确而临床有慢性肝炎表现者。临床症状多见乏力、畏食、恶心、腹胀、肝区疼痛等症状。病情重者可伴有慢性肝病面容、蜘蛛痣、肝掌、脾大、肝功能异常或持续异常。根据临床表现分为轻度、中度和重度。乙型病毒性肝炎是由于感染 HBV 引起的，乙型病毒性肝炎患者和 HBV 携带者是本病的主要传染源，HBV 可通过母婴、血和血液制品、破损的皮肤黏膜及性接触传播。本病潜伏期为6周～6个月，一般为3个月。慢乙肝在全世界均有所流行，全球慢性HBV感染人数为3亿～5亿，如果不进行及时治疗，约1/4的感染者将死于肝硬化、肝衰竭或者肝癌。中国是世界卫生组织(WHO)统计的感染人数最多的37个国家之一。抗病毒治疗对慢乙肝患者来说是最重要的治疗，通过有效抗病毒治疗可以明显减轻肝脏炎症坏死，逆转肝纤维化，减少肝硬化和肝癌的发生，提高患者生活质量，延长患者寿命。研究表明，慢乙肝存在对HBV的特异性免疫功能降低和免疫耐受，以及免疫调节功能异常，目前抗HBV药物如干扰素和核苷类似物，只能抑制HBV复制，而不能从人体内彻底清除HBV，停药复发率高。

慢乙肝归属于中医学“黄疸”“胁痛”“积聚”“虚劳”等范畴。因其具有传染性，故也可将慢乙肝按中医属性用“疫湿”来冠名。根据临床所见症状，一般分为黄疸型和无黄疸型，黄疸型又分为阳黄和阴黄。该病的病因病机涉及湿、热、瘀、毒、虚五个方面，其发病是一个邪正斗争的过程。湿邪内蕴是慢乙肝的前期主要致病因素，后期随病情迁延，邪毒久蕴，正虚邪恋，脏腑功能失调而出现虚实错杂、本虚标实之候。其病位主要在肝脾两脏，病久必然累及肾脏。西医治疗上干扰素与拉米夫定疗效仍欠确切，而且还存在病毒变异及副作用等问题，而中医药无耐药性，毒副作用小，在改善临床症状、恢复肝功能、调节机体免疫力、抑制病毒复制、抗纤维化等方面有着独特的优势。故在中医药中寻求有效的治疗方法，加强慢乙肝的治疗，是当前亟待解决的重要课题。

（二）诊断要点

1. 临床表现　既往有乙型病毒性肝炎或携带史或急性肝炎病程超过6个月，而目前仍有肝炎症状、体征及肝功能异常者，可以诊断为慢性肝炎。症状：全身症状有乏力、全身不适等；消化道症状有食欲减退、肝区不适或疼痛、恶心、厌油、上腹部不适、腹胀、低热等。此外还会出现右上腹、右季肋部不适、隐痛、压痛或叩击痛。体征：面色晦暗，巩膜黄染，可有蜘蛛痣或肝掌，肝大、质地中等或充实感，有叩痛，脾大严重者，可有黄疸加深、腹腔积液、下肢水肿、出血倾向及肝性脑病。根据肝损害程度临床可分为轻、中、重三型。轻度：病情较轻，症状不明显或虽有症状体征，但生化指标仅1～2项轻度异常者；中度：症状、体征居于轻度和重度之间者，肝功能有异常改变；重度：有明显或持续的肝炎症状，如乏力、纳差、腹胀、便溏等，可伴有肝病面容、肝掌、蜘蛛痣或肝脾肿大，而排除其他原因且无门脉高压症者。

2. 检查　实验室检查：血清 ALT 反复或持续升高；白蛋白减低或 A/G 比例异常；丙种球蛋白明显升高；凡白蛋白≤32 g/L，胆红素>85.5 μmol/L，凝血酶原活动度 40%～60%，三项检测中有一项者，即可诊断为慢性肝炎重度。

（三）针灸治疗

1. 针刺疗法

[取穴]　肝俞、期门、足三里、脾俞、三阴交、太冲、章门、阳陵泉、肾俞、膈俞、中脘。

[操作方法]　患者取坐位，穴位处予 75%乙醇消毒，用 0.30 mm×40 mm 的毫针针刺上述穴位，采用平补平泻手法，以得气为度。留针 30 min。

[疗程]　每周 3 次，10 次为 1 个疗程。

2. 艾灸疗法

（1）麦粒灸法

[取穴]　① 肝俞、脾俞、大椎、至阳、足三里。② 期门、章门、中脘、膻中、太渊。

[操作方法]　以上两组穴位交替采用。将艾绒做成麦粒大小的艾炷，每壮艾炷约 1.5 mg，安放在预先选好的部位（穴位），用线香点燃，任其自燃。至燃烧至 1/2 时将其压灭。第二壮可放在第一壮的未完灰烬上，待燃烧至还剩余 1/3 时将其压灭。第三壮燃烧殆尽，由于有前两壮的适应，可减轻疼痛，以后每壮都燃烧完全。每次每穴 7 壮。隔日施灸 1 次。

[疗程]　3 个月为 1 个疗程，连续治疗 3 个疗程。

[注意事项]　① 可在穴位处抹凡士林或蒜汁以起到粘合艾绒的作用。② 麦粒灸刺激强，时间短，收效快，仅轻微灼伤或起泡，可在 2～3 日内结痂脱落。

（2）隔药饼灸

[取穴]　① 肝俞、脾俞、大椎、至阳、身柱、足三里。② 期门、章门、中脘、膻中、太渊。

[操作方法]　将中药附子打碎成粉，过 120 目筛，加入黄酒调和，做成直径 3 cm，厚 0.8 cm 药饼。艾炷由纯艾绒制作而成，直径 2 cm，高 1.5 cm，重 2 g 左右。患者取合适体位，充分暴露穴位，穴位上依次放置药饼和艾炷，点燃艾炷烧

至灰烬，重新更换艾炷，每穴灸5壮，每次灸治1组穴位。两组穴位交替，防止局部烫伤，隔日施灸1次。

［疗程］ 3个月为1个疗程，连续治疗3个疗程。

3. 穴位注射

［取穴］ 足三里、脾俞。

［操作方法］ 采用黄芪注射液进行注射穴位，每穴0.5～1 ml。治疗时，患者取舒适体位，穴位处进行常规消毒后，用5 ml注射器抽取适量药液，排出多余空气；垂直刺入穴位，回抽无回血，将药液徐徐注入穴位。注射完毕，给予消毒干棉球按压止血。

［疗程］ 隔日1次。治疗15次为1个疗程。

（四）名老中医经验

对于慢性病毒性肝炎而言，中医药疗法是一种积极的治疗手段，其原因主要是中医治疗能够对机体进行全面系统的调控，充分调动机体的内在能力，这是其独特优势所在。中医学认为该病多由急性肝炎久延失治而致。急性期以肝胆湿热、气血瘀阻症状为主，慢性阶段以脾虚症状为突出表现。患者由于气滞血瘀或湿热未解，又因脾胃长期运化失司，气血生化不利，致肝、脾、肾不足为主要病机转变。临床多见虚实夹杂，因此治疗上应着重疏肝健脾，理气活血。除了中药治疗以外，近年来关于针灸治疗此病报道也越来越多，治疗方法包括针刺、穴位注射及艾灸等。在穴位的选择上，多选用肝、胆、脾、胃经上的穴位，如足三里、三阴交、太冲、阳陵泉等。体现了“见肝之病，知肝传脾，当先实脾”这一中医经典理论。同时，背俞穴、募穴也是最常选用的穴位。针刺常选肝俞穴，因其为肝的背俞穴，即肝的脏腑之气输注于背部的俞穴；期门穴为肝的募穴，募穴为脏气结聚于胸腹部的腧穴，部位接近脏腑所在。《针灸学简编》一书曾谓肝俞有疏肝利胆之作用，期门有疏肝理气之功能。慢乙肝病位在肝，选用俞募配穴法，治疗肝脏相关疾病，体现了“腧穴所在，主治所及”的局部选穴原则，能起到平衡阴阳、扶正祛邪、行气活血的作用。针刺结合足三里、脾俞穴穴位注射后能产生较强的酸胀感，且循经传导较远，维持时间延长。此外，艾灸疗法可以温通经脉、消瘀散结、益气升阳，并且近代研究证实艾灸可以调节免疫，常常用于慢乙肝的治疗。

赵粹英在临床中受到近代著名灸法大家谢锡亮的启发，提倡使用小艾炷直接灸（又名麦粒灸）治疗疑难病、慢性病，利用麦粒灸治疗慢乙肝取得了较好的疗效。虽然该病初起病因以湿热之邪为主，但是考虑到后期肝脾不足为主要病机，应用艾灸疗法，旨在益气强健、通经活血，亦可达到温养脾胃、清利肝胆的作用。《神灸经纶》曾云“夫灸取于火……取艾之辛香作炷，能通十二经，入三阴，理气血以治百病，效如反掌”。故赵粹英认为不必束缚于“热证忌灸”之论。临床中根据辨证取穴的原则，以肝脾俞募穴为主配合大椎、足三里、中脘、膻中等穴益气强壮，又辅以古人治疸消黄的经验穴至阳、身柱来清肝利胆，以期达到扶正祛邪、缓解病痛的作用。在实际治疗过程中发现大多数患者乏力及消化道症状治疗后均得到明显改善，脾虚的症状也有所缓解。特别让人惊喜的是，部分明显有湿热的病例，并未因灸法的温热刺激对病情产生不良影响，同样收到了临床效果。

麦粒灸作为一种特殊的艾灸疗法，具有痛苦小、烟雾少、作用持久等特点，并且传感明显，疗效直接，患者可有针刺般的深层灸感和循经传导感觉，对于各种痛证与炎症性疾病效果较好。这种特殊的疗法一方面可使患者出现强烈的穿透性灼痛感；另一方面使局部组织不同程度地损伤，产生异体蛋白。由此进一步激活机体的防御机制，从而产生持久及多方面的调整作用。这种短暂灼痛与施灸后持续的瘢痕刺激恰到好处的结合为其他针灸手段所不具有。麦粒灸能够借助C类神经纤维的传导而保持长久的刺激，因而对病因复杂、病位广泛的顽症痼疾和疑难病症更具优势。同时麦粒灸局部炎症化脓所引发的“疫苗样效应”对人体免疫系统影响十分明显，因此当难治性疾病同时兼有慢性炎症、免疫功能异常时，如慢乙肝等，更适宜选用麦粒灸治疗。

赵粹英建议在临床使用过程中必须注意灸量由小到大，循序渐进，随着患者耐受性的提高而逐渐增加强度。患者首次接受麦粒灸，尤其操作最初数壮时，当患者感觉到明显的“烫”，就应尽可能快速利落地夹除残炷艾火，不要让患者忍受艾火的灼痛，促使患者很快适应麦粒灸的特殊刺激形式。此外，一定要选择高比例纯级的陈年艾绒，这样火力更柔和、效果更强。麦粒灸前可以在所灸穴位涂一点凡士林膏。任何一种灸法，必须掌握该灸法的特性与身体对这种特性所作出的反应特点，才能合理使用，从而发挥其最好的效果。

结合免疫学因素在慢乙肝发病过程中的重要作用与艾灸的效用，赵粹英在利用麦粒灸治疗慢乙肝临床观察过程中发现，艾灸后患者的血清 ALT 明显降低，而这一指标的上升幅度可以较敏感地反映出肝细胞的病理变化。一般慢乙肝在活动期常出现血清 ALT 的升高，恢复期则相应的下降。病理实验证明了灸法可以保护小鼠肝脏，防止四氯化碳引起的肝损伤，降低小鼠血清 ALT，因此推测艾灸疗法通过促进肝细胞病损的修复而发挥作用。高免疫球蛋白 G 血症，是慢乙肝普遍的临床现象。血清 IgG 含量的上升往往同慢乙肝的活动性相平行，故可反映慢乙肝的病情。它的成因同免疫调控紊乱、坏死肝组织和肝功能衰退后内毒素灭活减少，使 B 淋巴细胞受刺激或失控、功能亢进有关。血清 IgA 和 IgM 的上升则与肝组织的纤维化变化有关。患者在艾灸治疗之后 IgG 血症得到改善，IgG 明显下降。而 IgA 和 IgM 治疗前异常的患者亦得到纠正。结合患者肝功能指标的改善反映出患者免疫功能得到良好的调整。实验室研究也证实了特异性和非特异性免疫、体液和细胞免疫的状态均有所好转。提示艾灸可以调整慢乙肝患者的免疫功能状态，并且这种调整作用具有双向性与整体性的特点。所以在今后治疗中应进一步重视艾灸疗法，并探索中西医结合的方法，做到优势互补。同时进一步加强实验研究，将临床上验证有效的针灸疗法的作用机制作深入研究，更好地指导临床实践。

中医认为肝属木，主疏泄，喜条达而恶抑郁。肝脏能够调节精神情志，情志失常与肝病的发生及病情的加重密切相关。慢乙肝患者一定要注意饮食调理，禁忌饮酒。对于慢乙肝患者，饮酒无异于雪上加霜，会使原有的病情加重，甚至诱发重型肝炎，导致肝坏死。饮食宜高蛋白、低脂肪、富含维生素，慢性肝病患者往往存在肝脏合成白蛋白不同程度障碍，因此摄入优质高蛋白食品非常必要。新鲜蔬菜水果富含丰富的维生素，是人体必需的营养物质，尤其是维生素 C 具有保肝抗炎的作用，因此一日三餐要保证足够的新鲜蔬菜水果。还要嘱咐患者生活规律，尽量避免重体力劳动、熬夜等。另外，肝炎活动期间要多卧床休息，避免过度劳累。

五、难治性肺结核

（一）概述

结核病是由结核杆菌感染引起的慢性传染病，该病潜伏期为 4～8 周。其中 80％发生在肺部，其他部位（颈淋巴、脑膜、腹膜、肠、皮肤、骨骼）也可继发感染。难治性肺结核是感染耐多药结核菌的一种结核疾病，该病最主要的症状是咯血，肺空洞、内动脉瘤破裂、血管断裂、肺部病灶毛细血管的渗透性提升等均为其诱因。临床多采用异烟肼、利福平等一线抗结核药联用治疗肺结核，但长期口服易出现胃肠道反应，如便秘、恶心、无食欲等，且药品肝毒性会增加，同时会对患者的内分泌及神经系统有不良影响。引起难治性肺结核的原因很多，包括社会因素、医源性因素、患者个人因素、技术因素等。多数是由于初治不当，后续又未能得到及时有效的治疗，从而使痰菌持续或断续阳性，最终导致慢性难治性肺结核的形成。难治性肺结核已成为重要传染源，因其临床治疗困难等问题已经成了社会的重大课题。因此，如何有效地治疗难治性肺结核成为结核病临床治疗的最棘手问题之一。

中医学认为结核病属于"肺痨"范畴，由于机体正气虚弱，感染痨虫，侵蚀肺脏所致，以咳嗽、咯血、潮热、盗汗及身体逐渐消瘦等为主要临床表现，具有传染性。病理性质以本虚为主，亦可见标实，标实为火热、痰浊和瘀血。《医学正传》中提出"一则杀其虫以绝其根本，一则补其虚以复其真元"，明确了杀虫、补虚两大治疗原则。针灸疗法可以调和阴阳、扶正祛邪，有效提高患者的免疫力，易于推广，为难治性结核病治疗提供了一条新的途径。

（二）诊断要点

目前尚无完善统一的难治性肺结核的诊断标准。根据2017年制定的肺结核诊断标准（中华人民共和国卫生行业标准肺结核诊断WS 288—2017），肺结核的诊断是以病原学（包括细菌学、分子生物学）检查为主，结合流行病史、临床表现、胸部影像、相关的辅助检查及鉴别诊断等，进行综合分析做出诊断。以病原学、病理学结果作为确诊依据。儿童肺结核的诊断，除痰液病原学检查外，还要重视胃液病原学检查。

对已经诊断为肺结核的患者，具备以下特点者可诊断为难治性肺结核：① 完整的初治、复治化疗失败。② 持续或反复排菌至少1年以上。③ 对异烟肼、利福平等2种以上主要抗结核药产生耐药。④ X线显示肺部病损明确或恶化进展趋势。⑤ 发热、咳痰、咯血等临床表现反复迁延且治疗效果不明显。

此外，除了肺结核的CT影像学检查特点外，难治性肺结核病变常侵犯多个肺叶或肺段，病变也呈多样化并存的特性，并伴随空洞和胸膜炎、胸腔积液的CT影像表现，可有肺大泡或肺不张。难治性肺结核往往有明显的活动性，因而较容易在肺内播散形成新的炎性渗出性病灶，在CT影像上表现为大量渗出性炎性改变，或者表现为肺内多发播散灶、多发结节病灶。

（三）针灸疗法

1. 隔蒜灸法

［取穴］ ① 颈百劳、肺俞、膏肓。② 中府、膻中、关元、足三里。

［操作方法］ 上述两组穴位交替应用，采用隔蒜灸进行灸治，每穴灸 7 壮，每周灸 3 次。

［疗程］ 3 个月为 1 个疗程。艾灸期间可继续使用抗痨药，一般症状对症处理。

2. 针刺疗法

［取穴］ 肺俞、膏肓、大椎、身柱、陶道、气海、太渊、列缺、合谷、足三里。配穴，咳血者加尺泽、孔最；咳嗽甚者加天突、云门、尺泽；胃纳差者加中脘、上脘、胃俞；盗汗者加复溜、阴郄；失眠者加神门、三阴交。

［操作方法］ 嘱患者采取适当体位，用 0.30 mm×40 mm 的毫针针刺上述穴位，采用平补平泻手法，以得气为度。留针 30 min。

［疗程］ 每周治疗 2～3 次，15 次为 1 个疗程，连续治疗 3 个疗程。

3. 耳穴疗法

［取穴］ 肺、肝、神门、气管、平喘。

［操作方法］ 取以上主穴并随症取配穴。在选定穴上探得敏感点后，将粘有磁珠的耳穴胶布贴敷其上，每次取一侧耳穴。嘱患者每日按压 3～4 次，双耳交替贴压。

［疗程］ 每周贴 2～3 次，15 次为 1 个疗程，连续治疗 3 个疗程。

（四）名老中医经验

肺结核是呼吸系统常见的传染性疾病之一，该病可对患者的生活质量及生命安全产生不良影响。在发病早期会出现发热、咳嗽、咯痰等较为明显的临床症状，随着病程的延长，也会出现咯血、胸痛、呼吸困难等症状，不仅会影响患者的正常生活和工作，对患者及家庭带来不良影响，同时还给社会医疗带来负担。难治性肺结核患者主要是因为年老体弱、肺部病变广泛且伴有严重的并发症等基础疾病，极少数感染了原发性耐药菌，肺组织广泛纤维化结核空洞形成，外周淋巴细胞凋亡现象明显，导致免疫功能低下，易合并难治性的肺部感染，增加了治愈难度。大多数患者存在不规则用药、自动停药等现象，医源性次之。由于患者本身对合理化疗的重要性认识不足而出现不规则用药、擅自停药等情况，形成复发隐患，最终导致难治性肺结核的发生。

难治性肺结核的临床治疗效果同医疗条件存在密切关联，但是目前我国仍然存在较为严重的抗生素药物不合理使用及滥用的现象，导致疾病临床疗效受到影响。难治性肺结核尤其是耐多药肺结核长期危害人类身体健康，给国家治疗和控制结核病带来很大的困扰。WHO 在 2013 年曾统计，全球约 48 万例耐多药肺结核病患者被首诊，而我国自古以来就是肺结核大国，近年来肺结核更有死灰复燃的趋势。由于肺结核用药需严格遵循早期、联合、足量、足疗程，临床往往由于用药方案选择不合理和长程用药导致耐药，难治性肺结核的发生率也越来越高。异烟肼和利福平是临床中使用时间最长的抗结核化疗药，其耐药率也最高。因此，寻找这两种药物的替代方案也成了临床研究的热点。

赵粹英及其团队在 1990 年开始研究艾灸治疗难治性肺结核的临床疗效，针对部分肺结核患者的细胞免疫功能作了观察，结果发现患者的淋巴细胞转化率、淋巴细胞百分率和细胞介导的细胞毒活性均低于健康人。这说明免疫系统功能失调或免疫功能低下在肺结核的病理过程中起重要作用，因而调整机体免疫功能、增强机体对病原体的抵抗对于肺结核的治疗具有重要意义。赵粹英团队临床收集 32 例难治性肺结核患者，均为长期用抗痨药物治疗而痰菌持续或断续反复阳性，并对大部分抗痨药物耐药者。采用隔蒜灸每周灸治 3 次，结果 32 例难治性肺结核患者经艾灸治疗后显效 5 例，好转 12 例，无效 15 例，总有效率为 58.13%。灸治前大部分患者均有咳痰、气急、神疲、畏寒，灸后普遍反映有温暖舒适感，咳痰畅，神疲乏力改善，食量也明显增加。治疗前后痰菌检查结果有显著差异，红细胞沉降率下降。并且艾灸后 NK 细胞活性明显上升，IL－2 活性也显著提高。

赵粹英认为难治性肺结核患者一方面由于结核杆菌对抗痨药产生了耐药性；另一方面由于反复发作使机体免疫功能下降，患者表现为一系列的虚象。所以中医治疗应当从“补虚”入手。由于多次发病，肺部出现大量坏死和纤维组织增生，病变局部淋巴管和血管受阻，使药物不能达到病变处。在这种情况下单纯依靠抗痨药物极难奏效，而通过增强机体自身的免疫功能则可能取得较好的效果。艾灸具有调节机体免疫功能的作用，肺俞与中府分别为肺的俞穴、募穴，它们与百劳一起能益肺止咳；膻中为气会，主理气化痰；膏肓与关元主治诸虚百损，壮一身之气，并且膏肓穴在《百症赋》中举为治疗痨瘵传尸，诸虚百损的要穴；足三里有理脾胃、调气血、补虚弱之功效，能祛五痨之羸瘦。采用艾灸以上诸穴来调整机体的阴阳气血，可达扶正祛邪的目的。临床研究结果可以证实患者经3个月的艾灸治疗后不仅各项症状、体征都有明显改善，而且痰中细菌的排出量也显著减少。与此同时患者体重增加，红细胞沉降率减慢，血红蛋白含量和红细胞计数升高。说明了艾灸在治疗难治性肺结核的同时，使患者的整体情况得到了改善。该病患者由于长期受到疾病的影响，免疫功能处于低下状态，艾灸能够促使患者的免疫功能趋向正常，使机体对致病菌的抵抗力增强，从而达到治疗的目的。而艾灸的这一作用与其促进T淋巴细胞释放淋巴因子和IL-2，激活各种杀伤细胞的效应有密切关系。

《医宗金鉴》中提到"凡灸治病，必火足气到，始能求愈"，强调了艾灸起效必须达到一定的刺激量才能发挥作用。而这个有效刺激量不仅取决于艾灸壮数的多少、大小，还取决于艾炷的紧密度。《千金方》中提出"凡点灸法，皆须平直，四肢毋使倾侧，灸时孔穴不正，无益于事，涂破皮肉身"。告诫我们一定要找准艾灸的刺激点，不只是穴位的定位准确，也应该注意施灸时的体位。因此，在难治性肺结核患者的艾灸治疗中，首先要考虑患者的体位是否合适。灸足三里，要仰卧平睡，小腿外侧加以衬垫，避免患者二足外倾。再如灸膏肓，患者可俯坐，额头部伏于台上，令患者松弛肩肘，以开两肩，使肩背部平坦，这样能正确取穴。其次，为了能达艾灸时所需温热度，赵粹英团队利用特殊的艾绒压制模具制作艾炷，要求制成紧密并具一定体积、重量的艾炷。同时在燃灸时要保持艾火的持续燃烧。只有重视灸治的操作，才能保持有一定的温热刺激量，才能达皮肤红晕为度的灸治要求。

难治性肺结核患者因其病程长，病情相对复杂，思想负担比较重，常伴有孤独、寂寞、疑虑、恐惧、悲伤，甚至绝望等心理。要帮助患者正确认识疾病、对待疾病，解除悲观绝望的心理，同时家庭、社会的态度也会影响患者的心理，因此医治过程中要重视家庭、社会的支持，让家属、朋友不要嫌弃他们，要从各方面去关心照顾患者，使其精神愉悦，配合治疗。同时，应该嘱咐患者增加营养的摄入，纠正营养不良，提高机体免疫力，增加免疫功能；合理安排休息时间，适量运动；有效控制并发症。由于该患者反复排菌，多数为耐药菌，一旦传染健康人，即是原发性耐药患者，难以治愈再次成为传染源，形成恶性循环。因此，要嘱咐患者不能随地吐痰，切断传染源，有效治疗与控制患者的咳嗽，防止飞沫传播。

第二节　常见病症诊治经验

一、面神经炎

（一）概述

面神经炎，又称特发性面神经麻痹或 Bell 麻痹，是临床常见病、多发病。面神经炎是因茎乳孔内面神经非特异性炎症所致，其病理改变主要是神经水肿、髓鞘脱失及轴突不同程度变性，使得神经管相对狭窄，导致面神经受压，表现为面部表情瘫痪。

面神经炎属中医“口僻”“面瘫”等范畴。中医理论认为该病多因正气不足，脉络空虚，失于濡养，外邪乘虚侵袭阳明、少阳经络，导致气血闭阻，经筋失养，筋肉纵缓不收而发病，正所谓“有诸内必形诸外”。该病以口眼歪斜为主要特点，任何季节均可发病，而以春秋两季发病较高。轻者 1～2 个月内可基本恢复或痊愈，重者则恢复时间长，甚至遗留后遗症，往往给患者带来极大的心理负担，严重者影响生活和工作。

（二）诊断要点

1. 临床表现

(1) 症状：一般急性起病，病前多有面部受凉、吹风、外感史。多于晨起洗漱时发现口角歪斜、流涎、讲话漏风，吹口哨或发笑时尤为明显，或进食时食物积于齿龈之间，或因说话不便、闭目不全被他人发现患病。部分患者可在起病前于同侧耳后、耳内、乳突区域、面部轻度疼痛，或伴麻木感及汗出减少。

(2) 体征：病侧面部表情肌瘫痪，表现为额纹消失，眼裂扩大，眼睑闭合不全；皱眉、皱额均不能或不全；鼻唇沟平坦，口角下垂或张口时被牵向健侧；示齿、鼓腮、噘嘴、吹口哨任意一项不能或不全。

2. 检查及评估

(1) 瞬目(blink reflex, BR)反射。① 各均值超过正常参考值 2.5 s。② 各波绝对值正常，双侧差大于参照值 2.5 s。③ R1、R2 和 R2′(对侧 R2)波缺如或一侧波幅低于对侧 50%。

以上 3 项如果存在其中 1 项即为异常。潜伏期延长 1～2 ms 或波幅低于对

侧 50%，提示轻度损害；潜伏期延长 3～5 ms 提示中度损害；瞬目反射各波缺如，提示重度损害。

(2) 面神经电图。① 双侧面神经在同等距离下比较，M 波潜伏期差>0.5 ms。② M 波波幅差>50%。③ M 波缺如或患侧潜伏期>3.8 ms。

以上 3 项存在其中 1 项即为异常。

(3) 红外热像图检查：利用红外热像仪采集人体体表发射的红外辐射热，正常人体面部双侧对应部位红外热像图的温度基本对称，但面神经炎可以引起患部的皮温异常。

(4) House - Brackmann(HB)面神经功能分级。HB Ⅰ级：静息和面部运动时面部功能完全正常。HB Ⅱ级：静息状态下面部完全对称，皱额正常，稍用力能完成闭眼，最大努力能完成吹哨、鼓腮、示齿动作，但是轻度不对称。HB Ⅲ级：静息状态下面部完全对称，皱额不能或额纹较对侧浅，最大努力能完成闭眼、吹哨、鼓腮、示齿动作，但是明显不对称。HB Ⅳ级：静息状态下面部不对称，皱额不能，不能完成闭眼，最大努力能完成吹哨、鼓腮、示齿动作，但明显不对称。HB Ⅴ级：静息状态下面部不对称，皱额不能，闭眼不完全，口角仅轻微运动。HB Ⅵ级：完全麻痹，面部无运动。

(三) 针灸治疗

1. 针刺疗法

[取穴] 主穴：头维、下关、翳风、迎香、地仓、颊车、合谷、阳白、四白。配穴：不能抬眉加攒竹；鼻唇沟平坦加迎香；人中歪斜加水沟；颏唇沟歪斜加承浆；舌麻、味觉消失加廉泉。风热袭络加风池、曲池；风寒阻络加外关、足三里；风痰阻络加风池、丰隆。

[操作方法] 患者取仰卧位。选择直径 0.30 mm、长 40 mm 的不锈钢毫针，穴位皮肤常规消毒后进行针刺。留针 30 min，留针期间可轻捻针 1～2 次。急性期头面部局部穴位浅刺，轻刺激，不行手法。恢复期面部相邻穴位取透穴刺法，如颊车透地仓，阳白透鱼腰，四白透迎香，余穴取平补平泻手法，可配合电针加强刺激。后遗症期用补法，并加用温针灸。

[疗程] 每周治疗 3 次，12 次为 1 个疗程。

2. 艾灸疗法

[取穴] 阳白、颊车、地仓、四白、翳风、合谷、足三里。

［操作方法］ 患者取坐位或仰卧位，点燃艾条，艾条距离皮肤 3 cm 左右（注意随时清除艾灰，防止烫伤），将艾条沿阳白向上至前发际，移动施灸；然后沿地仓、颊车、四白施灸。以患者舒适为度，共灸 10 min。然后对翳风穴行雀啄灸 5 min。最后对准合谷、足三里采用雀啄灸，每穴灸 5 min。

［疗程］ 每周灸 3～5 次，5 次为 1 个疗程，休息 2 日开始下 1 个疗程。

3. 耳穴疗法

［取穴］ 口、面颊、眼、内分泌、肾上腺、脾、神门。

［操作方法］ 患者取坐位，上述穴位附近探得敏感点后进行皮肤常规消毒。然后将粘有磁珠或王不留行籽的耳穴胶布贴敷其上。嘱患者每日按压 3～4 次。隔日贴敷 1 次，每次取一侧耳穴，双耳交替治疗。

［疗程］ 10 次为 1 个疗程。疗程间隔 3～5 日，开始下一疗程治疗。

4. 按摩疗法

［取穴］ 下关、颊车、迎香、地仓、阳白、四白、太阳、翳风、风池。

［操作方法］ 患者取坐位或仰卧位。以示指按揉迎香、四白、阳白、太阳、下关、颊车、地仓，每穴 1～3 min。然后示指点揉翳风、风池，每穴 1～3 min。然后手掌紧贴瘫肌做环形按摩，也可顺瘫肌收缩的正常方向做按摩。按摩时用力应深沉柔和，不可过大，以免擦破皮肤。

［疗程］ 每日 1～2 次，10 次为 1 个疗程。疗程间隔 3～5 日，开始下一疗程治疗。

5. 梅花针疗法

［取穴］ 阳白、太阳、四白、地仓、颊车、合谷。

［操作方法］ 患者仰卧，治疗前用 75％乙醇棉球对治疗部位进行消毒。手持一次性无菌梅花针针柄，腕部用力，均匀叩刺所选穴位，叩刺频率为每秒 2～4 次，以皮肤微微发红或轻度出血为度。结束后用清洁棉球轻轻擦拭叩刺部位。此法宜用于恢复期及后遗症期。

6. 拔罐疗法

［取穴］ 地仓、颊车、阳白。

［操作方法］ 患者取仰卧位，在面部皮肤及罐口涂一层医用凡士林，再以闪火法将小号玻璃罐吸拔于所选部位的皮肤上，使肌肤吸附于罐体内 5～8 mm，至拔罐部位的皮肤潮红、充血，留罐 3～5 min 后将罐取下，用干棉球将皮肤上凡士

林擦拭干净。

［疗程］ 每周 2 次，10 次为 1 个疗程。

［注意事项］ 留罐时间不可过长，以免产生瘀斑，影响面容。对于恢复期及后遗症期的患者，可在梅花针叩刺后拔罐，以吸出少量瘀血，促进局部血液循环。

（四）中医经验

面神经炎，属于中医学“面瘫”“口僻”“吊线风”等范畴。多因正气不足，风邪入于络脉，气血痹阻所致，不同年龄均可罹患。该病虽有自限性，但早期针灸干预，可加快疾病的恢复。临证之时，需辨别中枢性面瘫和周围性面瘫。同时，因其根据病程及病理特征不同分为急性期、恢复期、后遗症期，根据不同分期，需辨证分期论治，针对性更强，能进一步增强临床治疗效果，促进疾病康复。

中枢性面瘫和周围性面瘫，均属于面肌运动障碍，然而两者病变部位不同，其病因也有差异。中枢型面瘫为核上组织（包括皮质、皮质脑干纤维、内囊、脑桥等）受损引起，出现病灶对侧颜面下部肌肉麻痹。从上到下表现为鼻唇沟变浅，露齿时口角下垂（或称口角歪向病灶侧，即瘫痪面肌对侧），不能吹口哨和鼓腮等。多见于脑血管病变、脑肿瘤和脑炎等。周围型面瘫为面神经核或面神经受损时引起，出现病灶同侧全部面肌瘫痪，从上到下表现为不能皱额、皱眉、闭目，角膜反射消失，鼻唇沟变浅，不能露齿、鼓腮、吹口哨，口角下垂（或称口角歪向病灶对侧，即瘫痪面肌对侧）。多见于受寒、耳部或脑膜感染、神经纤维瘤引起的周围型面神经麻痹。此外还可出现舌前 2/3 味觉障碍等。

针灸疗法在治疗面神经炎方面有其独特优势。根据中医经络理论，面部为阳明、少阳经循行之处。目前针灸治疗面神经炎主要采用针刺、电针、梅花针、艾灸等方法，以针刺方法应用较多。取穴方法主要包括局部取穴、远端取穴、辨证取穴等。在治疗面神经炎方面，赵粹英已经建立了针刺配合电针、耳穴、放血、拔罐等综合治疗面神经炎较为成熟的治疗方案。处方取穴时注重远近配穴，局部疏通与整体调节相结合。

针刺处方中迎香、四白、阳白、地仓、颊车、翳风等均为局部取穴，以疏通面部经络气血。透刺可刺激面部肌肉神经产生神经反射活动，促使其恢复局部协同肌与拮抗肌的相互调节，恢复面部神经肌肉正常的运动功能。远道取合谷、足三里，其中合谷能调节面部气血，治疗头面部疾病，所谓“面口合谷收”；足三里能补气血，为人体最常用的补益穴位，必要时可在足三里采用温针灸以温补气血，扶正祛邪。耳穴刺激可加强协同作用。诸法配合共达通经活络的作用。现代医学认为，通过针刺的刺激可使患侧面神经产生兴奋，加速面神经炎症局部的淋巴和血液循环，解除血管痉挛，改善受损面神经和面肌血供状况，减轻水肿，促进神经因子的释放，减轻神经缺血缺氧状态或提高神经自主功能的恢复。

除了上述方法，必要时可以结合脏腑辨证，配合中成药治疗。我国古代文献中有大量关于面瘫的描述，对现代医疗实践仍具有重大的指导意义。《灵枢·经筋》："足阳明之筋……其病……卒口僻，急者目不合，热则筋纵，目不开。颊筋有寒，则急引颊移口；有热则筋弛纵缓不胜收，故僻。"《诸病源候论》："风邪入于足阳明、手太阳之经，遇寒则筋急引颊，故使口喎僻，言语不正，而目不能平视。"《类证治裁》："口眼喎斜，血液衰涸，不能荣润筋脉。"这说明面神经炎的发病为风、寒、热等外邪入侵与内在的气血不足相合而产生的结果。因此，在临床治疗中，我们一方面要注重祛邪；另一方面还要注意固本。临床上面神经炎患者以风寒阻络为主，其次为风热袭络、风痰阻络。在针灸治疗的同时要注重辨证，可根据主症加用相应的中成药口服，如牵正散等，以提高疗效。

另外，通过临床实践总结，我们发现在对面神经炎进行针灸治疗时要注意根据病情进展分期治疗，才能达到更好的疗效。面瘫大致分为 3 期。急性进展期：是指发病 1 周以内，此期为面神经炎症水肿进展期，患者的病情一般会逐渐发展加重。恢复期：是指发病 1 周至 3 个月以内，此期治疗以患侧局部穴位为主，以促进面神经及面部瘫痪肌肉的恢复，也是治疗面瘫的关键时期。后遗症期：是指发病 3 个月至半年以上(发病 1～3 个月的患者，可根据具体情况或划为恢复期，或划为后遗症期，两期不可绝对划分)。急性期主要临床表现为面部疼痛、紧绷不适。此期应给予局部腧穴轻柔刺激，调节经气，配合远部取穴通络散寒；一般不使用电针治疗，避免加重神经水肿；可取完骨穴刺络拔罐以祛风散寒通络；可配合温和灸翳风穴、牵正穴以温经通络，每穴 20～30 min，每日 1 次；同时结合西药基础治疗，促进面神经炎症水肿的修复。恢复期周围性面瘫症状趋于稳定，治疗上当疏通经脉，调和气血，可运用透刺、电针等加强治疗。还可配合梅花针叩刺治疗，用梅花针叩刺患侧脸部，轻度刺激，叩刺至患侧面部微红。眼睛闭合不全为主者，攒竹、鱼腰、阳白、丝竹空、瞳子髎、太阳，轻度叩刺，促进眼轮匝肌的恢复，改善闭眼功能；口角歪斜及下垂为主者，叩刺承浆、地仓、人中，沿着口轮匝肌及提上唇肌叩刺。后遗症期因日久营阴受损，筋脉失养，从而出现肌肉萎缩松弛、面肌抽动等症状。此时应当调营扶正，治疗中加强补法的应用，可配合隔姜灸或温针灸，以及面部闪罐、走罐治疗。

周围性面瘫患者多平素体虚，卫外不固。治疗期间，患者应注意局部避免受寒吹风，必要时可戴口罩、眼罩防护。另外，要防止精神过度紧张，忌辛辣饮食。眼睑闭合不全的患者，必要时可嘱患者每日点眼药水 2～3 次，以防感染；出门可戴墨镜，以防异物吹入眼中。

二、三叉神经痛

（一）概述

三叉神经痛是严格局限于三叉神经分布区内反复发作的阵发性、短暂、剧烈的针刺样或电击样疼痛，疼痛可由面部轻微的刺激诱发。流行病学调查显示目前原发性三叉神经痛的发病率为 4.3/10 万～8/10 万，男女比例约为 1∶1.6。随着我国逐步进入老龄化社会，老年人总体数量不断增加，原发性三叉神经痛的发病率也呈现出了逐年增高的趋势。有关三叉神经痛的病因尚不明确，既往研究主要认为是由于三叉神经根近脑桥处受到异常扭曲的血管压迫或受到动脉瘤、动脉畸形的压迫所导致。本病发病早期容易误诊为牙痛、鼻窦炎，部分患者甚至因此而拔牙，但不能缓解疼痛，进一步给患者带来极大痛苦。

根据其症状表现归属于中医学“面痛”范畴。《张氏医通》云：“面痛……开口言语，手触之即痛，此是阳明经络受风毒，传入经络，血凝滞而不行。”明确记载了面痛的发病特征，并且认为本病是由于阳明经感受风毒进一步导致气血凝滞而引起。实际上三阳经循行部位都与三叉神经的分布有关，临床对三叉神经痛的治疗也是根据疼痛的分支不同，选用不同的穴位，体现了针灸的辨经论治。

（二）诊断要点

三叉神经是一对从大脑里发出的脑神经，主要分布在面部，左右对称，各分成三支：第一支眼支（眼神经）、第二支上颌支（上颌神经）、第三支下颌支（下颌神经），分别掌管面部从上到下三部分的痛温触压觉。三叉神经主要由大量感觉神经组成，第三支还有控制咀嚼肌运动的运动纤维并行。典型三叉神经痛的诊断主要依靠临床症状和影像学检查，近年来由于 MRI 的普及，可以有效提高诊断率，减少误诊率。其诊断标准包括以下几点。

(1) 疼痛严格局限于三叉神经痛分布区。

(2) 疼痛至少具有以下 4 条中的 3 条特征：阵发性的疼痛持续数秒至 2 min；重度疼痛；疼痛性质为强烈的锐痛、电击样疼痛或针刺样剧痛；对患者面部的轻微刺激可以诱发疼痛。

(3) 没有神经系统缺损的临床证据。

(4) 不能归因于其他疾病。

(三) 针灸治疗

1. 针灸疗法

[取穴] 主穴：第一支痛取攒竹、鱼腰、丝竹空、阳白、头维；第二支痛取四白、颧髎、下关、迎香；第三支痛取下关、颊车、夹承浆。远部均可取合谷。配穴：风寒引起者，配风池、外关，局部穴位加用温针灸或采用艾条温和灸，祛风散寒；风热引起者，配商阳、关冲、曲池；肝火上逆者，配行间、侠溪、太冲。

[操作方法] 局部穴位针刺采用平补平泻法，以得气为度。其中鱼腰穴采用 1 寸毫针，针尖向发际方向平刺 0.3～0.5 寸，使触电样针感放散到前额部。四白穴，选 1～1.5 寸毫针，针尖从四白穴斜向下刺入约 0.5 寸，使触电样针感放散到上唇。下关穴适当深刺，选 2 寸毫针，刺入约 1.5 寸，使触电样针感放散到下颌及舌部。留针 30 min。

[疗程] 每周 3 次，15 次为 1 个疗程。

2. 穴位注射

[取穴] 第一支痛选鱼腰；第二支痛选四白；第三支痛选下关。同时也可选择三叉神经痛疼痛区内的阿是穴。

[操作方法] 采用甲钴胺注射液或丹参注射液进行穴位注射，两种药可单用或混合使用，每穴每次 0.5 ml。

[疗程] 每周 3 次，15 次为 1 个疗程。

3. 耳穴疗法

[取穴] 额、上颌、下颌、神门、交感。

[操作方法] 取以上主穴并随症取配穴。在选定穴上探得敏感点后，将粘有磁珠或王不留行籽的耳穴胶布贴敷其上，每次取一侧耳穴。嘱患者每日按压 3～4 次。隔日贴敷 1 次，双耳交替。

[疗程] 15 次为 1 个疗程。疗程间隔 5～7 日，开始下一疗程治疗。

4. 穴位敷贴

［取穴］ 太阳、四白、下关、颊车、阿是穴。

［操作方法］ 将红矾 9 g、荜茇 6 g、白芥子 3 g 研成细末，另将红辣椒 3 个、透骨草 9 g，分别用 75％乙醇 50 ml 浸泡 24 h，取上清液，调上药为糊状，做成黄豆粒大小药饼，根据疼痛部位选穴贴敷。

［疗程］ 每日 1 次，10 次为 1 个疗程。

（四）名老中医经验

目前关于三叉神经痛的发病机制尚不明确，因此也给治疗带来难度，故治疗原则基本以止痛为主。临床治疗首选卡马西平，有效率可达 80％以上，然而用药时期长，且药物疗效会逐渐下降，部分患者出现严重的眩晕、步态不稳等副作用。对于影像学上存在血管压迫等症状的，部分患者可采用手术等治疗，然而也可能存在面神经损伤等损害。针灸的镇痛作用早已被临床和实验证实，同样对三叉神经痛也具有良好的治疗效果。

根据三叉神经痛的发病特点及发病部位，中医学将其归纳为“面痛”“面颊痛”“眉棱骨痛”“齿槽风”等病症范畴。宋代许叔微在《普济本事方》中详细描述了三叉神经痛的症状：“王检正希皋，昔患鼻额间痛，或麻木不仁，如是者数年。忽一日连口唇颊车发迹皆痛，不可开口，虽言语饮食亦妨，在额与颊上常如糊急，手触则痛。”明代王肯堂《证治准绳》中载：“发之剧则上连头，下至喉内及牙龈，皆如针刺火灼，不可手触，乃至口不得开，言语饮食并废，自觉火光如闪电，寻常涎唾，稠黏如丝不断。”

针灸疗法对三叉神经痛具有良好的治疗效果，临床根据疼痛分支不同，选取不同的穴位，体现了中医的辨证论治原则。本着经络循行及局部取穴原则，疼痛在第一支时，取攒竹、鱼腰、丝竹空、阳白、头维等；疼痛在第二支时，取四白、颧髎、下关、迎香等；疼痛在第三支时，取下关、颊车、夹承浆、大迎等，上述穴位直达病所，能有效达到止痛目的。“面口合谷收”，远部取合谷，对面部疾患也具有很好的治疗作用。同时根据证候分型，配合面部艾灸、穴位注射等治疗，能有效提高治疗效果。一般风寒引起者、气滞血瘀者配合温针灸能温通经络、祛风散寒、活血化瘀。还可配合穴位注射，一般采用营养神经、活血的药物，如甲钴胺注射液、丹参注射液等，或单用或混用，在阿是穴进行穴位注射，多能取得较为持久的镇痛效果。

目前尽管有关本病的发病机制尚不明确，但从中医角度看，主要与风邪侵袭、阳明火盛、气滞血瘀等相关。在进行疾病治疗的同时，还需注意预防。临床发现许多患者发病都是感受风寒而诱发，进一步表明了本病与风寒等邪气密切相关。饮食有节，起居有常，针对季节气候变化防寒保暖对治疗和预防疾病都具有重要意义。饮食方面，三叉神经痛患者平素对以下几类食品不宜过多食用：① 坚果类。这类食物多坚硬，需用力咀嚼才可，而用力咀嚼容易诱发疼痛发作，故不宜多食。② 过冷过热食物。对于过冷或过热食物，对口腔内的刺激过大也容易诱发疼痛。③ 辛辣食物。辛辣味具有发散作用，对三叉神经痛患者，辛辣食物刺激也是诱发疼痛的一个重要因素。总之，对于患有三叉神经痛患者，在日常生活中，饮食、洗刷等动作宜轻柔，注意面部保暖，不宜受过寒过热刺激；同时保持情志舒畅，保证充足睡眠。在三叉神经痛的治疗过程中，注意在疼痛完全消失后，需继续治疗一段时间以巩固疗效，可减少其复发的可能性。

三、支气管哮喘

（一）概述

支气管哮喘是由多种细胞（如嗜酸性粒细胞、肥大细胞、T淋巴细胞、中性粒细胞、气道上皮细胞等）和细胞组分参与的气道慢性炎症性疾病。这种慢性炎症与气道高反应性相关，通常出现广泛多变的可逆性气流受限，并引起反复发作性的喘息、气急、胸闷或咳嗽等症状，常在夜间和（或）清晨发作、加剧，多数患者可自行缓解或经治疗缓解。引起支气管哮喘的危险因素主要包括遗传、肥胖、变应原、感染、空气污染、饮食等。目前，全球至少有3亿哮喘患者，中国约占十分之一，且近年呈现逐年增长的趋势。有关支气管哮喘的发病机制尚不完全清楚，研究认为主要与变态反应、气道慢性炎症、气道高反应性、气道神经调节失常、遗传、呼吸道病毒感染、神经信号转导机制和气道重构及其相互作用等相关。根据临床表现哮喘可分为急性发作期、慢性持续期和临床缓解期。

支气管哮喘属中医哮证、喘证范畴。《内经》称其为“哮鸣”“上气”。中医学认为本病的病因病机主要为机体宿痰内伏于肺，外感六淫、饮食劳倦、七情内伤等引起痰阻气道、肺失肃降、气道挛急。急性发作期多属实证，病位在肺为主，主要表现为突然发病，胸膈满闷，呼吸急促，喉中有哮鸣音，呼气延长，被迫起坐，不得平卧等；重者可见面色苍白或发绀，大汗淋漓。哮喘缓解期多属虚证，病在脾肾。久病反复发作多属虚实夹杂。发作期治疗原则以止哮平喘,降气化痰为主;缓解期治疗根据患者体质可采用滋阴润肺、健脾补气、益肾纳气等方法。

(二)诊断要点

1. 症状

(1) 发作性伴有哮鸣音的呼气性呼吸困难或发作性胸闷和咳嗽。

(2) 体位:严重者被迫采取坐位或呈端坐呼吸。

(3) 咳嗽:干咳或咳大量白色泡沫痰,甚至出现发绀等,有时咳嗽可为唯一的症状。

(4) 发作时间:哮喘症状可在数分钟内发作,经数小时至数日,用支气管舒张药或自行缓解。某些患者在缓解数小时后可再次发作。在夜间及凌晨发作和加重常是哮喘的特征之一。

2. 检查

(1) 支气管舒张试验阳性[吸入支气管舒张剂后,第一秒用力呼气容积(FEV_1)增加>12%,且 FEV_1 绝对值>200 ml]。

(2) 支气管激发试验阳性。

(3) 呼气流量峰值(peak expiratory flow, PEF)评价每日昼夜变异率(连续7日,每日PEF昼夜变异率之和/7)>10%,或PEF周变异率{(2周内最高PEF值-最低PEF值)/[(2周内最高PEF值+最低PEF值)×1/2]×100%}>20%。

(4) 痰液检查:如患者无痰咳出时可通过诱导痰方法进行检查。涂片在显微镜下可见较多嗜酸性粒细胞。

(5) 呼吸功能检查:常用有通气功能检测、支气管激发试验、支气管舒张试验等方法。

(6) 动脉血气分析:哮喘发作时由于气道阻塞且通气分布不均,通气/血流值失衡,可致肺泡-动脉血氧分压差($P_{A-a}DO_2$)增大;严重发作时可有缺氧,动脉血氧分压(PaO_2)降低,由于过度通气可使 $PaCO_2$ 下降,pH上升,表现呼吸性碱中毒。若重症哮喘,病情进一步发展,气道阻塞严重,可有缺氧及 CO_2 滞留,动脉血二氧化碳分压($PaCO_2$)上升,表现呼吸性酸中毒。若缺氧明显,可合并代谢性酸中毒。

(7) 胸部X线检查:早期在哮喘发作时可见两肺透亮度增加,呈过度通气

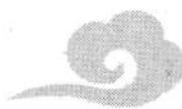

状态;在缓解期多无明显异常。如并发呼吸道感染,可见肺纹理增加及炎性浸润阴影。同时要注意肺不张、气胸或纵隔气肿等并发症的存在。

(8) 特异性变应原检测:哮喘患者大多数伴有过敏体质,对众多的变应原和刺激物敏感。测定变应性指标结合病史有助于对患者的病因诊断和脱离致敏因素的接触。

(三) 针灸治疗

1. 针灸疗法

[取穴] 合谷、列缺、孔最、尺泽、中府、丰隆、大椎、定喘、膏肓俞、脾俞、肾俞。

[操作方法] 采用仰卧和俯卧交替方式取穴,合谷、列缺、孔最、尺泽、中府、丰隆采用仰卧位;大椎、定喘、膏肓俞、脾俞、肾俞采用俯卧位;针刺以得气或气至病所则效佳。根据证型可在大椎及背俞穴配合温针灸提高临床疗效。

[疗程] 每周 3 次,12 次为 1 个疗程。

2. 化脓灸

[取穴] 大椎、肺俞。

[操作方法] 将圆锥状的艾炷直接放置在穴位上,进行灸治,艾炷直径 0.5 cm、高 0.5 cm,每穴灸 9 壮,灸后以灸膏封贴灸创,每日更换。

3. 耳穴疗法

[取穴] 平喘、肾上腺、气管、皮质下、交感、神门、内分泌。

[操作方法] 取以上主穴并随症取配穴。在选定穴上探得敏感点后,将粘有磁珠或王不留行籽的耳穴胶布贴敷其上,每次取一侧耳穴。嘱患者每日按压 3～4 次。隔日贴敷 1 次,双耳交替。

[疗程] 10 次为 1 个疗程。疗程间隔 3～5 日,开始下一疗程治疗。

4. 穴位敷贴

[取穴] 定喘、肺俞、脾俞、肾俞、天突、足三里。

[操作方法] 药物组成:白芥子、甘遂、细辛、丁香、苍术、川芎。将以上药物等量研末,以生姜汁为辅料调为糊状,敷贴前用乙醇棉球清洁穴位皮肤,将药糊敷于穴位上,每次 2～4 个穴位,用胶布贴敷。以皮肤潮红为度,2～4 h 后去除。每日 1 次。

[疗程] 6 次为 1 个疗程。

5. 刮痧

[取穴] 定喘、风门、肺俞、膏肓俞、脾俞、肾俞；尺泽、列缺、鱼际、丰隆。

[操作方法] 先刮背部穴位，采用俯卧位，从上往下刮；再刮四肢穴位。刮痧局部出痧即可。

[疗程] 10次为1个疗程。疗程间隔5～7日，开始下一疗程治疗。

(四) 名老中医经验

近年来，由于空气污染等原因，支气管哮喘的发病率和患病率呈逐年增高的趋势。现代医学对该病的治疗主要以舒张支气管为主，急性发作时能有效缓解临床症状，避免患者出现窒息等症状，但不能从根本上解决问题。中医学对本病有着详细的记载，从病因、病位、病机到治疗原则以及防治措施，都有详细的论述。采用针灸疗法能有效治疗本病并预防复发，是临床值得深入研究的治疗措施。

哮和喘是两种不同的疾病表现，哮证发作时喉中哮鸣音明显，伴有呼吸气促困难，甚者不能平卧。喘证主要是呼吸困难，甚至张口抬肩、鼻翼煽动、不能平卧。但临床中常常哮喘并见，故现代医学统称为支气管哮喘。古代文献中虽无支气管哮喘之名，但诸多文献描述均与该病的发作特点相似。如《素问·阴阳别论篇》:“起则熏肿，使人喘鸣。”《灵枢·五阅五使》:“故肺病者，喘息鼻张。”《灵枢·本脏》:“肺高则上气，肩息咳。”《金匮要略·肺痿肺痈咳嗽上气病脉证治》:“咳而上气，喉中水鸡声。”同时对哮喘的病因病机也有详细的记载。如《景岳全书·喘促》“喘有夙根，遇寒即发，或遇劳即发者，亦名哮喘”，以及《临证指南医案·哮》“宿哮……沉痼之病……寒入背俞，内合肺系，宿邪阻气阻痰”，均认为外感寒邪容易引发本病的发作。《医碥·喘哮》说“哮者……得之食味酸咸太过，渗透气管，痰入结聚，一遇风寒，气郁痰壅即发”，《时方妙用》曰“哮喘之病，寒邪伏于肺俞，痰窠结于肺膜，内外相应，一遇风、寒、暑、湿、燥、火六气之伤即发，伤酒伤食亦发，动怒动气亦发，劳役房劳亦发”，上述记载明确指出饮食不当，贪食生冷，寒饮内停或嗜食酸咸甘肥，积痰蒸热，或进食海鲜发物，或七情房劳内伤均可导致脾失健运，饮食不化，痰浊内生，上干于肺，壅阻肺气，导致本病的发生。

针灸对本病的治疗，在急性发作期能有效缓解症状，在疾病缓解期能健脾益肺，补肾纳气，有效预防复发。针灸治疗本病，根据疾病的不同阶段，选用不同的穴位治疗。急性发作期，取合谷、列缺、孔最、尺泽、中府等肺经本经腧穴以及经外奇穴定喘穴，能有效达到止哮平喘的功效。疾病缓解期，选取肺俞、膏肓俞、脾俞、肾俞能有效健脾益肺、补肾纳气；丰隆为化痰要穴，能促进体内痰饮的消除。同时，对于正气亏虚、阳气不足的患者，配合艾灸能有效提高临床疗效。在夏日三伏天，根据冬病夏治的原则，进行穴位敷贴能提高机体正气，也能有效治疗和预防疾病复发。此外，耳穴、拔罐等外治方法对于本病也有较好的临床疗效，与针灸疗法配合综合治疗，有助于促进疾病的康复。

除了接受规范的治疗外，患者平时的自身锻炼以及饮食调节也对疾病的恢复起到至关重要的作用。支气管哮喘患者疾病发作的一个典型特征就是容易受到外界因素如寒邪等的影响而诱发，主要是由于患者的正气低下所导致。故选择合适的锻炼项目，有助于提高正气，抵御外邪。如可采用中国传统的功法六字诀进行锻炼，六字诀包括“吹、呼、嘻、呵、嘘、呬”六个发音，不同的发音对应不同的脏腑，其最大特点是强化人体内部的组织功能，通过呼吸导引充分诱发和调动脏腑的潜在能力来抵抗疾病的侵袭。此外，像太极拳、易筋经、少林内功等功法也是很好的选择。

化脓灸是上海市针灸经络研究所治疗支气管哮喘的特色疗法之一。穴位取大椎和肺俞穴，采用化脓灸进行灸治。化脓灸和非化脓灸的主要区别在于灸疮是否化脓，灸疮发与不发与疗效有密切关系。《小品方》上说：“灸得脓坏，风寒乃出；不坏，则病不除也。”《针灸资生经》中说：“凡著艾得疮发，所患即瘥，不得疮发，其疾不愈。”灸后化脓期以持续 30～40 日为宜，灸后的化脓过程也是一个持续治疗的过程，对机体穴位是一个慢性持久的良性刺激，能够促使机体产生相应的抗体，提高机体的免疫力。传统经验认为施灸季节宜选三伏天，但研究发现施灸季节对化脓灸的疗效没有显著影响。化脓灸适合于不同证型的支气管哮喘治疗，一般宜用于药物控制病情后的缓解期治疗。

四、类风湿关节炎

（一）概述

类风湿关节炎是一种累及多个关节的自身免疫病。主要临床表现为慢性、对称性、破坏性的关节炎，双手、腕、膝、踝和足关节受累最常见。除了相应的关节损害，类风湿关节炎患者还可出现发热、贫血、皮下结节及淋巴结肿大等关节外表现，在其血清中可检测到多种自身抗体。类风湿关节炎的发病原因至今不明，通常认为和感染、遗传、内分泌有关，除此之外还与环境、疲劳、精神等因素相关。发病群体主要是30～50岁的中青年女性，男女发病比例为1∶3。

中医学认为类风湿关节炎属于痹证范畴，其发生主要是由于正气不足，感受风、寒、湿、热之邪所致。素体虚弱，正气不足，腠理不密，卫外不固，是痹证的内因；而风、寒、湿、热邪的侵袭，为外因。如《济生方·痹》说："皆因体虚，腠理空疏，受风寒湿邪而成痹也。"

（二）诊断要点

1. 症状

（1）晨僵，持续至少1 h(≥6周)。

（2）至少三个关节区的关节炎(≥6周)，手关节炎(≥6周)，对称性关节炎(≥6周)，皮下结节。

（3）伴随症状：关节肿痛，发冷或发热，活动受限。

2. 检查

（1）类风湿因子阳性。

（2）手和腕关节X线片显示受累关节骨侵蚀或骨质疏松。

（三）针灸治疗

1. 针刺疗法

［取穴］ 主穴：足三里、阳陵泉、血海、阴陵泉、丰隆、三阴交。配穴：受累关节周围阿是穴，手指、脚趾关节病变取八邪、八风，踝关节病变取丘墟、昆仑、解溪、申脉、照海，膝关节病变取曲泉、内外膝眼、血海、委中，髋关节病变取环跳、居髎、风市、秩边、髀关、委阳，腕关节病变取阳谷、阳池、阳溪，肘关节病变取尺泽、曲泽，肩关节病变取肩三针(肩前、肩髃、肩髎)和阿是穴，颞颌关节病变取下关。

［操作方法］ 患者取仰卧位，用1.5寸毫针针刺上述穴位，采用平补平泻手法，以得气为度。留针20 min，嘱患者闭目养神。

［疗程］ 每周3次，12次为1个疗程。

2. 温针疗法

［取穴］ 主穴：大椎、脾俞、肾俞、足三里、阳陵泉、阴陵泉、丰隆、三阴交。配穴：受累关节局部阿是穴。

［操作方法］ 患者俯卧位，大椎、脾俞、肾俞采用1.5寸毫针针刺，采用平补平泻手法，以得气为度。脾俞、肾俞毫针上置约1.5 cm长艾炷，点燃熏灸；大椎

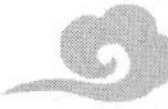

采用灸盒灸 20 min；然后采取仰卧位，在受累关节周围及足三里、阳陵泉、阴陵泉、丰隆、三阴交穴针刺，得气后毫针上置约 1.5 cm 长艾炷，点燃熏灸，留针 20 min，嘱患者闭目养神。

[疗程]　每周 3 次，12 次为 1 个疗程。

3. 铺灸疗法

[取穴]　督脉(大椎至腰俞段)、双侧相应华佗夹脊穴。

[操作方法]　先准备好用鲜姜加工成的姜泥、艾绒和药粉(由防风、羌活、独活、桂枝、威灵仙、海风藤、牛膝、红花、细辛、淫羊藿、川芎、人工麝香等组成)。以督脉为中心，在大椎至腰俞及两侧华佗夹脊穴处，均匀撒上 5～10 g 药粉，其上铺宽 5 cm、厚 2 cm 的姜泥一层，然后将做好的宽 4 cm、高 3 cm 的长条艾炷，平放于姜泥上，与姜泥等长，在对应的大椎穴、腰俞穴处点燃，让艾炷自然燃尽，移去其灰，再铺一壮，灸毕，移去其灰和姜泥，用温湿纱布轻轻揩净。若背部起水疱，则用消毒针刺破，药棉或纱布揩干即可。

[疗程]　7 日治疗 1 次，4 次为 1 个疗程，疗程间休息 7 日，再进行下一疗程的治疗。

4. 穴位注射疗法

[取穴]　肩髃、曲池、外关、足三里、阳陵泉、悬钟。

[操作方法]　常规皮肤消毒，采用 5 ml 注射器抽取鹿瓜多肽注射液 3 ml，注射器刺入穴位，待有酸、麻、胀感，回抽无回血后，缓慢推注药液，每穴 0.5 ml，然后用干棉球轻按针孔，以防出血。常用注射液除鹿瓜多肽注射液外，还可选用丹参注射液、雪莲注射液等。

[疗程]　每周 3 次，12 次为 1 个疗程。

5. 火针疗法

[取穴]　关节疼痛部位阿是穴。

[操作方法]　多选用细火针或中火针，手法多用点刺法或速刺法。小关节选细火针，用乙醇灯将针烧红，迅速刺入已经严格消毒的穴位，深度多为 0.1～0.5 寸，速入疾出；较大关节、大关节、阿是穴多选用中火针，用乙醇灯将其烧至白亮，迅速刺入选择好的穴位，深度多为 0.5～1.5 寸，深而速刺，速刺速出。每刺完 1 针，立刻用消毒棉球按住，不可搓揉，防止出血。

[疗程]　每周 3 次，12 次为 1 个疗程。

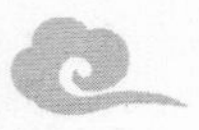

6. 耳穴疗法

[取穴] 颈、肩、肘、腕、踝、膝、髋关节、神门、肾、脾。

[操作方法] 耳郭消毒后，将磁珠或王不留行籽贴在相应耳穴处，嘱患者每日按揉3～4次，每次10 min，以耳郭发红发热为度，2～3日后取下耳贴。两耳轮流交替贴压。

[疗程] 10次为1个疗程。疗程间隔3～5日，开始下一疗程治疗。

7. 拔罐疗法

[取穴] 大椎、肺俞、膈俞、肝俞、脾俞、肾俞。

[操作方法] 患者俯卧位，将罐分别吸拔在相应穴位上，留罐5～10 min。

[疗程] 每周2次，12次为1个疗程。

(四) 名老中医经验

类风湿关节炎是一种以关节及关节周围组织非化脓性炎症为主的慢性全身性自身免疫性疾病。中国类风湿关节炎患病率从0.2%～0.37%不等。本病属于中医"痹证""历节病""鹤膝风"范畴。病因病机多由于肝肾气血亏虚，加上外感风、寒、湿、热等邪气侵入机体，经络闭阻不通，导致气血运行不畅而致；日久湿滞为痰，血聚成瘀，痰瘀互结，凝滞关节，导致关节肿胀、疼痛、畸形。正所谓"风寒湿三气杂至，合而为痹"。外感痹证根据所感外邪不同，可分为风寒湿痹、风湿热痹；内伤痹证多以肝肾亏虚多见。"痹久，必有痰湿、败血，瘀滞经络"，说明久痹与痰瘀相关。

目前临床尚无根治该病的特效方法，治疗目的主要是减轻疼痛症状、改善生活质量为主。单纯服用西药虽有一定疗效，但毒副作用明显，长期使用可合并肝肾功能损害，因此不宜长期大剂量使用。针灸可补虚泻实、调和营卫、疏通气血，根据病痛的性质、部位等可辨证、循经并配合局部取穴，能够活血逐瘀、祛湿通络，促使机体血脉通畅，营卫调和，则风寒湿邪无所居，痹痛自除。有研究证实针灸疗法治疗类风湿关节炎不仅具有明显的镇痛作用，而且对机体的免疫功能也有良好的调整作用。

类风湿关节炎病程长，缠绵难愈，病因病机复杂，或以肾虚为主，夹瘀、夹痰、夹毒；或痰瘀互结，兼肾虚、兼气血不足；或毒邪为主，兼肾虚及诸脏腑不足等。总之，类风湿关节炎以脏器虚衰、伏邪痹络为主要病机，因此扶正祛邪、蠲痹通络是治疗该病的基本治则。治疗取穴时，针对整体取穴时可兼顾五脏的盛衰虚实，辨证、循经取穴调理相应的脏腑；同时针对局部取穴时，注意祛邪通络、活血化痰。灸法具有温养脏腑、温经散寒、行气通络、逐瘀化痰的作用，对类风湿关节炎的疗效确切。临证之时，可采用温针灸、隔姜灸、铺灸等多种灸法治疗，可控制病情的进展。在取穴方面，主要采用整体取穴配合局部取穴。整体取穴可取大椎、脾俞、肾俞、足三里、阳陵泉、阴陵泉、丰隆、三阴交等，同时结合辨证取穴；局部可循经取穴配合阿是穴。平素患者在家中也可采用温和灸自我治疗，可艾灸大椎、阳陵泉以及病变关节的痛点，能够有效缓解疼痛，进一步调高针灸临床疗效。

类风湿关节炎致残率高，不仅影响与骨骼连接的滑膜、软骨、韧带、肌腱和肌肉等组织，严重者会影响到心、肺、血管等器官。如果病情控制不好，患者会丧失工作能力，因此一定要早发现早治疗。新发、复发切记不可掉以轻心。除了及时就医，规范持续治疗外，在秋冬寒冷季节，类风湿关节炎患者要注重自我保养。要防止受寒、淋雨和受潮，关节处要注意保暖，保持衣物干燥，不能穿湿衣、湿鞋、湿袜等。还要注意劳逸结合，防止由于劳累而加重或复发。适当增加体育锻炼，提高自身免疫力，可采用形式多样的运动，如保健体操、太极拳、广播体操、散步等，大有好处。

五、抑郁症

（一）概述

抑郁症又称抑郁障碍，以显著而持久的心境低落为主要临床特征。随着社会竞争压力的增加，抑郁症的发病率呈逐年上升趋势，目前抑郁症是威胁人类健康的第五大疾患，预测未来20年将成为威胁人类健康的第二大疾患。现代医学研究表明，抑郁是多种生物学因素交互作用的结果，其病因和病理生理学机制复杂，可能和心理社会因素、遗传因素、脑中单胺递质功能不足、下丘脑—垂体—肾上腺轴及下丘脑—垂体—甲状腺轴功能障碍以及全身免疫功能改变等因素有关。

抑郁症属于中医“郁证”范畴，由情志忧郁、气滞不畅所致。中医学认为抑郁症，多由郁怒伤肝、思虑伤脾所致。常见有情绪抑郁或精神恍惚不宁、时时悲泣、喜怒无常，每因精神激惹而发病；胸闷、纳差、咽中不适如有梗阻，吞之不下、咯之不出；多疑虑、善太息、心悸、不寐、眩晕、神疲乏力等。肝气郁结则化火，脾气郁滞失于运化则生湿，湿火相兼，炼而成痰，痰气结于咽喉，自觉有异物感，如有梅核梗阻之状，故称为“梅核气”。郁证日久，心情抑郁，饮食减少，气血生化之源不足，可引起脾气虚弱或肾阴亏耗等病理变化。脾气虚则不能为胃行其津液，肾阴虚则不能上济心火，虚火妄动，以致心神不宁，而成悲怒无常的“脏躁”证。中医学对抑郁症的治疗有中药、针灸等多种方法，疗效确切，其中针灸在抑郁症的治疗中效果明显、副作用少，较之于药物治疗更易于被患者接受。

（二）诊断要点

(1) 以情绪低落为基本症状。

(2) 应有下列症状中的至少 4 项：① 对日常生活的兴趣下降或缺乏。② 精力明显减退，无明显原因的持续的疲乏感。③ 精神运动型迟滞或激越。④ 自我评价过低，或自责，或有内疚感，甚至出现罪恶妄想。⑤ 思维困难，或自觉思考能力显著下降。⑥ 反复出现死亡的念头，或有自杀行为。⑦ 失眠，或早醒，或睡眠过多。⑧ 食欲不振，或体重明显减轻。⑨ 性欲明显减退。

(3) 严重程度标准（至少有以下情况之一）：① 社会功能受损。② 给本人造成痛苦或不良后果。

(4) 病程标准：症状至少持续 2 周。

(5) 排除标准：① 应排除由脑器质性疾病、躯体疾病和精神活性物质所导致的抑郁。② 抑郁症患者可出现幻觉、妄想等症状，但应注意与精神分裂症相鉴别。

（三）针灸治疗

1. 针刺疗法

[取穴] ① 百会、印堂、膻中、鱼际、内关、神门、丰隆、太冲。② 风池、风府、大椎、神道、心俞、膈俞、肾俞、三阴交。

[操作方法] 两组穴位交替应用，毫针针刺，采用平补平泻法，留针 30 min。

[疗程] 隔日 1 次，10 次为 1 个疗程。

2. 电针疗法

[取穴] 百会、四神聪、神庭、印堂、风池、内关、神门、合谷、足三里、三阴交、太冲。

[操作方法] 毫针针刺，采用平补平泻法，留针 30 min。百会和印堂，双侧风池接电针，采用连续波，频率 2 Hz。

[疗程] 隔日 1 次，10 次为 1 个疗程。

3. 耳穴疗法

[取穴] 神门、内分泌、交感、脑、心、肾、脾、肝。

[操作方法] 取以上主穴并随症取配穴。在选定穴上探得敏感点后，将粘有磁珠或王不留行籽的耳穴胶布贴敷其上，每次取一侧耳穴。嘱患者每日按压3～4次。隔日贴敷1次，双耳交替。

[疗程] 10次为1个疗程。疗程间隔5～7日，开始下一疗程治疗。

4. 艾灸疗法

[取穴] 百会、中脘、气海、足三里、涌泉。

[操作方法] 艾条温和灸。将艾条点燃后于上述穴位处悬灸，每穴每次5～10 min。

[疗程] 隔日1次，10次为1个疗程。

5. 拔罐疗法

[取穴] 大椎、魄户、神堂、心俞、膈俞、肝俞、脾俞、肾俞、志室、大肠俞。

[操作方法] 患者俯卧位，将罐分别吸拔在穴位上，留罐5～10 min。

[疗程] 每周3次。10次为1个疗程。

(四) 名老中医经验

抑郁症是以显著而持久的情绪低落、活动能力减退、思维与认知功能迟缓为主要特征的一种心境障碍，是世界性的公共卫生问题。在现代人群中的发病有越来越多的趋势。工作压力大、各种声光电等的刺激以及越来越快的生活节奏无不影响着现代人的身心平衡，一旦平衡破坏，情绪就会受到影响，出现心境低落等抑郁症的表现。抑郁症属于中医“郁证”范畴，中医学里关于人体情绪变化对心身的影响有很多记载，如《素问·阴阳应象大论篇》曰“人有五脏化五气，以生喜怒悲忧恐，故喜怒伤气，寒暑伤形；暴怒伤阴，暴喜伤阳”；《杂病源流犀烛·诸郁源流》指出“诸郁，脏气病也，其源本于思虑过深，更兼脏气弱，故六郁之病生焉”。

针灸治疗该病的根本原则及优势在于调整，无论是机体功能的不平衡抑或是心身的不平衡均可调整。通过调神理气、调畅气机、调整阴阳，使得机体的生理功能状态及心理功能状态都趋向平衡。因此，针灸治疗对于抑郁症患者的各项症状都有良好的调整作用。针灸对轻度抑郁症有良好的临床疗效，对严重的抑郁症需在中西药物的治疗下再结合针灸疗法，针药结合能够进一步提高临床疗效。针灸治疗抑郁症，重点要把握好以下几方面。

1. 重视调整督脉　抑郁症病位在心脑，调整督脉在治疗抑郁症中有重要作用。《灵枢·经脉》："督脉之别，名曰长强，挟膂上项，散头上，下当肩胛左右，别走太阳，入贯膂。"督脉与足太阳相通而络于脑，是十四经中唯一一条直接与脑络属的经脉，与脑的关系非常密切。《灵枢·海论》曰："脑为髓之海，其输上在于其盖，下在风府。"通过刺激督脉穴位可调节脑神、调畅督脉经气，对调整脑部功能大有裨益。"经脉所过，主治所及"，对督脉头部的穴位如百会、神庭，后项部的穴位如风府，后背部的穴位如大椎、神道、至阳、筋缩等，进行针刺或艾灸刺激，畅通督脉，均能调理心脑、通窍安神、健脑益智，对于情绪的调整极为有效。

2. 重视安神，调整失眠　抑郁证患者多有失眠，失眠日久，一方面耗伤正气，使机体的免疫功能紊乱，抗病能力下降；另一方面也会进一步加重情绪失调。因此，有失眠症状的抑郁症患者，针灸治疗重点首先在于安神宁志、调整失眠，失眠得到有效调整后，患者获得充足的睡眠，五脏得养，其他症状亦会得到相应改善。对于失眠的调整，除了按照中医辨证的方法，诊察患者的脏腑阴阳失调情况并予以相应的配穴进行治疗之外，一些特殊经验穴的应用也非常关键，如四神聪穴、照海穴、神门穴等。四神聪穴在百会前、后、左、右各旁开 1 寸处，共有四穴，其穴名最早见于《银海精微》。《太平圣惠方》中载"神聪四穴，理头风目眩，狂乱疯痫，针入三分"。现代针灸学记载该穴有镇静安神、清头明目、醒脑开窍的功用，可治疗头痛、眩晕、癫狂、痫证、失眠、健忘、中风、震颤麻痹、脑炎后遗症、内耳眩晕症等疾病。临床发现针刺四神聪后，很多患者会在留针时进入睡眠状态，治疗结束后反映思维更清晰，头脑更清醒。经过一段时间的治疗后，睡眠状况有很大改观，容易入睡、不易做梦、不易早醒，可见其对睡眠有很好的调整作用。针刺时，以平刺为主，1～1.5 寸的针具都可使用，刺入 0.5 分左右。四神聪取穴简便、安全，又位于头顶部，经常针刺该穴对调整机体的睡眠功能很有帮助。现代研究也发现针刺四神聪穴可通过改善睡眠来治疗抑郁障碍，针刺四神聪能增加脑血流量、调节中枢神经系统功能。照海穴，位于内踝直下凹陷中，为八脉交会穴之一，通阴跷脉，乃阴跷脉脉气所发之处，通贯五脏，主持诸里，故针刺照海穴有调理足少阴肾经与阴跷脉气血的作用，能交通心肾，并能滋阴益肾、壮水制火，对于病程较久的抑郁证患者有较好的调整睡眠及引导其虚火下行的作用。针刺时，一般刺激至局部有麻电感或麻电感放射至足底。神门穴，为手少阴心经之原穴、输穴，“五脏有疾当取十二原”，取神门穴有宁心镇静、补益心气、安神定志之功效，是治疗精神、神志疾病的要穴。

3. 重视综合运用不同针灸方法　抑郁症患者症状较多，针灸治疗应整体和局部取穴相结合配穴处方，并且注重各种疗法的综合运用。如针对轻度抑郁症，可以普通针刺结合电针、耳穴贴压应用；严重抑郁症的患者，可以加强头部穴位的电针刺激，并结合艾灸发挥温通、温补的作用以调理周身脏腑。对于全身出现慢性疼痛等症状的患者，可以应用膀胱经背部腧穴走罐的方法结合背部腧穴的电针、温针治疗。对于实证患者，以泻实为主，针灸刺激采用较大的刺激量；对于虚证的患者，要注意培补正气，应用有补虚作用的穴位艾灸刺激并结合中药方剂治疗，也可采用黄芪注射液等具有补益作用的注射液穴位注射等；对于虚证明显的患者，注意不要采用过大的刺激量和过多的刺激手法，宜轻柔刺激，平补平泻，以缓调其气为主；对于虚实夹杂的患者，则可以同时兼顾本虚标实的症状，补泻兼施。

4. 重视综合运用不同方法，心身同治　对于抑郁症患者，除了应用针灸疗法积极治疗以外，还可以指导患者进行有益的活动来配合治疗，如音乐、运动、书法、陶艺、烹饪、插花、乐器、茶道等，都是纠正抑郁证患者心身失调非常有效的干预方法。抑郁证患者可以多听轻音乐或者舒缓的交响乐，对于放松紧张的情绪特别有效；也可以学习一两门感兴趣的乐器，在抚琴弄乐中忘却烦恼、调畅身心；更应该有规律地进行适度的运动，如散步、瑜伽、太极等，使机体得到很好的调整，对于症状的缓解会有很大帮助。同时，医生还要注意与患者保持良好的沟通和交流，使患者神安志定，积极配合治疗，树立战胜疾病的信心，心身同治，才能进一步提高抑郁症的临床疗效。

六、肩周炎

(一) 概述

肩周炎是一种常见病、多发病，以肩关节疼痛和活动不便为主要症状。临床患者以 50 岁左右多见，故又称“五十肩”，女性发病率略高于男性。左侧较右侧多见，双侧同时发病者少见。根据病情发作期可将其分为粘连前期、粘连期和恢复期。早期表现仅以疼痛为主，或仅有轻微隐痛或肩关节不适和束缚感；继则疼痛逐渐加重，夜间尤甚，常影响睡眠，肩关节活动也逐渐完全受限，最后形成“冻结状态”。多见于体力劳动者。严重者生活不能自理，且长期的慢性疼痛给患者的工作生活带来极大的不便和痛苦。目前对肩周炎疼痛的治疗多采用口服抗炎镇痛药物为主，疗效有限，且抗炎镇痛药对胃黏膜的刺激较大、副作用明显，不宜长期服用；长期应用可的松局部痛点封闭也可能会引起免疫抑制或代谢紊乱等副作用。

肩周炎在中医学属于“冻结肩”“肩凝症”范畴。多因肝肾精亏，气血不足，筋失所养；或外伤劳损复感风寒之邪，而致气血瘀滞，经络痹阻，筋脉拘挛不通，不通则痛。该病多为虚、瘀、损交错，常因气候突变、劳累虚损、风寒侵袭而加重。其病情缠绵，症状反复，经久不愈，治疗应攻补兼施。针灸治疗该病疗效显著，且安全无副作用。

（二）诊断要点

1. 症状

(1) 肩部疼痛：初期肩部呈阵发性疼痛，多数为慢性发作，后疼痛逐渐加剧，或如刀割样痛，且呈持续性，气候变化或劳累后常使疼痛加重。

(2) 肩关节活动受限：肩关节向各方向活动均可受限，以外展、上举、内旋、外旋更为明显，随着病情进展会出现肩关节各方向的主动和被动活动均受限，特别是梳头、穿衣、洗脸、叉腰等动作均难以完成，严重时肘关节功能也可受影响，屈肘时手不能摸到同侧肩部，尤其在手臂后伸时不能完成屈肘动作。

(3) 怕冷：患者肩怕冷，吹风或受凉后症状明显加重。

(4) 压痛：多数患者在肩关节周围可触到明显的压痛点。

(5) 肌肉痉挛与萎缩：三角肌、冈上肌等肩周围肌肉早期可出现痉挛，晚期可发生废用性肌萎缩，出现肩峰突起，上举不便，后伸不能等典型症状，此时疼痛症状反而减轻。

2. 检查

(1) X线检查：早期的特征性改变主要是肩峰下脂肪线模糊变形乃至消失。中晚期，肩部软组织钙化，X线片可见关节囊、滑液囊、冈上肌腱、肱二头肌长头腱等处有密度淡而不均的钙化斑影。在病程晚期，X线片可见钙化影致密锐利，部分病例可见大结节骨质增生和骨赘形成等。此外，在肩锁关节可见骨质疏松、关节端增生或形成骨赘或关节间隙变窄等。

(2) 肩关节MRI检查：肩关节MRI检查可以确定肩关节周围结构是否正

常，是否存在炎症，可以作为确定病变部位和鉴别诊断的有效方法。

（三）针灸疗法

1. 针刺疗法

［取穴］ 主穴：肩髃、肩髎、肩贞、肩前、臂臑、曲池、外关、合谷。配穴：局部阿是穴、天宗、条口、承山；风邪偏盛者（行痹）取膈俞、血海；寒邪偏盛者（痛痹）取关元、肾俞；湿邪偏盛者（着痹）取阴陵泉、丰隆。

［操作方法］ 患者取仰卧位。穴位皮肤常规消毒后，选择直径 0.30 mm，长 40 mm 的不锈钢毫针进行针刺。实证者用泻法、虚证者用补法。留针 30 min。

［疗程］ 每日 1 次，10 次为 1 个疗程，共治疗 2 个疗程。

2. 灸法

［取穴］ 肩髃、肩髎、肩贞、肩前、曲池。

［操作方法］ 可应用温针灸法或隔姜灸法。① 温针灸法：先进行针刺，在主穴穴位的针柄上插约 2 cm 长、直径 1.8 cm 的艾段，点燃艾段，留针 30 min。② 隔姜灸法：将艾绒做成圆锥形艾炷，准备 0.5 cm 厚的姜片，用牙签戳孔后，放在已选取的穴位上，再将艾炷放上去，从顶端点燃。待皮肤感觉灼热时用镊子夹掉，换第二壮，共灸 3 壮。

［疗程］ 每日 1 次，10 次为 1 个疗程。

3. 拔罐疗法

［取穴］ 肩髃、肩髎、肩贞、臂臑、膈俞、肾俞。

［操作方法］ 在患者拔罐处的皮肤及罐口处涂一层医用凡士林，再以闪火法将小号玻璃罐吸拔于所选部位的皮肤上，使肌肤吸附于罐体内 5～8 mm，至拔罐部位的皮肤潮红、充血，留罐 5 min 后将罐取下，用干棉球将皮肤上凡士林擦拭干净。

［疗程］ 每周 2 次，10 次为 1 个疗程。

4. 耳穴疗法

［取穴］ 肩、锁骨、神门、枕、肝、脾。

［操作方法］ 患者取坐位，在上述穴位附近探得敏感点后，进行皮肤常规消毒，然后将粘有磁珠或王不留行籽的耳穴胶布贴敷其上。嘱患者每日按压 3～4 次，按压结束后活动肩部。隔日贴敷 1 次，每次取一侧耳穴，双耳交替治疗。

［疗程］ 5 次为 1 个疗程。疗程间隔 3～5 日，开始下一疗程治疗。

5. 穴位注射

[取穴] 肩髃、肩髎、肩前、曲池、外关、足三里。

[操作方法] 常规皮肤消毒，采用 5 ml 注射器，抽取丹参注射液 4 ml，先刺入皮肤，待有酸、麻、胀感，回抽无回血后，缓慢推注药液，每穴 0.5～1 ml，然后用干棉球均匀轻按，以防出血。

[疗程] 每周 3 次，12 次为 1 个疗程。

（四）名老中医经验

肩周炎属中医学“痹证”范畴，主要症状是逐渐加重的肩部疼痛和肩关节活动受限。肩周炎的发生与内外因素皆有关，正气亏虚是肩周炎发生的内在基础，感受风、寒、湿等外邪是其发病的外在条件。《素问·痹论篇》言：“风寒湿三气杂至，合而为痹也。”指出痹证的外在病因是风、寒、湿邪入侵机体。《济生方》中论述了痹证的病因：“皆因体虚，腠理疏松，受风寒湿气而成痹也。”针灸治疗肩周炎疗效显著，尤其是采用综合方法如针刺、电针、温针灸、穴位注射、火针、拔罐等多种方法结合疗效更佳，同时患者要坚持主动或被动的功能锻炼，能够改善肩周炎“炎症渗出—粘连形成—疼痛加剧—肌肉萎缩”的状况。临证针灸治疗时注重以下几点。

1. 局部结合远端循经取穴　肩部为手三阳经脉所系，治疗肩周炎选穴处方常采用局部穴位结合远端循经取穴相结合的方法：取局部穴位针刺以祛邪逐痹，取远端穴位针刺以疏通经络，以助祛邪。肩部主要是手三阳经循行所过之处，局部取穴多取手阳明大肠经之肩髃穴，手少阳三焦经之肩髎穴，手太阳小肠经之臑俞、肩贞穴，以及肩前穴。肩前穴是经外奇穴，肩周炎患者往往在此处有明显的压痛，部分患者还有条索状结节，常采用齐刺法刺激该穴，有助于进一步加强祛瘀通络、疏经活血的作用。远部取穴，可根据肩部疼痛的部位循经取穴，可取手阳明大肠经之合谷、三间，手少阳三焦经之臑会、外关、中渚，手太阳小肠经之天宗、养老、后溪。还可随症取配穴：伴有上肢乏力者加手三里、足三里，伴有热证者加曲池、内庭等。此外，赵粹英还每于针刺留针治疗前，先行运动针法，即采用健侧条口透承山，嘱患者运动患侧肩臂 5 min，此时患者即可稍大幅度运动肩臂，并且运动时痛势明显减轻。之后，再进行上述穴位的留针治疗，留针期间可配合电针（采用疏密波，频率 2/100 Hz）、温针等治疗。电针疏密波（频率 2/100 Hz）刺激穴位，可使脑内多种阿片肽释放增加，有助于达到最佳镇痛效果；温针能够温通经络、温补气血，对于寒、瘀证明显的患者，有助于改善症状、提高临床疗效。

2. 善用火针　火针能迅速消除或改善局部组织水肿、充血、渗出、粘连、钙化、挛缩、缺血等病理变化，从而加快局部血脉循环，促进机体代谢功能，使受损的组织和神经重新恢复。治疗慢性期或恢复期肩周炎时，常常应用火针治疗。在患侧肩部触寻压痛点或筋节点等阳性反应点，即阿是穴，对其进行标记并常规消毒后，选用 0.30 mm×40 mm 规格不锈钢毫针在乙醇灯上加热烧红，待烧至针尖针身白亮通红时，快速准确地刺入阿是穴，进针深度 3～5 mm，随即快速拔出，用消毒干棉球轻按针孔片刻。每次火针治疗 2～3 个痛点，隔日治疗 1 次，火针治疗后，嘱患者保持针孔干燥，当日不要触碰水。

3. 重视灸法的应用　肩痛昼轻夜重为肩周炎的一大特点，若因受寒而致痛者，则对气候变化特别敏感。《素问・痹论篇》说："痛者，寒气多也。有寒故痛也。"《素问・举痛论篇》曰："寒气入经而稽迟，涩而不行，客于脉外而血少，客于脉中则气不通，故卒然而痛。"可见肩周炎的发生与寒气侵袭导致血脉气血不通有密切关系。因此肩周炎（痛痹）的治疗多以温通经脉、行气活血为治则。现代研究证实，艾火的热力不仅影响穴位表层，还能通过腧穴深入体内，发挥整体调节作用，所以在临床肩周炎（痛痹）的治疗中要重视灸法的运用，能够温通经脉、温养气血、活血逐痹。患者也可在家中自我艾灸，选取局部阿是穴，一般艾灸 20～30 min，灸后进行自我功能锻炼，能够进一步缩短疗程，提高疗效。

4. 坚持功能锻炼　肩周炎一旦发生后，最重要的是及早进行患侧主动和被动的肩关节功能锻炼，如弯腰垂臂摆动、旋转、正身爬墙、侧身爬墙、拉滑车等。合理的功能锻炼在肩周炎的治疗中非常重要，但必须在医生的指导下正确进行，锻炼不当反而会加重疼痛、加剧病情。所以一定要在专业医生的指导后再进行锻炼。常用的运动方法包括手指爬墙练习、梳头练习等。手指爬墙练习时，面向墙壁站立，抬起患侧的前臂，以示指和中指贴墙，然后沿墙向上慢慢作爬墙式运动。梳头练习时，头部保持正中位置，用患侧手进行梳头样的动作，周而复始。

5. 注重生活调摄　赵粹英在临床中经常嘱咐肩周炎患者肩部要保暖，不要受凉。并建议患者经常进行适当运动，可做柔软体操、太极拳、八段锦等，不仅能使局部血液循环畅通，还可以加强肩部关节囊及关节周围软组织的功能，从而预防肩周炎或改善肩周炎的症状。

七、更年期综合征

（一）概述

女性更年期综合征，中医学称“绝经前后诸症”，是指妇女在绝经期或其前后因卵巢功能逐渐衰退或丧失，导致雌激素水平下降，引起以自主神经功能紊乱及代谢障碍为主的一系列综合征。多发生于45～55岁绝经前后的妇女，是一种妇科常见病、多发病。轻者可自愈，重者需经治疗获效。本病临床证候多种多样，同时更年期也是骨质疏松、冠心病、肥胖、阿尔茨海默病等多种病症的易发阶段，严重影响妇女的生活质量。

从临床症状表现而言，更年期综合征属于中医学“脏躁”“郁证”“心悸”等范畴。本病为肾气渐衰、冲任亏虚、天癸将竭、精血不足、阴阳平衡失调出现肾阴不足、阳失潜藏或肾阳虚衰、经脉失于温养等肾阴肾阳偏胜偏衰现象，导致脏腑功能失常，从而出现烘热汗出、烦躁、失眠等临床诸症。肾虚是致病之本，肾为先天之本，内藏阴阳，肾之阴阳失调，常累及其他脏腑，尤其是心、肝、脾。心肾二脏水火相济，肾阴不足则不能上济心火，心火独亢，以致出现失眠、心悸、五心烦热症状；肝肾同源，肾阴不足，精不化血，导致肝肾两虚，肝失柔养，肝阳上亢，则见头痛头晕、耳鸣目眩，腰膝酸软、烦躁易怒、烘热汗出等症状。中医针灸治疗更年期综合征，具有疗效肯定，无副作用，患者花费少等优势，可以在临床上推广治疗。临床研究显示本病疗效与病程有一定关系，即病程越短、疗效越好。因此对进入更年期且出现更年期综合征症状的妇女，应及早采取针灸治疗。

（二）诊断要点

1. 病史　40～60岁的妇女，出现月经紊乱或停闭，或有手术切除双侧卵巢及其他因素损伤双侧卵巢功能病史。

2. 症状

(1) 月经的改变：月经紊乱，如月经先期，量多或少，经期延长，崩漏，或月经后期，闭经。

(2) 血管舒缩症状：烘热汗出，眩晕，心悸等。

(3) 精神神经症状：烦躁易怒，情绪抑郁，失眠多梦，健忘多疑等。

(4) 骨骼肌肉系统症状：绝经后期可出现肌肉、关节疼痛，腰背、足跟酸痛，骨质疏松症和易骨折等。

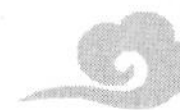

3. 体征 妇科检查绝经后期可见外阴及阴道萎缩，阴道分泌物减少，阴道皱襞消失，宫颈、子宫可有萎缩。

4. 辅助检查

(1) 阴道细胞学涂片：阴道脱落细胞以底、中层细胞为主。

(2) 生殖内分泌激素测定：大多患者血清雌二醇(E_2)水平＜20 pg/ml(或＜150 pmol/ml)，E_2 水平周期性变化消失，促卵泡激素(FSH)、黄体生成素(LH)升高，FSH＞10 mIU/ml。

(三) 针灸治疗

1. 针刺疗法

[取穴] 肾俞、足三里、三阴交、百会、膻中、内关、神门、太冲。阴虚证患者加大赫、太溪；阳虚证患者加命门、神阙。

[操作方法] 患者取仰卧位，用 1.5 寸毫针针刺上述穴位，取足三里、三阴交用补法，太冲用泻法，其余穴位均采用平补平泻手法，以得气为度。留针 30 min，嘱患者闭目养神。

[疗程] 每周 3 次，12 次为 1 个疗程。

2. 艾灸疗法

[取穴] 主穴，关元、气海、脾俞、肾俞；配穴，乏力明显者加灸足三里、手三里，失眠重者加灸百会、涌泉，手足发冷者加灸大椎。

[操作方法] 选用艾灸盒，患者先取俯卧位，将灸盒放置于背部肾俞、脾俞穴处，艾灸 20 min；再取仰卧位，将灸盒放置于腹部气海、关元处，艾灸 20 min；然后采用雀啄灸对准上述配穴点灸，每穴各灸 20 次。

[疗程] 6 次为 1 个疗程，休息 1 日开始下一疗程。

3. 穴位贴敷疗法

(1) 方法一

[取穴] ① 关元、肾俞。② 肝俞、太冲。③ 心俞、气海。④ 中极、太溪。⑤ 三阴交、足三里。

[操作方法] 局部皮肤消毒后将白芥子泥丸置于穴位上，外用胶布敷上固定。敷贴后 2～4 h 局部皮肤出现灼热痒感时即除去药丸及胶布，每次选 2 组穴位。

[疗程] 隔日 1 次，10 次为 1 个疗程。

［注意事项］ 皮肤发疱溃破后可外涂紫药水。

（2）方法二

［取穴］ 神阙。

［操作方法］ 将五倍子粉用姜汁调和后，填于神阙穴内，外用胶布敷上固定。睡前贴敷，晨起去掉。

［疗程］ 每日 1 次，7 次为 1 个疗程。

［注意事项］ 用于更年期综合征患者汗多之症。

4. 耳穴疗法

［取穴］ 肾、内分泌、卵巢、交感、皮质下、神门、肝、心、脾。

［操作方法］ 取以上主穴并随症取配穴。在选定穴上探得敏感点后，将粘有磁珠或王不留行籽的耳穴胶布贴敷其上，每次取一侧耳穴。嘱患者每日按压 3～4 次。隔日贴敷 1 次，双耳交替。

［疗程］ 10 次为 1 个疗程。疗程间隔 5～7 日，开始下一疗程治疗。

5. 穴位注射疗法

［取穴］ 肝俞、心俞、脾俞、肾俞。

［操作方法］ 以肝俞为主穴，每次各取其余任一穴位合用，药物采用当归注射液、复方丹参注射液，每次 1 ml，两种药物交替使用；脾胃虚弱、气阴两虚的患者可配合足三里穴位注射，黄芪注射液 2 ml/穴。

［疗程］ 每周 3 次，4 周为 1 个疗程。

6. 拔罐疗法

［取穴］ 背部督脉和足太阳膀胱经左右第一、第二侧线穴位。

［操作方法］ 患者取俯卧位，充分暴露背部至腰骶部，先在背部涂上一层按摩乳，再用罐口平滑的 4 号玻璃罐用闪火法吸住皮肤，待罐吸紧后，以手推罐，沿经脉循行线往返推移，反复操作 4～6 遍，再分别在心俞、肝俞、脾俞、肾俞，各留罐 5 min。

［疗程］ 每周治疗 2 次，8 次后中间休息 1 周，可继续进行治疗。

（四）名老中医经验

对于女性而言，更年期是生命长河中不可逾越的一个生理时期。之所以会有症状的产生，一方面是由于生理上的变化，卵巢功能的衰退导致分泌雌激素和排卵逐渐减少并失去周期性，直至停止排卵；垂体分泌的 FSH 和 LH 过多；雌激

素靶器官的结构和功能发生不同程度的改变。伴随着生理改变，很多妇女还会出现一些心理上不适表现，如情绪不稳定、记忆力下降、多疑、多虑和抑郁等。另一方面与更年期女性面对的社会关系有关，伴随着年龄增大，经常遇到如职业困难、离婚、父母疾病或死亡、孩子长大离开身旁等问题，这一切都给她们带来精神压力，在一定程度上干扰了更年期妇女的生活、工作及其与他人的关系，使其心情出现波动，变得激动易怒等，很容易导致家庭矛盾，甚至危及妇女的健康。患者的临床症状主要表现为潮热、乏力、纳差、盗汗、心悸、精神紧张、肥胖等，对患者的身体健康和生活质量造成了严重的影响。对于该病的治疗，西医常应用激素替代疗法治疗，而这种方法由于潜在风险和毒副作用发生率较高在推广应用上受到了一定的限制。

更年期综合征在中医学古典医籍中没有与其相对应的病名，至近代妇科学中始称其为“经断前后诸症”“绝经前后诸症”。其临床表现散见于中医学“脏躁”“郁证”“心悸”“眩晕”等证的论述中，多是由于年龄增长、劳累、体弱多病、产育、卵巢切除、放化疗等因素使肾脏亏虚、冲任脉虚、脏腑功能紊乱、阴阳平衡失调所致。其中肾虚是主要病机，《素问·上古天真论篇》曰：“女子……七七，任脉虚，太冲脉衰少，天癸竭，地道不通，故形坏而无子也。”女子在正常绝经前后，肾气衰退，冲任脉虚，天癸将绝，精血亏少，这是机体正常的衰退现象，但若因多种原因导致肾虚的过早、过快、过甚，使机体阴阳失衡，心、肝、脾等其他脏腑失于濡养温煦，则可出现多脏腑功能紊乱的症状。故肾脏虚衰为病之本，心、肝、脾等多脏腑功能失调均由此产生。如肾阴亏虚，肝肾同源，肾阴虚常致肝阴不足，阴不制阳，肝阳上亢；肾阳不足，命门火衰，不能温煦，脾阳失煦，可致脾肾阳虚；肾水不足，水火不济，心肾不交则可见心火独亢、耗伤心血。肾脏亏虚之中又有偏于阴虚和偏于阳虚的不同，日久阴损及阳，阳损及阴，又可致阴阳两虚。

针灸治疗取穴时，以补肾、调理脏腑、平衡阴阳为治则，取肾俞、足三里、三阴交、百会、膻中、内关、神门、太冲治疗。主穴取肾俞以补肾培本、益火壮水；取足三里、三阴交健运脾胃，脾胃为后天之本、气血生化之源，两穴相配可以加强调理健壮脾胃的功能，补益后天之本以益先天之本，使肾气生生有源，同时兼顾调理脏腑功能紊乱。取心经穴神门、督脉穴百会以益气养心、宁神定志，神门为手少阴心经之原穴，原穴为脏腑原气经过和留止的部位，百会穴系督脉和手足三阳经之会穴，位居巅顶，“头为精明之府”，取之不仅可宁神定志，而且与三阴交、神门相配更有调理阴阳、沟通上下之义。取太冲以疏肝理气解郁，取内关与膻中穴相配以理气宽胸、活血通络。全方标本兼顾、补调结合，从而使阴阳平复，疾患得愈。对于阴虚证患者可加大赫、太溪两穴以滋阴补肾、育阴潜阳，取其“壮水之主，以制阳光”之义；阳虚证患者配合艾灸命门、神阙两穴可温肾扶阳，取其“益火之源，以消阴翳”之义。由于更年期综合征症状繁杂，临床治疗时，除针刺外，还可结合拔罐、耳穴贴压、穴位注射、梅花针等多种方法治疗以提高疗效，症状严重者还可结合中药综合治疗，针药结合有助于进一步加强补肾、调理脏腑的作用。

更年期综合征的病因病机、病理机制十分复杂，针灸治疗更年期综合征是通过多层次、多环节、多靶点共同起作用的。针灸不仅能改善更年期女性下丘脑—垂体—性腺轴的功能，还可以调整机体自主神经功能、血管舒缩功能等。除临床积极治疗外，患有更年期综合征的女性，还要主动了解更年期的相关知识，更年期是自然的生理过程，了解必要的知识，正确认识更年期出现的症状，消除不应有的恐惧和焦虑，有助于症状的缓解。此外，还要注意：① 坚持适宜的运动，多参加各种文体活动，注意劳逸结合。② 工作、生活应有规律。睡前不饮酒、不喝茶，不看惊险和悲伤的电影电视，以保证良好的睡眠；保持作息规律性，早睡早起。③ 合理安排膳食。由于更年期妇女生理和代谢等方面发生变化，肠胃吸收功能减退，应限制糖、热量、动物脂肪、胆固醇和盐的摄入，补充优质蛋白质（奶类、蛋类、豆类、瘦肉）、维生素、微量元素、钙和纤维素，以维持人体的正常代谢。④ 讲究更年期的个人卫生：一是保持口腔卫生；二是保持皮肤卫生；三是保持外阴卫生。女性认识了解更年期的特点、规律，做好必要的心理和生理上的准备，采取一些行之有效的对策和办法，加强自我调护，对提高生活质量是很有必要的，也是切实可行的。

八、卵巢早衰

（一）概述

卵巢早衰是指因卵巢功能过早衰竭致使女性 40 岁之前出现闭经，同时伴有低雌激素、高促性腺激素水平的一种疾病。主要表现为闭经、不孕、潮热汗出、心烦易怒、焦虑抑郁、失眠多梦、记忆力减退、阴道干涩、尿频尿急等。除了不良情绪和社交方面的问题，这类患者还易提早出现骨质疏松症、心血管疾病等问题，严重影响了患者的生活质量。

正常女性在45～55岁卵巢功能才会开始出现衰退，51岁为妇女的平均绝经年龄，若在40岁之前就开始出现卵巢功能衰退的迹象，出现月经紊乱(≥4～6个月)或闭经(≥4～6个月)，在医学上即被称为卵巢功能早衰。随着现代社会妇女饮食及生活习惯的改变、精神心理压力增大等因素，卵巢早衰的发病率逐年升高。卵巢早衰描述的仅仅是卵巢功能的减退状态，而卵巢功能的衰退是一个连续的过程，且有研究显示大约有一半以上的患者卵巢功能有间断的或不可预知的恢复。因此，近年来国际上逐渐用卵巢功能不全来替代卵巢早衰。

卵巢早衰是妇科常见病、疑难病。其确切病因和发病机制尚不十分明了，普遍认为其发病不仅仅是卵巢功能自然衰退，更与外界因素如感染、心理状况、不良生活习惯、社会压力等因素相关，故其治疗一直是生殖医学界的难点。目前西医以激素、替代疗法、促排卵、免疫抑制疗法等作为主要治疗方法。长期使用激素可能增加激素依赖型肿瘤的风险，故其长期应用的安全性、可接受性及疗效的有效性都为广大患者所顾虑。中医学认为："月经全借肾水施化，肾水既乏，则经血日以干涸。"月经的产生必须在肾气盛、任通冲盛后至，七七则任脉虚，太冲脉衰少，天癸竭而绝经。卵巢早衰的临床特点就是未至绝经年龄而过早绝经，与文献描述中的"七七"变化颇为相似。所以中医学认为肾虚是卵巢早衰的主要病机，以肾阴虚为主，兼肾阳不足。故在治疗上强调先辨病后辨证，根据中医"肾主生殖"的理论，辨证治疗重在调补肾阴肾阳、益养冲任胞宫。

(二) 诊断要点

40岁以前出现至少4个月以上闭经，并有卵泡期(月经第二～第五日)2次或以上血清FSH＞40 mIU/ml，E_2＜73.2 pmol/L(两次检查间隔1个月以上)。并伴有潮热、汗出、阴道干涩、头晕、情绪易波动、失眠及性欲减退等卵巢功能低下的临床表现。

病史、体格检查及其他辅助实验室检查可有助于相关病因疾病的诊断。

(三) 针灸治疗

1. 针刺疗法

[取穴] ① 关元、大赫、归来、卵巢、合谷、太冲、足三里、三阴交。② 大椎、心俞、肝俞、脾俞、肾俞、命门、次髎。

[操作方法] 患者先取俯卧位，用1.5寸毫针针刺大椎、心俞、肝俞、脾俞、肾俞、命门、次髎，其中肾俞、命门用补法，余穴采用平补平泻手法，以得气为度，

留针 30 min。患者再取仰卧位，用 1.5 寸毫针针刺关元、大赫、归来、卵巢、合谷、太冲、足三里、三阴交，均施平补平泻手法，以得气为度，留针 30 min。治疗时嘱患者闭目养神。

［疗程］ 每周 3 次，12 次为 1 个疗程。

2. 艾灸疗法

（1）悬灸

［取穴］ 肾俞、命门、关元、归来、卵巢、足三里、三阴交。

［操作方法］ 患者取坐位，点燃艾条一端，先灸肾俞、命门各 10 min，再灸关元、归来、子宫各 15 min，距离皮肤 3 cm 左右（注意随时清除艾灰，保持红火），患者自觉温热而不灼烫为佳。最后灸足三里、三阴交各 5 min（图 3－2－1）。

［疗程］ 隔日 1 次，12 次为 1 个疗程。

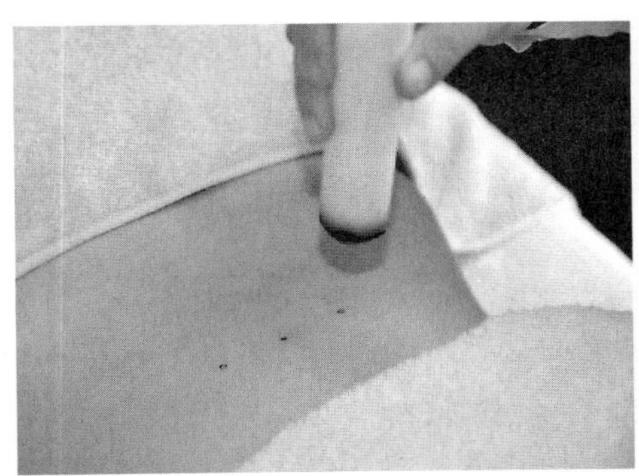

图 3－2－1　悬灸

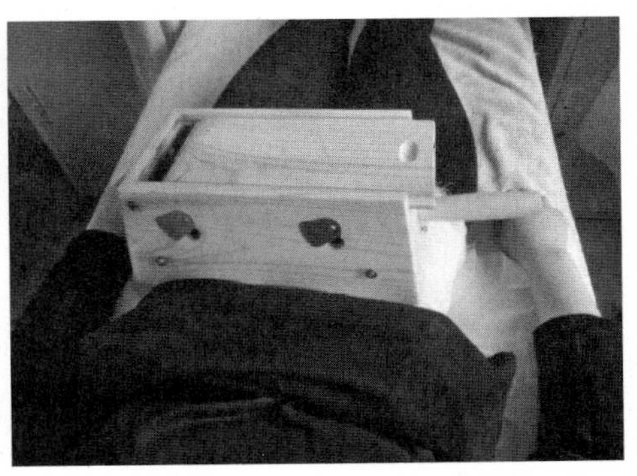

图 3－2－2　灸盒灸

（2）灸盒灸

［取穴］ ① 肾俞、命门。② 关元、中极、归来、卵巢。

［操作方法］ ① 组穴位取 5 段 4～5 cm 长的艾条，点燃一端，蛇形排列放进艾灸盒中，盒盖不要盖严，留有一定空隙，以使艾条充分燃烧。如觉过烫可用薄纱布垫在灸盒下面。② 组穴位取 4 段 4～5 cm 长的艾条，点燃一端，蛇形排列放进艾灸盒中施灸，注意事项同第一组穴位。两组穴位都施灸时先灸肾俞、命门，再灸关元、中极、归来、卵巢（图 3－2－2）。

［疗程］ 两组穴位同时施灸，每周 3 次，12 次为 1 个疗程。亦可以两组穴位交替施灸，每日 1 次，12 次为 1 个疗程。

3. 耳穴疗法

［取穴］ 肾、肝、脾、内分泌、内生殖器、盆腔、卵巢。

［操作方法］ 在选定穴上探得敏感点后，将粘有磁珠或王不留行籽的耳穴胶布贴敷其上，每次取一侧耳穴。嘱患者每日按压 3～4 次。隔日贴敷 1 次，双耳交替。

［疗程］ 10 次为 1 个疗程。疗程间隔 5～7 日，开始下一疗程治疗。

4. 拔罐疗法

［取穴］ 大椎、膈俞、肝俞、脾俞、肾俞。

［操作方法］ 患者俯卧位，将罐分别吸拔在穴位上，留罐 5～10 min。

［疗程］ 每周 3 次，12 次为 1 个疗程。

（四）名老中医经验

卵巢早衰是妇科常见病、难治病。它引起的闭经、不孕及低雌激素证候群往往给患者带来很大的苦恼，尤其是对有着强烈生育愿望的家庭，不仅严重影响了患者的生活质量，也使家庭矛盾增加。该病主要与遗传、自身免疫性疾病、代谢相关性疾病、医源性因素、感染因素、环境因素、心理因素及不良生活习惯等因素相关。

卵巢早衰应归属于中医学“闭经”“血枯”等范畴。《素问・上古天真论篇》云：“女子七岁，肾气盛，齿更发长；二七而天癸至，任脉通，太冲脉盛，月事以时下，故有子……七七任脉虚，太冲脉衰少，天癸竭，地道不通，故形坏而无子也。”中医理论认为卵巢早衰的发病机制是以肾虚为主，肾主藏精和生殖，在月经产生的过程中，肾气盛衰起主导和决定作用；同时与冲、任、督三脉关系密切，冲、任、督三脉同起于胞中，一源而三歧，任脉为阴脉之海，督脉为阳脉之海，冲脉为血海、十二经五脏六腑之海，任、督、冲三脉助肾主生殖，能温养胞宫，是肾主生殖发育的重要基础。肾气虚衰，冲任亏虚，致使天癸生化乏源，发为本病。肝郁、脾虚、气血失调也是闭经的重要病因，肝肾同源，肝藏血，主升发、疏泄，性喜条达而恶抑郁，具有疏泄月经的功能，对月经有重要的调节作用。脾主运化，为气血生化之源、后天之本，为月经提供物质基础。天癸虽然来源于先天，但必须受后天水谷精微的滋养。所以卵巢早衰病变的主要脏腑在肾，又与肝、脾密切相关。

临床上应用针灸治疗卵巢早衰，常取肾经、膀胱经、督脉、任脉以及肝、脾经的穴位。针刺时，取肾经穴位可以调肾益气；督脉起于胞中，下出“会阴”，沿脊柱上行，至项“风府”穴处络脑，为“阳脉之海”，在全身中起到统率作用，且督脉“合少阴上股内后廉，贯脊属肾”，与肾相通。膀胱经与肾经相表里，膀胱经上有诸脏腑的背俞穴，取之可调理各脏腑。任脉、督脉、冲脉三脉与肾关系密切，三脉同源之处在肾下胞中，胞即命门，与肾为统一的整体，三脉直接源于肾，与肾关系非常密切。同时可取肝、脾经的穴位以疏肝补脾，调和诸脏腑。临证针刺时可取：① 关元、大赫、归来、卵巢、合谷、太冲、足三里、三阴交。② 大椎、心俞、肝俞、脾俞、肾俞、命门、次髎，两组穴位交替治疗。关元穴属任脉，小肠募穴，是足三阴经与任脉交会之处，具有阴阳双调、培元固本、补益下焦之功，临床上多用于生殖、泌尿系统疾病。大赫、归来位于人体的下腹部，大赫属肾经穴位，能补肾益精；归来是胃经下行的地部经水气化之处；卵巢穴为经外奇穴，三穴都接近卵巢的体表投影，针之可有效调节卵巢功能，主治妇产科系统疾病及泌尿生殖系统疾病。合谷、太冲二穴相配，足三里、三阴交二穴相配均为阴阳经相配，四穴共用，气血阴阳脏腑同调，协同作用较强，共同发挥疏理气机、补气益血、通经活络、补肝益肾之功效。大椎穴为督脉与三阳经交会之处，具有通调督脉、振奋阳气的作用；命门穴与胞宫紧密联系，对两性生殖功能有重要影响；次髎穴适对第二骶后孔，刺之能够调经健脾；针刺心俞、脾俞、肝俞、肾俞可以安定心神、补益气血、滋补肝肾。同时，可配合拔罐疏通脏腑气血，耳穴刺激加强协同作用，辅以艾灸温阳补肾、培元固本，以达气血充沛、冲任调和、阴平阳秘之目的，从而诸症缓解，甚至消失。

卵巢早衰病因复杂，治疗难度较大，现代医学迄今尚未取得突破性进展。针灸具有整体调控和多靶点、多方式调节的特点。据报道，针刺能激活脑内多巴胺系统，提高患者激素内环境的稳定能力，能调整下丘脑—垂体—卵巢的功能，使垂体—性腺轴的功能得以改善，促使卵巢功能恢复和改善，且无任何毒副作用，安全有效，因而对女性卵巢功能失调类疾病的防治具有一定的优势。针灸治疗总体上遵循补肾健脾疏肝、调理冲任的治疗原则。治法以补肾为基础，辅以活血、疏肝、健脾，兼顾各脏腑经络，综合治疗。与现代医学采用的激素替代疗法相比，安全性高，具有一定的优势和发展前景。

现代女性在社会生活中的压力越来越大，常引发紧张焦虑、抑郁等情志、精神问题，长期强烈的情志变化也会干扰“肾—天癸—冲任—胞宫”轴的功能。卵巢早衰与现代女性的不良生活习惯有关，除了临床治疗外，更要先从改变生活方式入手，防微杜渐，规律作息，饮食有节，避免熬夜。同时要注重防寒保暖，特别是腹部的保暖。此外，心境的平和安定对于治疗和缓解症状有着至关重要的作用。患者要保持愉悦放松的心情，避免紧张、焦虑，可以通过旅游、听音乐、香薰、打坐等来放松心情，从而早日改善症状。

九、干眼症

（一）概述

干眼症是眼科门诊最常见的疾病，临床以双眼干涩为主要症状，故中医称之为“白涩病”。干眼症是一种受多因素影响涉及泪膜和眼表的疾病，是由于泪液的量或质或流体动力学异常引起的泪膜不稳定和（或）眼表损害，从而导致眼不适症状及视功能障碍的一类疾病。除眼部不适感、视力受限及潜在眼表损伤外，同时也表现为泪膜渗透压增高和眼表的炎性反应。随着年龄增加，过度使用手机等电子产品及生活方式的改变，干眼症患病率呈逐年上升趋势并趋于低龄化。干眼症症状可以从轻度干涩、瘙痒刺激发展到严重的眼部疼痛及睁眼困难，因此患者常伴有焦虑情绪甚至失眠，严重影响工作和生活质量。

中医对干眼症状有着长期而深刻的认识，可将其归为“白涩症”“神水将枯”“干涩昏花症”范畴，病变脏腑主要涉及肝、肾、脾、肺。因肝开窍于目且泪为肝之液，所以肝尤为关键。其病机实者为暴风客热或天行赤眼治疗不彻底，隐伏于肺脾之络，余热灼液，泪液枯少；虚证多由于肺阴不足，白睛失于濡养滋润，发为干眼；或肝肾不足，阴血亏损，目失濡养；或肝肾阴虚，虚火上炎，津液亏损；或郁热化火，上攻于目，灼津耗液，泪液减少，出现干眼症一系列症状。故阴精亏虚是干眼症发病的基础。

（二）诊断要点

1. 症状

（1）常见的症状有干涩感、异物感、烧灼感、痒感、畏光、眼红、视物模糊、视力波动等。

（2）伴随症状：疲乏、精神不振、焦虑、视疲劳、视力障碍等。

2. 检查

（1）泪液分泌试验：正常值为 10～15 mm，小于 10 mm 为低分泌，小于 5 mm 为干眼。

(2) 泪河高度：是初步判断泪液分泌量的指标，正常泪河切面为凸形，高度为 0.3～0.5 mm。

(3) 泪膜破裂时间：正常值大于 10 s，小于 10 s 为泪膜不稳定。

(4) 活检及印迹细胞学检查：干眼症患者可出现结膜杯状细胞密度降低、细胞核浆比增大、上皮细胞鳞状化生等。通过计算结膜中杯状细胞密度，可间接评估疾病严重程度。

(5) 荧光素染色：染色阳性代表角膜上皮存在缺损，上皮细胞的完整性破坏。

(6) 虎红染色：敏感性高于荧光素染色，角膜、结膜失活细胞着染色为阳性细胞。

(7) 睑板腺检查：通过红外线睑板腺观察仪可透视睑板腺的形态，观察睑板腺有无缺失。

(三) 针灸治疗

1. 针刺疗法

[取穴] 太阳、攒竹、丝竹空、四白、百会、风池、合谷、足三里、三阴交、光明、太冲。

[操作方法] 患者取仰卧位，用 1.5 寸毫针针刺上述穴位，采用平补平泻手法，以得气为度。攒竹和太阳穴接电针，频率 2 Hz，强度以耐受舒适为度。留针 30 min，嘱患者闭目养神。

[疗程] 每周 3 次，12 次为 1 个疗程。

2. 艾灸疗法

(1) 悬灸

[取穴] 睛明、攒竹、鱼腰、丝竹空、太阳、四白、合谷、涌泉。

[操作方法] 患者取坐位，点燃艾条，将艾条沿睛明、攒竹、鱼腰、丝竹空、太阳、四白，移动施灸，距离皮肤 3 cm 左右(注意随时清除艾灰，保持红火)，以患者舒适为度，共灸 10 min。然后采用雀啄灸对准上述穴位点灸，每穴各灸 20 次。最后灸合谷、涌泉各 5 min。

[疗程] 6 次为 1 个疗程，休息 1 日开始下 1 个疗程。

(2) 隔核桃灸

[取穴] 眼周穴位。

[操作方法] 用细铁丝制成一副眼镜形架子，镜框外方分别用铁丝弯一直角

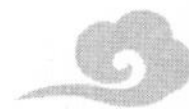

形的钩，高和底长均约 2 cm，其上插一 2 cm 长之艾段，点燃。在镜框上套上浸泡过的核桃壳(浸泡液：枸杞子 15 g、菊花 15 g、麦冬 9 g，浸泡 30 min)，戴在患眼前。患者取端坐位，每次灸 20～30 min，灸时以眼前有温热感为宜。每次灸毕嘱患者自行按摩睛明、攒竹、太阳、四白穴 10 min，并上下左右、顺时针、逆时针活动眼球各 10 次。

[疗程] 每周 3 次，12 次为 1 个疗程。

3. 耳穴疗法

[取穴] 眼、肝、肾、脾、内分泌、目$_1$、目$_2$。

[操作方法] 取以上主穴并随症取配穴。在选定穴上探得敏感点后，将粘有磁珠或王不留行籽的耳穴胶布贴敷其上，每次取一侧耳穴。嘱患者每日按压 3～4 次。隔日贴敷 1 次，双耳交替。

[疗程] 10 次为 1 个疗程。疗程间隔 5～7 日，开始下一疗程治疗。

4. 梅花针疗法

[取穴] 攒竹、鱼腰、丝竹空、太阳、印堂。

[操作方法] 治疗前用 75％乙醇棉球对治疗部位进行消毒。被治疗者直立坐在椅子上，双眼平视前方。用梅花针从眉毛上部攒竹、鱼腰至丝竹空，最后至太阳穴进行叩刺，手持针柄，运用腕部弹力，均匀叩刺所选穴位，叩刺频率为每秒 2～4 次，直至皮肤微微发红或轻度出血为度。结束后用清洁棉球轻轻擦拭。

[注意事项] 此方法适用于眼部有灼热感及眼部酸胀发紧症状的患者，治疗前要告知患者操作时有疼痛感及可能暂时影响妆容，在患者接受并处于放松的状态下操作。

[疗程] 隔日 1 次，7 次为 1 个疗程。

5. 拔罐疗法

[取穴] 大椎、肺俞、膈俞、肝俞、脾俞、肾俞。

[操作方法] 患者俯卧位，将罐分别吸拔在穴位上，留罐 5～10 min，每周 3 次。

[疗程] 12 次为 1 个疗程。

6. 穴位注射疗法

[取穴] 太阳、新明$_2$、完骨、足三里。

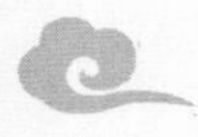

［操作方法］ 应用丹参注射液，太阳、新明$_2$交替选用，双侧取穴，1 ml/穴。伴眼肌痉挛者，可配合双侧完骨穴穴位注射，每穴 1 ml。脾胃虚弱、气阴两虚可配合足三里穴位注射，黄芪注射液每穴 2 ml。

［疗程］ 每周 3 次，4 周为 1 个疗程。

（四）名老中医经验

很多干眼症患者在疾病早期阶段，由于泪水渗透压变化、炎症反应、眼表的损伤均较轻微，可以通过眨眼或神经反射刺激泪腺分泌泪液，恢复泪膜的稳定性，基本无不适症状，因此难以引起患者的足够重视而去寻求尽早的诊断和治疗。后期眼表损伤将持续存在或逐渐加重，以致杯状细胞难以修复、黏蛋白分泌减少，继而泪膜稳定性降低，诱导不断升级的炎性反应，从而形成恶性循环。所以干眼症一定要遵循早发现、早治疗的原则。从中医角度而言，干眼发病之初，邪气侵袭机体尚浅，正气尚充，易于修复。若没有及时治疗，病情迁延日久不愈，正虚邪恋，针灸干预治疗虽有效，但往往恢复时间长，病情易于反复。因此，得了干眼症要做到早发现、早应用针灸干预。只要治疗得当、护眼得法，干眼症是可以治愈的。

在中医古代医籍中，干眼症被称为“白涩症”“神水将枯”等，属于“燥证”的范畴。《审视瑶函》言：“不肿不赤，爽快不得，沙涩昏朦，名曰白涩。”《灵枢・大惑论》言：“五脏六腑之精气，皆上注于目而为之精。”《灵枢・五癃津液别》载：“五脏六腑之津液，尽渗于目。”《灵枢・邪气脏腑病形》载：“十二经脉，三百六十五络，其血气皆上于面而走空窍，其精阳气上走于目而为睛。”表明眼为周身经络所聚，受全身气血的滋养以能视万物。气血充足则目明润泽，气血不充则目眩干涩。干眼症从其直接的病因而言是眼局部的津液不足，究其根本主要由于六淫、七情内伤、饮食失宜、劳倦、外伤、衰老和其他因素等导致脏腑功能失调，津液化生不足或失于布散，导致目失濡养所致。治疗时应以通窍活络、调理脏腑、益气滋阴、养血安神为治则，强调眼表为标，脏腑为本，治疗需标本兼顾。

目前针灸治疗干眼症主要采用针刺、电针、灸法、针灸并用、针药结合等方法，以针刺方法应用最多。取穴方法主要包括局部取穴、远端取穴、辨证取穴等。在治疗干眼症方面我们团队已经积累了丰富的经验。自 2004 年赵粹英的学生马晓芃在上海市针灸经络研究所门诊部开设干眼症专科门诊以来，经过临床的不断摸索，目前已经建立了针刺配合耳穴贴压、穴位注射、拔罐综合治疗干眼症较为成熟的技术方案。处方取穴时注重远近配穴，局部疏通与整体调节相结合，手法以调理疏通为主，不强求补泻。针刺处方中太阳、攒竹、丝竹空、四白，均为局部取穴，以疏通眼睛经络气血、通窍活络，刺激泪液分泌；远道取合谷、太冲，合谷能补气、理气、活血；太冲能补血、调血。合谷、太冲二穴相配，为阴阳经相配，上下配穴，气血阴阳脏腑同调，协同作用较强，共同发挥补气益血、通经活络、清热利湿、补肝益肾之功效。辅以风池，能加强清肝明目、通络止痛之功用。光明为胆经络穴，善治目疾。三阴交为足三阴经之交会穴，能补脾胃、益肝肾、调气血、安神定志，与合谷、太冲共用，加强调理周身气血阴阳脏腑的功用。百会穴的应用是为了加强"调神"之作用；同时考虑到干眼症患者多有焦虑情绪，因此在处方中加用百会穴，加强了镇静安神的作用。同时配合拔罐疏通脏腑气血、耳穴刺激加强协同作用，辅以穴位注射加强疏通气血之功效，共达通经活络、养血润目、刺激泪液分泌之作用，使气血通畅，津液分布正常，阴平阳秘，最终达到目不干涩，诸症消失之目的。

中医"治未病"思想，强调未病先防。患者平素应避免长时间使用电脑，少接触空调及烟尘环境等干眼诱因；养成多眨眼的学习工作习惯；改善居所湿度；不宜过食辛辣或刺激食品，戒烟酒；注意眼部保健，也可以通过按摩、艾灸眼部相关穴位来达到预防干眼的目的。睑板腺功能障碍者应注意清洁眼睑，平时可热敷熏蒸，可直接用热毛巾进行热敷，或采用菊花 6 g、秦皮 6 g、黄柏 6 g、薄荷 6 g、石斛 6 g、桑叶 6 g、红花 6 g、谷精草 9 g、枸杞子 9 g，砂罐水煎后熏蒸眼部。平时多食用含维生素 A 丰富的食物，如牛奶、鸡蛋、含胡萝卜素的蔬菜等；口服鱼肝油等。此外，合理的运动和良好的心态对病情的好转也有非常积极的作用，要注意多锻炼身体，保证充足的睡眠，少熬夜。

十、儿童近视

（一）概述

近视，以视近清楚、视远模糊为主要症状，是一种严重危害青少年视力的常见病、多发病。现代医学概念中，当眼处于调节静止状态时，外界平行光线（距离大于 5 m）进入眼内经眼球屈光系统后聚焦于视网膜之前的屈光状态，称为近视。在中医古籍中，对近视相关症状描述最早见于《素问·病机气宜保命集·眼目论》"目能近视不能远视"，后在隋代巢元方所著《诸病源候论》中将其称为"目不能远视”，明代王肯堂《证治准绳·七窍门》中称为“能近怯远症”，明代傅仁宇在《审视瑶函》中称其为“近觑”。至清代，黄庭镜在《目经大成》中首次提出“近视”病名，并有形象描述。

随着现代人生活方式的改变，视近增多、户外运动减少、课业压力增大、过早使用大量的视频设备等原因，儿童近视的患病率正逐年增长，并呈现低龄化趋势。2016 年我国发布了《国民视觉健康》白皮书，书中显示 2012 年中国 5 岁以上总人口中，屈光不正的患病人数在 5 亿左右，其中超过 90%以上的屈光不正是近视，人数达 4 亿～5 亿。若没有有效的政策干预，到 2020 年，中国 5 岁以上人口的近视患病率将增长到 51%左右，患病人数将达 7 亿。因此，预防和治疗儿童近视已成为医学界刻不容缓的任务。

近视眼的发病机制一直是研究的热点，有多种学说，如眼肌牵拉学说、调节学说、形觉剥夺学说、离焦学说等，但至今仍没有一种学说可以完全阐明近视的发病机制。依据多项研究分析认为，青少年近视形成和发展可能与以下几点因素相关：① 近视有一定的家族聚集，具有遗传倾向。② 人体内锌、铜、钠等微量元素的减少与近视的发生有着非常密切的关系。③ 长时间近距离视物造成眼睛长时间过度调节。④ 眼轴的长度与屈光不正的形成有密切联系。总体而言，儿童近视的发生与遗传因素、环境因素和生活习惯密切相关。中医对近视早有认识，强调整体观念，认为其发病原因与人体脏腑受到的影响密切相关。中医对其病机有多种看法，主要有禀赋不足论、气血不足论、阳虚论、脾伤湿生论和玄府闭密论。多因先天禀赋不足，后天发育不良，劳心伤神，心阳耗损，使心、肝、肾气血亏虚，加上用眼不当，使目络瘀阻，目失所养而致。归纳而言，主要可分为三方面的原因：第一，先天禀赋不足，多为肝血、肾水或者心阳单方面或多方面的不足。第二，久视伤血，眼睛需要肝血的充养，肝血过度耗损而致视力下降。第三，阴阳失调，脉络瘀阻，而神光不能发越于远处。

近视可分为假性近视、真性近视和病理性近视。随着看近的概率增加，为了能把近处的物体看得清楚，调节作用也必然随之增加，因而导致支配调节功能的睫状肌处于过度紧张或痉挛状态，成为调节性近视，就是通常所称的假性近视。为了适应长期看近的视觉环境，眼组织调节滞后，被迫发生代偿性眼球增长，使眼轴向后延长成为轴性的真性近视，就是通常所称的真性近视。而病理性近视眼是指除有近视性屈光外，眼部另有近视特异性（原发性）或非特异性（继发性）

病理改变。对于儿童而言，出现近视，首先应做出正确的判断，有针对性地预防和治疗。简单来说，要区分假性近视和真性近视，就是比较使用调节麻痹药前后的屈光变化，如用药前为近视，用药后近视消失，成为正视或远视，则为假性近视，这是由于视远时调节不能充分松弛所致；如用药后近视屈光度不变，则为真性近视，这是由器质性改变(如眼轴延长)所致。青少年近视中很多在用药后屈光度降低，即用药后近视屈光度降低 0.5 D 或更多，但仍为近视，则可称为混合性近视。假性近视仅只是眼屈光系统的暂时性生理变化，故有很多方法可使暂时调节很快消失，使其视力立刻提高。混合性近视和真性近视则需要正确的眼科治疗。

中医防治儿童近视需根据病因病机，辨证分型，整体论治。以滋肾养肝、益精养血、平衡阴阳、健脾强心为主，兼以活血行气、疏通局部脉络，或清肝泻胆、明目益睛，或补中益气、养血安神，或养血祛风、清热明目。总之，近视的治疗，无论是西医治疗还是中医治疗，都需要正确判断，定性分型后给予准确的干预，因人而异。

(二) 诊断要点

1. 症状

(1) 远视力低常、近视力正常，即看近清楚、看远模糊。

(2) 伴随症状：视疲劳、双眼酸涩等。

2. 检查

(1) 裸眼视力检查：远视力低常(<1.0)、近视力正常(≥1.0)，即为近视。

(2) 屈光检查：屈光度在 −3.0 D 以下为轻度近视，−3.0 D～−6.0 D 为中度近视，在 −6.0 D 以上为高度近视。还可分别进行客观和主观屈光状态的检查，采用药物进行散瞳，使用电脑自动验光仪和视网膜检影镜进行客观屈光状态的检测，再用综合验光仪进行主觉验光检查。

(3) 其他眼科常规检查：最佳矫正视力、外眼、眼位、眼底检查等。

(4) 眼调节功能的检查：包括调节幅度、调节灵活度、负相对调节。

(三) 针灸治疗

1. 针刺疗法

[取穴] 睛明、攒竹、瞳子髎、太阳、四白、百会、目窗、风池、合谷、足三里、光明。

配穴：肝肾亏虚者加肾俞、肝俞；脾虚气弱者加脾俞、三阴交；心阳不足者加心俞、内关。中度及以上近视可加用眼周奇穴，包括鱼腰、新明$_2$、正光$_1$ 等。

［操作方法］ 患者取仰卧位，用 0.25 mm×40 mm 的毫针针刺上述穴位，采用平补平泻手法，以得气为度。攒竹和瞳子髎穴接电针，频率 2 Hz，强度以耐受舒适为度。留针 30 min，嘱患者闭目养神。

［疗程］ 每周治疗 2～3 次，15 次为 1 个疗程，连续治疗 3 个疗程。

2. 灸法

(1) 悬灸

［取穴］ 睛明、攒竹、鱼腰、丝竹空、瞳子髎、球后、承泣。

［操作方法］ 患者取仰卧位，自然闭眼。将艾条一端点燃，手持艾条距离皮肤 2～3 cm(注意随时清除艾灰，保持红火)，沿睛明、攒竹、鱼腰、丝竹空、瞳子髎、球后、承泣，移动施灸，以患者舒适为度，共灸 10 min。然后采用雀啄灸方法对准上述穴位点灸，每穴各灸 20 次。

(2) 隔核桃灸

［取穴］ 睛明、攒竹、鱼腰、丝竹空。

［操作方法］ 用细铁丝制成一副眼镜形架子，镜框外方分别用铁丝弯一直角形的钩，高和底长均约 2 cm，其上插一段 2 cm 长的艾段，点燃。在镜框上套上浸泡过的核桃壳(浸泡液：枸杞 15 g、菊花 15 g，浸泡 30 min)，戴在患眼前。患者取端坐位，每次灸 20～30 min，灸时以眼前有温热感为宜。每次灸毕嘱患者自行按摩睛明、攒竹、太阳、四白穴 10 min，并上下左右、顺时针、逆时针活动眼球各 10 次。

［疗程］ 每周治疗 2～3 次，15 次为 1 个疗程，连续治疗 3 个疗程。

3. 耳穴压丸

［取穴］ 肝、肾、心、眼、神门、目$_1$、目$_2$。

［操作方法］ 取以上主穴并随症取配穴。在选定穴上探得敏感点后，将粘有磁珠的耳穴胶布贴敷其上，每次取一侧耳穴。嘱患者每日按压 3～4 次，双耳交替贴。

［疗程］ 每周贴 2～3 次，15 次为 1 个疗程，连续治疗 3 个疗程。

4. 梅花针疗法

［取穴］ 攒竹、正光$_1$、鱼腰、丝竹空。

［操作方法］ 采用75%乙醇棉球对治疗部位进行消毒。患者取仰卧位，双眼自然闭合。医者手持针柄，运用腕部弹力，从眉毛上部攒竹、正光$_1$、鱼腰至丝竹空，进行均匀叩刺，叩刺频率为每秒2～4次，直至皮肤微微发红或轻度出血为度，结束后用清洁棉球轻轻擦拭。

［疗程］ 每周治疗1次，15次为1个疗程，连续治疗3个疗程。

［注意事项］ 此方法适用于年龄较长的患者，低龄儿童配合度较差。且治疗前要与患者进行沟通，告知患者操作时有疼痛感及可能暂时影响妆容，在患者接受并处于放松的状态下操作。

5. 揿针穴位埋针

［取穴］ 攒竹、瞳子髎。

［操作方法］ 患者取正坐位，医者为患者穴位局部消毒后，用无菌镊子取出揿针针圈，将针尖对准穴位后垂直揿入，然后压上胶布固定针圈。嘱患者每日按压3～4次。

［疗程］ 每周贴2～3次，15次为1个疗程，连续治疗3个疗程。

［注意事项］ 揿针埋针过程中，嘱患者埋针部位不要沾水，以免发生局部感染。

6. 经皮穴位电刺激

［取穴］ ① 攒竹和太阳。② 阳白和四白。③ 肝俞和肾俞。

［操作方法］ 任意选取两对穴位，接穴位电刺激仪，频率为3/15 Hz疏密波，电流强度调至患儿可接受的强度，每日1次，每次30 min。

［疗程］ 每周3次，12次为1个疗程。

7. 穴位按摩

［取穴］ 肝俞、风府、风池、头维、太阳、睛明、攒竹、鱼腰、丝竹空、球后、承泣、阳白、上星、翳风、翳明。

［操作方法］ ① 手掌大鱼际以肝俞为中心进行逆时针擦揉10次。② 手掌腕横纹端在肝俞上进行由上至下的轻推10次。③ 以手掌小鱼际在风府（由下至上）、风池（由上至下）上进行轻推10次，然后拇指分别点按两穴各10次。④ 拇指重按头维、太阳各15次。⑤ 示指分别轻点睛明、攒竹、鱼腰、丝竹空、球后、承泣、阳白、上星、翳风、翳明各10次。

［疗程］ 每3日治疗1次，7次为1个疗程。

（四）名老中医经验

近年来，我国儿童近视的发生率逐年上升，并有非常明显的低龄化和随学龄上升的趋势，造成这一现象的原因除了先天遗传因素以外，更多的和环境因素以及个人用眼习惯有关。随着科学技术的发展，电脑手机等电子产品不断更新换代，儿童接受教育的水平也不断提高，近视的发病率显著增加。我国首届全国爱眼日的主题被定为"保护青少年和儿童视力"，并且将每年的6月6日定为我国的全国爱眼日，防治青少年和儿童近视已成为一项重要的课题。

在中医古籍中，近视被称为"目能近视不能远视""近觑"和"能近怯远症"。《灵枢·邪气脏腑病形》中载："十二经脉，三百六十五络，其血气皆上于面而走空窍，其精阳气上走于目而为之睛。"因此近视发病原因与人体脏腑和经络受到的影响密切相关。同样，眼睛是"神"的表现所在，不但需要先天之精的生成，还要后天饮食所化生的水谷精气的充养，先天遗传和后天环境都是重要的因素。在近视的针灸治疗中，需要辨证分型，整体论治。

目前针灸治疗近视主要采用针刺、电针、灸法、耳穴贴压、梅花针等方法，临床较多采用针灸并用的综合治疗。取穴方法主要包括局部取穴、远端取穴、辨证取穴等。处方取穴时应注重远近配穴，局部疏通与整体调节相结合。针刺处方的主穴中睛明、攒竹、瞳子髎、太阳、四白，均位于眼周局部，可通经活络，益气明目。主穴中远道取风池、光明、百会、目窗。风池、目窗为足少阳与阳维的交会穴，与眼相连；光明为足少阳胆经的络穴，与肝相络，可疏调眼络、养肝明目；百会位于头部，头为诸阳之会，百脉之宗，百会则为各经脉气会聚之处，可温阳聚神；合谷、足三里行气通络、益气养血，调理周身气血，促进眼部循环。另外结合患者的个体情况，辨证取穴：肝肾亏虚者加肾俞、肝俞；脾虚气弱加脾俞、三阴交；心阳不足加心俞、内关。针刺后加用电针，增强穴位局部刺激，加强针感。针刺结束后，辅以眼周局部艾灸温经通络、耳穴刺激加强协同作用、梅花针叩刺活血化瘀、局部揿针埋针可长时间宣导眼周经气。平素在家中，也可采用经皮电刺激刺激穴位，及时缓解用眼疲劳。

《素问·四气调神大论篇》曰："圣人不治已病治未病。"未病先防是中医防治近视的重要治疗原则。近视的发生除了先天禀赋不足，更多的是与后天的环境因素和不良个人生活习惯有关。儿童和青少年养成良好的用眼习惯对于近视的防治起到至关重要的作用。良好的用眼习惯可分为两部分：第一是合理用眼，

第二是眼部保健。平日避免长时间无间歇的近距离读写；保持良好的读写姿势；不在昏暗的环境中读写；减少长时间使用电脑、手机等电子设备；学习工作中有意识的多眨眼；增加户外活动，尤其是阳光下的户外运动，调节和放松眼睛。眼部的保健包括定时做眼保健操，按摩或热敷眼周穴位；补充锌、铜、钠等微量元素和维生素 A；保持充足的睡眠，增强体质。

临床采用针灸治疗近视时需要选择适应证，针灸对调节性近视具有一定的临床疗效，能够提高裸眼视力，增加视功能。针灸对真性近视有预防和控制视力进一步下降的作用；虽对真性近视的眼轴长度没有明显改善作用，但可以减缓眼轴延长的速度；对晶状体的厚度有一定调节作用。针灸治疗近视的作用机制尚不明确，有研究认为针刺刺激可以增加眼周小动脉的直径和血流速度，有助于促进眼部血液循环；针刺产生的刺激信号通过特定的传入通道进入神经中枢，抑制视觉下中枢，使副交感神经兴奋性下降，颈交感神经兴奋性提高，从而导致睫状肌兴奋性降低，解除睫状肌痉挛，使晶状体的屈光力减弱，使视网膜成像清晰，视功能改善，裸眼视力增加。其具体机制尚需进一步深入研究。针灸防治儿童近视机制的阐明有助于促进针灸疗法防治儿童近视的应用与推广。

十一、老年性黄斑变性

（一）概述

老年性黄斑变性，又称年龄相关性黄斑变性，是一种因眼底黄斑部发生慢性退行性改变而导致中心视力下降的老年眼病。多发生在 45 岁以上的人群，是老年人致盲的主要原因之一。目前病因尚不明确，可能与遗传、长期慢性光损伤、营养障碍、免疫性疾病、动脉硬化、药物作用等多种因素导致视网膜色素上皮代谢功能衰退有关。根据临床表现不同，本病分为萎缩性和渗出性，后者又称湿性黄斑病变。

黄斑变性属于中医学“视瞻昏渺”范畴，病变脏腑主要涉及脾、肝、肾。肾为先天之本，肾藏精，受五脏六腑之精而藏之，肾精充足，五脏六腑之精气才能上注于目，则目视清晰。若脾气亏虚、肝肾阴精不足则目失所养而视物不清；且肝肾阴虚，脾气亏虚，气血两虚均能导致瘀血，其中肝肾阴虚，虚火上炎，炼液为痰；脾气虚，推动无力，血行迟涩而为瘀或运化失常，痰湿内生阻络而成瘀，瘀血留滞于脉络，可导致脉络瘀滞，使精血不能上行于目，目失所养而视物不明。黄斑变性早期多表现为脾气虚，后期肝肾亏虚所致痰浊瘀血出现，形成本虚标实及虚实夹杂的证候。早期黄斑变性的治则多为健脾益气、兼补肝肾；中后期出现痰湿、肝郁、血瘀等本虚标实之候，治以扶正祛邪或急则治其标，故选用疏肝理气、清热化痰、通络行气、止血等法，兼顾扶正。

（二）诊断要点

1. 症状

（1）干性（或称萎缩性、非新生血管性）黄斑变性：主要有玻璃膜疣和视网膜色素上皮异常改变。双眼同时发病，视力下降缓慢，早期眼底黄斑区色素脱失、紊乱，中心反射不清或消失，多见散在的玻璃膜疣。晚期眼底病变加重，可能有金箔样外观，地图状色素上皮萎缩。

（2）湿性（渗出性）黄斑变性：特点为视网膜色素上皮细胞下有新生血管存在，从而引起一系列渗出、出血、瘢痕样改变。双眼可先后发病，视力下降迅速，视物变形，中心或周边视野出现暗点。早期眼底黄斑区色素脱失，中心反射不清或消失，玻璃膜疣常有融合。中期黄斑区出现浆液性或（和）出血性盘状脱离，重者视网膜下血肿，视网膜内出血，玻璃体出血。晚期瘢痕形成。

2. 检查

（1）视功能检查：视功能检查包括远视力、近视力、对比敏感度、视野等检查。

（2）裂隙灯检查：用它可在强光下放大 10～16 倍检查眼部病变，不仅能使表浅的病变看得十分清楚，而且可以调节焦点和光源宽窄，形成光学切面，查明深部组织病变及其前后位置。

（3）Amsler 方格表检查：记录患者治疗前后视物扭曲变形情况。注视图表时，如果发现表中的方格线条变形，或者中央有黑影遮挡，就可推断可能患有黄斑病变。

（4）荧光素血管造影：脉络膜新生血管可表现为典型性（早期荧光均匀明亮，晚期渗漏）和隐匿性（早期斑驳状荧光，晚期渗漏），两者可同时出现在一眼。

（5）眼底检查：可见后极部视网膜下灰色病灶，伴暗红色视网膜下出血，出血常掩盖脉络膜新生血管。

（6）眼底形态学检查：包括共焦激光断层扫描、视网膜厚度分析和光学相干断层扫描。光学相干断层扫描可观察到老年黄斑变性患者视网膜各层组织的出

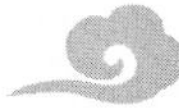

血、渗出、纤维化及新生血管形成等。

（三）针灸治疗

1. 针刺疗法

［取穴］ 睛明、球后、攒竹、太阳、新明$_1$（位于耳垂后皮肤皱褶中点，相当于翳风穴前上5分）、新明$_2$（眉梢上1寸，旁开5分）、风池、阴陵泉、丰隆、三阴交、合谷、太冲、肾俞、脾俞、肝俞。

［操作方法］ 先取肾俞、脾俞、肝俞针刺，得气后行平补平泻手法30 s，不留针；后患者取仰卧位，用1.5寸毫针针刺上述穴位，采用平补平泻手法，以得气为度。睛明穴针刺时嘱患者闭目，左手将眼球推向外侧固定，针沿眼眶边缘缓缓刺入0.5～1寸，针尖遇到阻力不宜强行进针，可缓慢退针改变进针方向再刺入，刺激手法可以轻微捻转，但不宜提插，出针时要注意缓慢出针，并用棉球按压针孔。新明$_1$ 和新明$_2$ 穴接电针，连续波，频率2 Hz，强度以患者耐受舒适为度。留针30 min，留针过程中嘱患者闭目养神。

［疗程］ 每周3次，12次为1个疗程。

2. 耳穴疗法

［取穴］ 神门、眼、肝、肾、脾、皮质下、目$_1$、目$_2$。

［操作方法］ 取以上主穴并随症取配穴。在选定穴上探得敏感点后，将粘有磁珠或王不留行籽的耳穴胶布贴敷其上，每次取一侧耳穴。嘱患者每日按压3～4次。隔日贴敷1次，双耳交替。如患者出现眼部灼热感、结膜充血等可配合耳尖放血疗法。

［疗程］ 10次为1个疗程。疗程间隔5～7日，开始下一疗程治疗。

3. 穴位注射

［取穴］ 太阳、新明$_2$、足三里。

［操作方法］ 应用甲钴胺或复方樟柳碱注射液，交替注射太阳、新明$_2$ 穴，双侧取穴，每穴1 ml。脾胃虚弱、气阴两虚可配合足三里穴位注射，黄芪注射液每穴2 ml。

［疗程］ 每周3次，12次为1个疗程。

4. 梅花针疗法

［取穴］ 攒竹、鱼腰、正光$_1$（眶上缘外3/4与内1/4交界处）、丝竹空。

［操作方法］ 取一次性梅花针，治疗前用止血钳夹住75％乙醇棉球对治疗

部位进行消毒。被治疗者坐在椅子上，双眼平视前方。用梅花针每穴叩刺50～100下，运用腕部弹力，均匀叩刺所选穴位，叩刺频率为每秒2～4次，直至皮肤微微发红或轻度出血为度。结束后用清洁棉球轻轻擦拭。

［疗程］ 每周1次，12次为1个疗程。

（四）名老中医经验

年龄相关性黄斑变性是主要的老年性致盲眼病，对视力的损害是不可逆的。随着人类平均寿命延长及物质生活水平的提高，该病近年来亦成为我国老年人最主要的眼疾之一。其发病机制复杂，目前尚无非常有效的药物和治疗方法。目前临床上使用较多的方法为激光疗法、光动力治疗、经瞳孔温热疗法等，但具有较高的治疗风险和副作用。此外，由于容易复发常需要多次治疗，患者往往有很大的经济负担。近年来抗新生血管药物疗法展现了良好的发展前景，包括抗血管生成药物和糖皮质激素类药物，但这些药物仍未能解决复发问题。一旦患了黄斑变性，就会给患者的视力造成严重影响；如果错过早期最佳治疗时机，很有可能会引起失明。临床研究已证实针灸对年龄相关性黄斑变性有一定的疗效，且针灸是一种无副作用的绿色疗法。黄斑变性要做到早发现、早应用针灸进行干预，才能提高针灸的临床疗效。

中医对该病最早的记录见于《证治准绳》，书中记载："若人过五十以外而昏者，虽治不复光明。其时犹月之过望，天真日衰，自然目光渐衰。"《灵枢·大惑论》曰："五脏六腑之精气，皆上注于目而为之睛。"《医云类聚·眼论》云："眼有水轮也，水轮在四轮之内，为四轮之母，能射光明，能视万物，今呼为瞳人也。"瞳神是目中神光所聚之地，而眼内的黄斑区是目中神光反射的源泉，更易受脏腑气血失调变化的影响而患病。《素问·上古天真论篇》说："肾者主水，受五脏六腑之精而藏之。"肾精充足，则目视精明。而肝主藏血，具有储藏血液和调节血量的作用。虽五脏六腑之精气皆上注于目，但目为肝之窍，目之能视尤以肝血的濡养最为重要。而老年人多年老体衰，肾精亏虚。"肝肾同源"，肾精不足，则肝失滋养，肝肾亏虚，精血亏少，则目失濡养，而致不明。若脾胃虚弱，则运化失司，气血不足，血窍失养，则视物不清；水湿失运，酿生痰湿，脾气统摄失权，血不循经，溢于脉外，而成瘀血，痰浊瘀血互结，阻塞清窍，清窍不利，则目视不明。

目前针灸治疗黄斑变性主要采用针刺、电针、穴位注射、针药结合等方法，以针刺方法为主。取穴原则主要是局部配合远端取穴，并结合辨证配穴。临床治疗黄斑变性时,需针对患者个体体质、病情、病程等不同,摸索最佳临床治疗方案。针刺处方中一般眼睛局部取睛明、球后、攒竹、太阳、新明两穴,以通窍活络,疏通眼周气血。其中睛明、球后穴是眶内穴位,针刺时要注意手法轻巧,进针时要推开眼球,在眼球和眶壁之间进针,进针要缓,不宜提插,出针后要嘱咐患者长时间按压针孔,以防皮下出血。风池为足少阳与阳维脉之交会穴,有通经活络、养血明目的作用。脾俞、阴陵泉、丰隆健脾化痰;肝俞、肾俞调补肝肾,目为肝之窍,肝肾同源。诸穴合用共奏补益肝肾、健脾化痰、祛瘀之功,以达明目之效。新明穴是新发现的治疗眼疾的穴位,许多临床研究证实对于治疗黄斑变性有效。从新明穴所处的位置来说,除了局部治疗效应之外,因其位于足阳明胃经的循行线上,所以针刺此穴或穴位注射可以疏通阳明胃经经脉,使脾胃功能正常,能促进局部渗出吸收,水肿消退。远道取合谷、太冲,合谷能补气活血,太冲能补血调血解郁。合谷、太冲二穴相配,为阴阳经相配,上下配穴,气血阴阳脏腑同调,协同作用较强,共同发挥疏肝理气、通经活络、补肝益肾之功效。三阴交为足三阴经之交会穴,能补脾胃、益肝肾、调气血、安神定志,与合谷、太冲共用,加强调理周身气血阴阳脏腑的功用。同时配合耳穴刺激加强协同作用,辅以穴位注射加强疏通气血、荣养目精之功效,共达通经活络、补益肝肾、健脾化痰、祛瘀扶正、明目荣睛之效。

对大多数眼病患者来说,全身营养状况良好,身体的抵抗力增强,免疫力提高,可以促使病情减轻,加快疾病愈合,缩短病程;反之,病程延长,病情加重,最终导致预后不良。而随着现代人生活水平的不断提高,很多人群开始出现营养过剩、肥胖等富贵病,导致高血压、高血糖、高血脂的发病率日益升高,而高血压、高血糖、高血脂会随之引起眼部的相应病变,对黄斑变性的防治均有不同程度的影响。国外一些研究表明,饮食中富含类胡萝卜素的人群中,患年龄相关性黄斑变性的概率大大降低。此外,多食用一些具有抗氧化作用的维生素如维生素 A、维生素 C、维生素 E,对已经患有老年性黄斑变性的患者也具有延缓病程进展的作用。维生素 A、C、E 在很多蔬菜和水果中的含量比较丰富,如橘子、芒果、猕猴桃、葡萄柚、干杏仁、西红柿、菠菜、辣椒、胡萝卜、甘蓝、豌豆、豆芽等。老年黄斑变性多与年老脾肾虚衰有关,可以多吃大枣、桂圆、山药、芡实、枸杞子、猪肉、羊肉、虾类等食品,药食同源增强体质。此外,合理的运动和良好的心态对病情的好转也有非常积极的作用,要注意多锻炼身体,保证充足的睡眠,少熬夜,让眼睛的气血循环通畅、得到充分的休息，有益于疾病的恢复。

十二、视神经萎缩

（一）概述

视神经萎缩，指视网膜节细胞及其神经细胞轴突发生变性的疾病，常表现为不同程度的视功能受损以及眼底视盘变灰白或苍白。本病既是一种独立的疾病，同时又是多种眼病或全身疾病的最终结果。诱发原因较多，例如炎症、缺血、压迫、外伤、中毒、退变、脱髓鞘及遗传性疾病等诸多因素。由于本病病因复杂，发病率高，病程较长，易致盲等特点，严重影响患者的学习、生活及工作。视神经由视网膜神经节细胞的轴突组成，受损后很难再生，因此本病在治疗上尚无完全确切的根治方法。目前，对于视神经萎缩的治疗，多采用扩血管、神经营养制剂、改善循环等治疗，部分也运用鼠神经生长因子、周围神经移植、脐血间充质干细胞、基因治疗等先进疗法，有时也联合口服中药进行治疗，但实际疗效不甚理想。

本病在中医学中属"青盲"范畴，视瞻昏渺、视瞻有色、高风内障、青风内障、暴盲等病也可演变或发展为青盲，其他全身性疾病或者头眼部外伤也可引起。病变脏腑主要涉及心、肝、脾、肾。其病机多为肝经郁热，热邪上炎，侵及目系；或肝郁犯脾，脾失运化之职，生化无力，以致郁热损伤气血而为病；或心脾两虚，气血亏损，目系失养而为病；或肝郁日久，损伤肾精，导致肾虚肝郁，玄府郁闭，而发为此病。针灸疗法治疗视神经萎缩具有较好的疗效，研究显示，只要视路结构未完全受损，针灸就有可能通过激活尚存的神经纤维来提高眼的神经传导功能，进而促进患侧眼视功能的改善，说明针灸对于视神经萎缩有一定的调节作用。

（二）诊断要点

① 视力减退且不能矫正。② 色觉不同程度障碍。③ 瞳孔对光反射减弱或有相对性传入瞳孔阻滞（RAPD 阳性）。④ 眼底视乳头色泽变淡或苍白。⑤ 有明确的视野缺损。⑥ 电生理 P100 波峰潜时和（或）振幅有明显异常。

以上①④⑤⑥条是诊断的必备条件，根据临床不同表现，视神经萎缩可分为原发性、继发性及上行性三种，该分类可提供病因诊断。

（三）针灸治疗

1. 针刺疗法

[取穴] 主穴，睛明、攒竹、鱼腰、瞳子髎、球后、承泣、新明$_1$、新明$_2$、视区、光

明、太冲。配穴，肝肾不足者配三阴交、太溪；脾肾不足者配足三里、脾俞、肾俞；肝郁气滞者配肝俞、合谷。

［操作方法］ 患者取仰卧位，用 1.5 寸毫针针刺上述穴位，采用平补平泻手法，以得气为度。视区与新明$_1$ 接电针，频率 2/50 Hz，强度以患者耐受为度。留针 30 min，留针期间嘱患者闭目养神。

［疗程］ 每周 3 次，12 次为 1 个疗程。

2. 艾灸疗法

［取穴］ 攒竹、风池。

［操作方法］ 患者取端坐位，取医用艾条 1 根，点燃后对准穴位施灸，采用温和灸法，每穴治疗 10～15 min，灸至穴位局部皮肤微微泛红为度。

［疗程］ 隔日 1 次，12 次为 1 个疗程。

3. 穴位注射疗法

［取穴］ 太阳、新明$_2$、光明。

［操作方法］ 太阳、新明$_2$ 应用甲钴胺注射液注射，交替选用，双侧取穴，每穴 0.25 mg。光明采用丹参注射液注射，双侧取穴，每穴 1 ml。

［疗程］ 每周 3 次，12 次为 1 个疗程。

4. 耳穴疗法

［取穴］ 眼、肝、肾、脾、内分泌、目$_1$、目$_2$。

［操作方法］ 取以上主穴并随症取配穴。在选定穴上探得敏感点后，将粘有磁珠或王不留行籽的耳穴胶布贴敷其上，每次取一侧耳穴。嘱患者每日按压 3～4 次。隔日贴敷 1 次，双耳交替。

［疗程］ 10 次为 1 个疗程。疗程间隔 5～7 日，开始下一疗程治疗。

5. 拔罐疗法

［取穴］ 大椎、膈俞、肝俞、脾俞、肾俞。

［操作方法］ 患者俯卧位，将玻璃罐分别吸拔在上述穴位上，留罐 5～10 min。

［疗程］ 每周 3 次，12 次为 1 个疗程。

（四）名老中医经验

视神经萎缩是临床上常见的致盲因素之一，由于该病病因复杂，多是各种病因累及并损坏视神经后，造成神经纤维丧失及神经胶质增生后的最终结果，表现为视力障碍、视野损害和视盘色淡，严重影响患者的工作、学习和日常生活。视神经萎缩目前现代医学尚缺乏有效的治疗手段。

在中医古籍中视神经萎缩属于青盲范畴，青盲早在我国东周春秋时期就有描述。《神农本草经》中首次提到"青盲"，并记载空青、石决明等药物主治青盲。明代王肯堂《证治准绳·七窍门》中对青盲下了明确定义："世人但见目盲便呼为青盲，谬甚！夫青盲者，瞳神不大不小，无缺无损，仔细观之，瞳神内并无别样色气，俨然与好人一般，只是自看不见，方为此证，若有何气色，即是内障，非青盲也。"该定义并被后代医家所认同。《灵枢·邪气脏腑病形》中明确了目与脏腑之间的联系，气血津液通过经络，上输于目，从而目窍得养，视觉功能正常，即"十二经脉，三百六十五络，其血气皆上于面而走空窍，其精阳气上走于目而为睛"。青盲属瞳神疾病，瞳神在脏属肾，肝肾同源，精血不足，使目系失养而为病；肝经郁热，热邪上炎，侵及目系；肝郁犯脾，脾失运化之职，生化无力，酿生痰热，以致郁热损伤气血而为病；或心脾两虚，气血亏损，目系失养而为病。所以在治疗方面以调补肝肾、疏肝解郁、行气活血、健脾益气为主。

目前临床上，针灸治疗视神经萎缩主要采用针刺、电针、穴位注射、耳穴贴压等方法，穴位选用主要依据局部取穴、远端取穴、辨证取穴的原则，注重远近配穴、局部疏通与整体调节相结合。在治疗中需根据不同病因，辨证施治，才能取得较好疗效。因该病属于难治性眼病，临证治疗之时，需要多种方法如针刺、电针、艾灸、穴位注射等综合应用，方能取得更好的疗效。针灸处方中，睛明、攒竹、鱼腰、瞳子髎、球后、承泣、新明$_2$属于局部取穴，用以疏通眼部经络，行气活血。睛明、球后、承泣属于眶内穴位，针刺时需熟悉眼球局部解剖，掌握各穴位进针的深度和方向，缓进缓出，出针后及时长时间按压针孔以避免出血。新明$_1$、视区为近部取穴，加用电针可以使气至病所，加强视神经的营养；配合光明、太冲，加强疏肝明目的作用。同时结合辨证取配穴，以调理脏腑，标本同治。诸穴共用，共达通经活络、补肝益肾、行气活血的作用。针刺治疗的同时，还需配合穴位注射，加强穴位的长效刺激，太阳、新明$_2$两穴交替选用，应用甲钴胺注射液注射，有助于使药物到达神经细胞器内，使核酸和蛋白质在神经细胞内的合成反应增强，加快轴浆运转，促进髓鞘内的卵磷脂合成，刺激轴突，使其再生，加快突触传递的恢复，促使视神经修复、再生与恢复功能；取光明采用丹参注射液穴位注射，以促进眼部气血的畅通。此外，嘱患者平素养成按压耳穴的习惯，诸法共用，有助于进一步提高临床疗效。

现代医学研究认为，针刺可以增强视觉中枢的生理电活动，改善视神经的传导功能，改善细胞新陈代谢，促进局部血液循环，在一定程度上改善和修复部分功能尚未完全丧失的视神经。针刺风池穴能调节脑血管的张力，改善脑动脉的紧张度和弹性，进而促进脑部血液循环，亦能改善眼部血液循环，进而促进视功能的改善与恢复。针刺太冲穴可缩短图像视觉诱发电位 P100 潜时改善视神经传导功能。另外有研究认为针刺穴位后局部出现的热感可以增进血流，从而改善微循环、营养视神经。

患者视神经萎缩后，视力下降，给生活造成了诸多不便，而且患者在一定程度上伴有恐惧、忧思以及焦虑情绪。所以，在治疗期间，如何稳定患者情绪，使患者保持良好的心态尤其重要。治疗中需要对患者进行耐心的释疑、疏导，根据患者的病情以及治疗后能达到的效果进行耐心讲解，帮助患者树立战胜疾病的信心。患者保持良好的心态对病情的好转有积极的帮助作用，生活中尽量转移注意力，缓解焦虑、恐惧情绪，对治疗要充满希望；同时，还要保证良好的生活习惯，起居有常，避免过度用眼，注意保证充足的睡眠和养成合理的饮食习惯。

十三、耳鸣耳聋

（一）概述

耳鸣是一种主观感觉，周围环境并无相应声源，患者自觉耳内鸣响或有异常声响。耳聋是指听觉系统的传音、感音功能异常所致的听觉障碍或听力减退。耳鸣可伴有耳聋，耳聋亦可由耳鸣发展而来。两者临床表现和伴发症状虽有不同，但在病因病机上却有许多相似之处，故临床常将两者合并论述，如《医学入门》："耳鸣乃是聋之渐也。"耳鸣在五官科就诊疾患中占有较高比例，特别是老年人群中 33％以耳鸣为主诉，其中还包括了进行性加重和久治不愈的患者。耳鸣耳聋作为一种临床症状，可单独出现，也常见于多种疾病过程中，如中耳炎、鼓膜穿孔、猩红热、颅内病变以及药物中毒等具有明确病因的疾病；此外还有一大部分患者，仅有耳鸣症状，各项检查未能明确病因，称为神经性耳鸣。这类患者采用常规治疗方案治疗但临床疗效不明显，给患者带来极大的困扰。耳聋根据病变部位及性质可分为：① 传导性耳聋：主要是由于外耳、中耳传音机构发生病变，音波传入内耳发生障碍。② 感音神经性耳聋：耳蜗螺旋器病变不能将声音变为神经兴奋，或神经中枢途径发生障碍不能将神经兴奋传入，或大脑皮质中枢不能分辨语言，统称神经性耳聋。如梅尼埃病、耳药物中毒、噪声损伤、听神经瘤等；③ 混合性聋：传音和感音机构同时有病变存在，如慢性化脓性中耳炎、耳硬化症晚期、爆震性聋等。

早在《内经》里就有耳鸣耳聋的记载，如《素问·六元正纪大论篇》："木郁之发……甚则耳鸣旋转。"《灵枢·海论》："髓海不足，则脑转耳鸣。""上气不足……耳为之苦鸣。"《灵枢·口问》："耳者，宗脉之所聚也，故胃中空则宗脉虚，虚则下，溜脉有所竭者，故耳鸣。"《外台秘要·风聋方》："病源足少阴之经，宗气之所聚，其气通于耳，其经脉虚，风邪乘之，风入于耳之脉，使经气痞塞不宜，故为风聋。"《仁斋直指附遗方论·耳》："肾通乎耳，所主者精，精气调和，肾气充足则耳闻而聪。若劳伤气血，风邪袭虚，使精脱肾惫耳转而聋。"从上述记载可以看出，导致耳鸣耳聋病因病机主要是由于风邪上袭耳窍，加之患者肾精亏损，肾气不足，肝火、痰浊上蒙耳窍所致。治疗应标本兼治，虚者补之，实则泻之。

（二）诊断要点

1. 症状

(1) 继发性耳鸣耳聋：除了耳鸣、耳聋症状外，还具有明确的病因。

(2) 原发性耳鸣耳聋：各项检查未能明确病因，临床仅表现为耳鸣或听力下降。

2. 检查

(1) 音叉检查：林纳试验（气骨导试验）气导≥骨导；韦伯试验（骨导偏向试验）偏向患侧耳；施瓦巴赫试验（骨导对比试验）骨导延长。

(2) 电测听（听力图）：骨导正常，气导听力损失在 30～60 dB，一般低频听力损失较重，存在气骨导间距。

(3) 声导抗检查：通过鼓室导抗图和声反射来判断。

(4) 言语测听：测试受试者的言语听阈和言语分辨。正常情况下言语判别得分可达 90%～100%，传导性耳聋患者言语判别得分不受影响，耳蜗病变致神经性耳聋患者言语判别得分降低。听神经病变言语判别得分下降明显。

（三）针灸治疗

1. 针灸疗法

(1) 实证

［取穴］　主穴：听宫、听会、翳风、晕听区、中渚、侠溪、风池。配穴：肝胆火

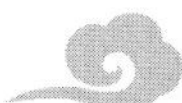

旺配合太冲、丘墟；痰热郁结配合丰隆、劳宫；风邪上袭配合外关、曲池。

[操作方法]　听宫、听会采用张口位进针，采用1.5寸毫针直刺，得气后行平补平泻手法；风池采用1.5寸毫针，针尖向耳郭方向，行泻法，使针感传导至耳内为佳。其余穴位常规刺法，得气为度，针刺后在听宫和翳风连接电针，连续波，频率2 Hz，强度以耐受舒适为度，留针30 min，嘱患者闭目养神。

[疗程]　每周3次，12次为1个疗程。

(2) 虚证

[取穴]　听宫、听会、翳风、风池、晕听区、肾俞、关元、太溪、三阴交、足三里。

[操作方法]　听宫、听会采用张口位进针，用1.5寸毫针直刺，得气后行平补平泻手法；风池采用1.5寸毫针，针尖向耳郭方向，行补法，使针感传导至耳内为佳。足三里、关元针刺后配合温针灸。其余穴位常规刺法，得气为度，针刺后在听宫和翳风连接电针，连续波，频率2 Hz，强度以耐受舒适为度，留针30 min，嘱患者闭目养神。

[疗程]　每周3次，12次为1个疗程。

2. 耳穴疗法

[取穴]　皮质下、内分泌、肝、肾。

[操作方法]　在选定穴上探得敏感点后，将粘有磁珠或王不留行籽的耳穴胶布贴敷其上，每次取一侧耳穴。嘱患者每日按压3～4次。隔日贴敷1次，双耳交替。

[疗程]　10次为1个疗程。疗程间隔5～7日，开始下一疗程治疗。

3. 穴位注射

[取穴]　听宫。

[操作方法]　用甲钴胺注射液，每次1 ml。

[疗程]　每周3次，12次为1个疗程。

(四) 名老中医经验

耳鸣耳聋既可是其他疾病引起的一个临床症状，也可以单独出现。持续的、恼人的、枯燥的耳鸣声不但影响睡眠、工作，还可导致抑郁、焦虑、烦躁等心理疾病，甚则无法工作。对继发性耳鸣耳聋可针对原发病进行治疗，对神经性感音性耳鸣则缺乏有效的治疗方法，主要采用营养神经类药物口服或注射，部分患者能改善症状，但也存在相当多的患者治疗无效，病久容易进一步发展为耳聋，从而给患者带来更大的生理和心理问题。针灸对耳鸣耳聋的治疗，经临床证明是有效的，而且疗效稳定，值得推广实施。

针灸治疗本病，根据中医辨证论治及经络循行原则选穴。针对实证患者，主要从经络辨证入手，手足少阳经脉、手太阳经均绕行于耳郭前后，因此取手太阳经之听宫，手少阳经之中渚、翳风，足少阳经之听会、风池、侠溪疏导太阳和少阳经气。此外，根据远近配穴原则，对肝胆火盛者，配合肝经原穴太冲、胆经原穴丘墟清泄肝胆之火，取其"病在上，取之下"和"盛则泻之"之意。痰热郁结，取丰隆、劳宫泄热豁痰而达清窍之功。在"肾开窍于耳"理论指导下，虚证患者病机主要归因于肾精不足不能濡养耳窍，故取肾俞、关元、太溪培肾固本，调补肾气，使精气上输于耳窍，达到止鸣复聪之效。

研究发现，耳鸣耳聋的发生与体内铁、锌、维生素 C、维生素 D、维生素 E 的含量密切相关，因此除了进行积极的治疗外，日常饮食多食富含上述微量元素的食物对预防和治疗耳鸣耳聋也有着重要意义。体内缺铁可使红细胞携氧能力降低，内耳细胞可因养分供给不足而导致听力下降，针对缺铁患者可多食用富含铁的食物，如动物肝脏、牡蛎、黑木耳、海带、小米等。缺锌会影响耳蜗细胞功能而导致听力减退，富含锌的食物有扇贝、鲍鱼、牡蛎、蘑菇、核桃等。维生素 C、维生素 D、维生素 E 广泛存在于新鲜蔬果中，因此应保证每日摄入足量的蔬果。除了饮食调节外，还可进行自我按摩，如少林内功里面的动作之一——鸣天鼓，对耳鸣耳聋具有一定的治疗和预防功效，具体做法如下：患者以两手掌心紧按外耳道口，同时以四指反复敲击枕部或乳突部，继而手掌起伏，使外耳道有规律地开合。每日早晚各 1 次，每次 3～5 min。

十四、过敏性鼻炎

（一）概述

过敏性鼻炎，又称变应性鼻炎，是临床常见病，国内约有 6.3％的人患病。随着工业化的发展，过敏性鼻炎的致病因素不断增加，该病的发病率正逐年上升，上海的发病率更是高达 13.6％。

过敏性鼻炎的常见症状是流清水样鼻涕，打喷嚏和鼻塞。当这些症状影响鼻腔的生理功能时，就会出现呼吸障碍，引发血氧浓度降低，从而影响身体其他组织和器官的功能与代谢，比如出现头痛、头晕、记忆力下降、胸痛、胸闷、精神萎靡等症状，甚至会引发肺气肿、肺源性心脏病、哮喘等严重并发症。而过敏性鼻炎如果未能得到及时治疗，影响到嗅觉黏膜时，会出现嗅觉障碍，甚至嗅觉丧失；如果过敏性鼻炎长期反复发作，还会引起鼻窦炎等深部组织的感染。过敏性鼻炎所导致的其他并发症还有睡眠呼吸暂停综合征、脑梗死、高血压、突发心脏病等，个别患者甚至会夜间猝死。此外，国内外的最新医学研究证实，全世界 80％的鼻咽癌发生在中国，而约九成的鼻咽癌，是因鼻炎(包括过敏性鼻炎)久治不愈恶化所致。这一系列的并发症会对患者的生活质量造成严重影响。

过敏性鼻炎属中医学的“鼻鼽”“鼽喷”“鼽嚏”“鼽水”“鼽”“嚏”等范畴，其病因病机、证候分型和治疗方法历代医家都有论述，针灸歌赋中也多次提到针灸治疗鼻部疾病的特效穴位。近年来，赵粹英研究团队从改变患者体质、调动机体抗病能力出发，采用针灸为主的综合疗法治疗过敏性鼻炎取得了一定的效果，且安全、有效，无毒副作用，对神经、内分泌、免疫网络具有独特的良性调节效应。

（二）诊断要点

1. 症状　常见症状：喷嚏、流清水鼻涕、鼻痒、鼻塞。

伴随症状：流泪、视物模糊、耳闷、嗅觉减退、咽喉干痒等。儿童患者常因经常揉眼睛而出现变态反应性着色，即下眼睑黑眼圈。

2. 检查

(1) 鼻腔镜检查：鼻黏膜苍白，水肿，鼻腔内水样分泌物。病程长者可见双侧下鼻甲肥大，轻者中鼻甲尚可见，严重者下鼻甲与鼻中隔(或鼻底)紧靠，见不到中鼻甲，或中鼻甲黏膜息肉样变，甚至息肉形成。

(2) 血常规检查：常见嗜酸性粒细胞比率增高。

(3) 变应原皮肤试验：主要观察皮试后的速发相过敏反应，是目前变态反应学界中的主要诊断方法，它已广泛用于检测 IgE 介导的过敏反应。变应原皮肤试验可以在短时间内同时一次提供多种变应原的试验结果，是做鼻黏膜激发试验前筛选可疑过敏原的主要方法，也是诊断过敏性鼻炎的主要指标之一。各种变应原皮试组合可以根据当地的实际情况来决定，如常见变应原组、花粉组、吸入组、食物组等。皮试结果可疑时，可以根据病史和皮试结果选择相应变应原进行特异性鼻黏膜激发试验或特异性 IgE 检测。如操作适当，它对过敏性鼻炎等变态反应疾病的诊断具有重要的参考价值。应当注意的是，由于皮试的操作方法和对结果的评价方法较为复杂，故应由经专门训练的医务人员施行。

(4) 血清过敏原特异性 IgE 测定：通过放射变应原吸附试验(RAST)、酶联免疫吸附试验(ELLSA)等测定患者血和鼻分泌物中有无特异性 IgE，可作确诊过敏性鼻炎的依据，并辅助确定患者的变应原种类。其诊断价值与变应原皮肤试验相似。鼻分泌物检测 IgE 比血清检测的诊断价值高，这主要是 IgE 可以在鼻黏膜局部合成，在血清含量增高之前即可以增加，因此，适合于过敏性鼻炎早期诊断。

（三）针灸治疗

1. 针刺疗法

［取穴］ 巨髎、印堂、迎香、上星、百会、合谷、足三里。

配穴：失眠者加四神聪；血压偏高者加双侧太冲、曲池；眼痒者加双侧养老；耳闷者加耳门、听宫；伴哮喘、咽喉炎者加廉泉、天突；伴皮肤瘙痒者加三阴交、血海；恶风寒者加风池、风府；鼻塞严重者加上迎香。

［操作方法］ 患者取仰卧位。选择直径 0.25 mm，长 40 mm 的不锈钢毫针针刺，穴位皮肤常规消毒后，针刺迎香时针尖向上迎香方向斜刺；印堂用夹持进针法，左手提捏起穴位皮肤进针，使针尖深达鼻根处，并使针感扩散至鼻尖部；上星穴平刺，针尖朝向百会；针刺百会穴时针尖向后平刺；针刺天突穴时先直刺 0.2～0.3 寸，然后将针尖转向下方，沿胸骨后壁刺入 0.1～0.5 寸。余穴均直刺。针刺得气后行平补平泻手法，留针 30 min，留针期间嘱患者闭目养神，每隔 10 min 行针 1 次。

［疗程］ 每周 2～3 次，10 次为 1 个疗程。

2. 艾灸疗法

［取穴］ 印堂、合谷、足三里。

［操作方法］ 患者取坐位，点燃艾条，将艾条沿印堂向上至前发际，移动施灸，距离皮肤 3 cm 左右(注意随时清除艾灰，防止烫伤)，以患者舒适为度，共灸 10 min。然后对准合谷、足三里采用雀啄灸，每穴灸 5 min。

［疗程］ 5 次为 1 个疗程，休息 2 日开始下一疗程。

3. 耳穴疗法

［取穴］ 风溪、神门、外鼻、肺、脾、肾、内分泌。

［操作方法］ 取以上主穴并随症配穴。在上述穴位上探得敏感点后，将粘有磁珠或王不留行籽的耳穴胶布贴敷其上，每次取一侧耳穴。嘱患者每日按压 3～4 次。隔日贴敷 1 次，双耳交替。

［疗程］ 10 次为 1 个疗程。疗程间隔 5～7 日，开始下一疗程治疗。

4. 按摩疗法

［取穴］ 迎香、四白、印堂、合谷、风池、风府、大椎、肺俞、脾俞、肾俞、夹脊。

［操作方法］ 患者取坐位或仰卧位。以示指按揉迎香、四白，每穴 1～3 min。用拇指从鼻根下向上推擦印堂 1 min。用拇指反复搓擦患者鼻翼两侧，使局部产生灼热感为度。但用力不可太大，以免擦破皮肤。然后患者取俯卧位，用手掌搓擦患者肩背部的风池、风府、大椎、肺俞、脾俞、肾俞和夹脊穴。儿童患者，可配合捏脊治疗，每次 3～5 遍。

［疗程］ 每日 1 次，10 次为 1 个疗程。疗程间隔 5～7 日，开始下一疗程治疗。

5. 梅花针疗法

［取穴］ 大椎、肺俞、脾俞、肾俞。

［操作方法］ 患者取俯卧位。治疗前用 75％乙醇棉球对梅花针和治疗部位进行消毒，然后用梅花针从大椎至肺俞、脾俞，最后至肾俞进行叩刺，即手持针柄，运用腕部弹力，均匀叩刺所选穴位，叩刺频率为每秒 2～4 次，直至皮肤微微发红或轻度出血为度。结束后用清洁棉球轻轻擦拭叩刺部位。

［注意事项］ 此方法适用于鼻流黄脓涕，时有头痛、发热的患者，治疗前要和患者沟通好，告知患者操作时有疼痛感，在患者接受并处于放松的状态下操作。

［疗程］ 每周 1～2 次，5 次为 1 个疗程。

6. 拔罐疗法

［取穴］ 大椎、肺俞、脾俞、肾俞。

［操作方法］ 患者取俯卧位，充分暴露背部。先在背部膀胱经、督脉循行线的皮肤及罐口涂一层医用凡士林，再以闪火法将 3 号玻璃罐吸拔于所选部位的皮肤上，使肌肤吸附于罐体内 5～8 mm，以每秒 15～30 cm 的移动速度推拉火罐，至拔罐部位的皮肤潮红、充血或出现瘀斑时，将玻璃罐吸拔于上述背俞穴部位，留罐 3～5 min 后将罐取下，用干棉球将皮肤上凡士林擦拭干净。

［疗程］ 每周 2 次，10 次为 1 个疗程。

［注意事项］ ① 推罐时，动作缓慢，用力均匀，要求罐口有一定的倾斜度，即后半边着力，前半边略提起。② 走罐疗法宜选用口径较大的罐子，罐口要求

圆、厚、平滑，最好使用玻璃罐。③ 皮肤有溃疡、水肿及大血管分布部位，不宜使用走罐。④ 留罐时间不宜过长，以免起疱损伤皮肤。

（四）名老中医经验

1. 不要将过敏性鼻炎当感冒　很多新发病的过敏性鼻炎患者均以为是患了感冒，于是就随便吃感冒药，结果是一方面药物不对症，可能会产生毒副作用；另一方面是贻误了过敏性鼻炎的最佳治疗时机，甚至引发鼻窦炎。为此，正确区分感冒和过敏性鼻炎非常重要。临床上可以从病因、主症、病程和治疗方法 4 个方面进行比较（表 3－2－1）。

表 3－2－1　感冒与过敏性鼻炎比较

不同点	感　冒	过敏性鼻炎
病因	细菌或病毒感染	接触致敏原，如吸入性的油漆、化学制剂、动物皮毛、花粉等；食入性的异类蛋白，如鱼虾等
主症	咽痛、鼻塞、流涕、咳嗽、发热、怕冷、全身肌肉痛	喷嚏、流清水样鼻涕、鼻痒、鼻塞、眼痒
病程	一般 5～7 日，最长 14 日	分常年性和季节性。季节性多发于夏秋季节，有花粉时或接触到过敏原时发病，平时病情稳定；常年性者常年发病，遇冷空气或气温变化大时症状加重
治疗方法	抗感染治疗	避免接触过敏原；服用抗过敏药物；针灸调节体质以降低身体敏感性

2. 过敏性鼻炎发病的“卫生假说”　从免疫学角度来看，过敏性鼻炎是体外环境因素作用于机体造成机体免疫反应失衡而引发的、以鼻腔黏膜 Th2 免疫反应为主的变应性炎症反应，其主要免疫病理学特征是组织中大量表达 Th2 类细胞因子的细胞浸润。在免疫发育过程中，某些病原微生物的感染可影响免疫平衡状态。据此，有学者提出了过敏性鼻炎发病的“卫生假说”。“卫生假说”是指在儿童早期受到的感染越少，则日后发生过敏性疾病的机会愈大。因此，发育期的儿童接受适当的环境因素刺激，特别是微生物感染的刺激，可能通过激发细胞介导的保护性免疫反应，调节 Th1 和 Th2 免疫平衡状态，有助于拮抗变应原激发的免疫反应。

本研究团队临床观察发现患过敏性鼻炎的儿童有一个共同的特点，就是从小体质差，容易生病，患病后家长急于治愈，往往使用大量广谱抗生素。“卫生假说”恰好可以很好地解释这一现象：此类儿童的免疫系统没有受过感染的刺激，一有感染即被大量抗生素治疗，而孩子的免疫系统却得不到锻炼。孩子的免疫系统是在与疾病不断做斗争中完善起来的，因此，要给孩子免疫系统成熟创造适当的“机会”。所以，当孩子有轻微低热或腹泻时，家长不必太紧张，因为这正是锻炼孩子免疫系统的好机会，千万不要稍有异常即立刻使用广谱抗生素；如果体温不太高、孩子精神好，可以尝试中医疗法，如刮痧、推拿、针灸等。

3. 针刺治疗为主，综合干预提高疗效　目前针灸治疗过敏性鼻炎主要采用针刺、灸法、针灸并用、针药结合等方法，以针刺方法应用较多。取穴方法主要包括局部取穴、远端取穴、辨证取穴等。在治疗过敏性鼻炎方面我们团队已经积累了丰富的经验。自 2008 年在上海市针灸经络研究所医疗门诊部开设过敏性鼻炎专科门诊以来，经过临床的不断摸索，目前已经建立了针刺配合艾灸、耳穴、拔罐、中成药综合治疗过敏性鼻炎较为成熟的治疗方案。处方取穴时注重远近配穴，局部疏通与整体调节相结合，手法以调理疏通为主，不强求补泻。针刺处方中迎香、巨髎、印堂、上星为局部取穴，以疏通鼻部经络气血、通窍活络；远道取合谷、足三里，合谷能调节面部的气血，擅长治疗头面部疾病，所谓“面口合谷收”；足三里能补气血，为人体最常用的补益穴位，必要时可在足三里采用温针灸。百会穴的应用是为了加强“调神”的作用；同时考虑到过敏性鼻炎患者多有睡眠质量差、焦虑情绪等，因此在处方中加用百会穴，以加强镇静安神作用。同时配合在背俞穴上拔罐、走罐，可以健脾、补肺、益肾，疏通脏腑气血，从而激发人体的阳气和内脏功能。耳穴刺激可加强协同作用。诸法配合共达通经活络、宣通鼻窍的作用。

除了上述方法，必要时可以结合脏腑辨证，配合中成药治疗。经过多年观察，我们团队发现临床上过敏性鼻炎患者以肺脾气虚、脾虚湿重、脾肾阳虚为主，肺胃蕴热及气滞血瘀者少见。因此，在针灸治疗的同时要注重脏腑辨证，根据主症加用相应的中成药口服，以提高疗效。

脾肾阳虚：患者均有手足不温，怕冷。舌淡胖或边有齿痕，舌苔白滑，脉沉细无力。这种情况可以配合口服桂附地黄丸或金匮肾气丸。

肺脾气虚：患者均有怕风、汗多，易感冒，神疲乏力，面白无华。舌淡，苔白滑，脉弱。这种情况可以配合口服玉屏风散。

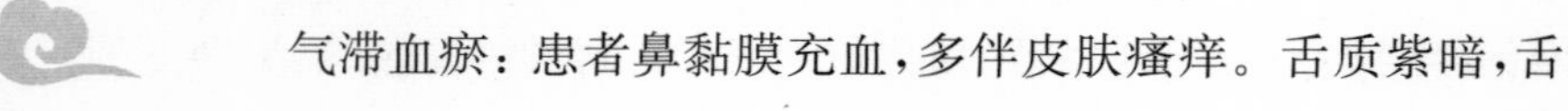

气滞血瘀：患者鼻黏膜充血，多伴皮肤瘙痒。舌质紫暗，舌下脉络青紫，脉

沉涩。这种情况可以配合口服血府逐瘀胶囊。脾气急躁，易怒明显者可以加用逍遥丸。

肺胃蕴热：患者流黄脓涕，有时伴前额头痛，头晕。舌红，苔黄，脉数。这种情况可以配合口服香菊胶囊或鼻炎康片。

4. *保守治疗为主，慎行鼻部手术*　近年来，因空气污染、抗生素滥用等原因导致过敏性鼻炎患者日益增多，而过敏性鼻炎日久不愈会引起鼻窦炎、鼻甲肥厚；此外，鼻中隔偏曲的患者在正常人群中也占有一定比例，而鼻中隔偏曲与鼻炎的发生有直接关系。鼻窦炎、鼻中隔偏曲、鼻甲肥厚的患者去医院就诊，西医耳鼻喉科的医生多建议手术或激光治疗。很多患者也希望通过手术得到“一劳永逸”的治疗方案，于是就接受了手术治疗，但我们多年的临床观察发现手术治疗并不能彻底治愈这些疾病。

在来我们门诊就诊的鼻炎患者中，接受过手术治疗的患者不在少数，甚至有接受过两次手术者，可见手术治疗并不能“一劳永逸”；而且鼻部手术不当还易导致医源性空鼻症等后遗症的发生。对接受针灸治疗后的疗效进行观察，发现接受过鼻部手术治疗的患者的针灸疗效不及未接受过手术治疗的患者，这可能与手术过程破坏了局部组织的完整性有关。因此，建议鼻炎患者慎重进行手术治疗，能保守治疗者尽量先保守治疗。

另外，过敏性鼻炎患者也不能长期使用鼻黏膜血管收缩剂，因为会导致“药物性鼻炎”的发生。所谓“药物性鼻炎”是长期使用鼻黏膜血管收缩剂，如滴鼻净和麻黄素滴鼻剂等，引起的鼻黏膜慢性中毒反应，所以又称“中毒性鼻炎”。其发生原因与患者不经正规医院诊治而滥用滴鼻药有关。究其原因，多是患者因某些原因（如感冒、过敏等）而致鼻塞，于是用血管收缩剂滴鼻。开始感觉鼻腔通气明显改善，继续用药则效果不佳，于是再继续用药，甚至加大用量，日久反使鼻塞加重，这就是多用减效现象。门诊上就曾有患者自诉有因过量使用麻黄素滴鼻剂导致心动过速而紧急就医的病史。因此，建议用鼻黏膜血管收缩剂治疗鼻炎，每次使用周期不宜超过1周，长期使用不但达不到治疗目的，反而会加重症状。对于药物性鼻炎的治疗，应首先让患者停用鼻黏膜血管收缩剂，改用生理盐水洗鼻。可采用与过敏性鼻炎相同的针灸治疗方案。同时嘱患者注意休息，戒除烟酒，加强锻炼，增强体质，提高机体抵抗力。

5. *治疗的同时注意预防*　中医重视“治未病”，强调未病先防。对于过敏

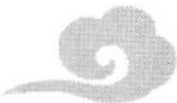

性鼻炎患者，平素应避免接触过敏原，少食鱼、虾等异类蛋白；注意保持居所的卫生、干燥，防止螨虫的滋生；不宜过食辛辣或刺激食品，不宜吃冷饮，戒烟酒；注意鼻部保健，可以自我按摩、艾灸，也可用温生理盐水早晚清洗鼻腔各 1 次。此外，合理的运动和良好的心态对病情的好转也有非常积极的作用，要注意加强锻炼，保证充足睡眠，少熬夜。对于儿童，平时衣服不要穿太多，应多进行户外活动，饮食以淀粉类为主，少食海鲜、生冷食品。平时感冒、发热尽量不用或少用抗生素。

6. *不提倡脱敏治疗* 脱敏疗法又称减敏治疗，或称特异性免疫治疗方法，是将不能避免的并经皮肤试验或其他方法证实或怀疑的主要抗原性物质，制成一定浓度的浸出液，以逐渐递增剂量及浓度的方法进行注射、含服、经皮渗透，通过反复给患者输入特异性抗原，促使体内产生相应的抗体，从而达到免疫耐受。临床上常见的脱敏方法有肌内注射、舌下含服及脱敏贴。

脱敏疗法治疗的第一步就是找出过敏原，查找过敏原的方法主要有皮内法、皮内阈值法、抓刺法、多种同时特异性抗体过敏试验、皮肤点刺试验（该法目前临床较为常用）。在明确了过敏原后方可进行脱敏治疗。脱敏注射从小剂量开始，逐渐增加剂量，以增加对过敏原的耐受性。脱敏治疗一般至少需要 2～3 年。中间如果有间断，会明显影响脱敏效果。

综上所述，脱敏疗法的特点有两个，一是一定要找到明确的过敏原，二是治疗时间长。因此，对于自身组织抗原导致的过敏，在根本查不出明确过敏原的情况下，根本无法进行脱敏治疗。况且过敏原种类繁多，因人而异，而目前能检测出的种类很少，所以并不是过敏的患者全能够进行脱敏治疗。其次是治疗周期太长，一般要 2～3 年，很多人无法坚持，而一旦中断治疗，会导致前功尽弃。综上所述，并不是每位过敏性鼻炎患者都适合进行脱敏治疗。

十五、放化疗不良反应

（一）概述

放疗、化疗是治疗中晚期癌症的重要方法。放射疗法简称放疗，是利用高能电磁辐射来杀伤癌细胞的方法；化学疗法简称化疗，是利用具有抗癌作用的化学药物消除原发病灶及杀灭全身播散的癌细胞的方法。由于放疗、化疗选择性差，所以在杀伤癌细胞的同时也或多或少对人体正常细胞造成损害。因而肿瘤患者在接受放化疗后会产生一系列不良反应。比较常见的有骨髓抑制而致白细胞和血小板减少；恶心、呕吐、厌食、腹泻等消化道反应；尿频、尿急、尿痛、血尿等泌尿系统疾病；溃疡、斑疹、皮炎等皮肤反应；乏力、头晕、失眠、脱发等全身症状。其中骨髓抑制引起的外周血白细胞减少症，是恶性肿瘤放化疗中最常见的不良反应，且不同程度地影响化疗的进行。

针灸在减轻放化疗不良反应、抗骨髓抑制、提升白细胞等方面发挥着重要的作用。临床研究表明，针灸不仅可以保护机体造血功能，提升外周血白细胞数，而且还能增强机体免疫功能，提高患者的生存质量，延长生存期。针灸治疗恶性肿瘤放化疗后引起的白细胞减少症方法颇多，最常用的有针刺、艾灸或针灸并用、拔罐、耳穴等疗法。取穴一般以扶正穴位足三里、大椎、关元、三阴交和背俞穴为主。

（二）诊断要点

1. 症状

（1）白细胞和血小板减少。

（2）恶心、呕吐、厌食、腹泻等消化道反应。

（3）尿频、尿急、尿痛、血尿等泌尿系统疾病。

（4）溃疡、斑疹、皮炎等皮肤反应。

（5）黏膜充血、出血、水肿、溃疡等。

（6）乏力、头晕、失眠、脱发、口干等全身症状。

2. 检查

（1）经细胞形态学或组织病理学检查明确诊断为恶性肿瘤的患者。

（2）白细胞总数小于 $4\times10^{9}/L$。

（3）无放疗或化疗禁忌证者。

（4）无严重脏器损伤，骨髓造血功能基本正常者。

（三）针灸治疗

针灸治疗放化疗后的不良反应主要包括升白细胞作用，改善胃肠道不良反应和提高机体免疫力及整体功能。

1. 艾灸疗法

（1）悬灸

［取穴］ ① 大椎、肺俞、足三里。② 脾俞、膈俞、三阴交。③ 中脘、关元、

内关。

［操作方法］ 前两组穴位操作可取坐位或先俯卧位再仰卧位，第三组穴位取仰卧位。充分点燃艾条一端，距离皮肤 3 cm 左右（注意随时清除艾灰，保持红火），患者自觉温热而不灼烫为最佳。三组穴位每日一组交替进行，每穴灸 15～20 min，如有明显传导，可适当延长艾灸时间。

［疗程］ 每日 1 次，12 次为 1 个疗程。

（2）灸盒灸

［取穴］ ① 大椎、肺俞。② 脾俞、膈俞。③ 中脘、关元。

［操作方法］ ①、②组穴位取 5 段 4～5 cm 长的艾条施灸，点燃一端，蛇形排列放进艾灸盒中，盒盖不要盖严，留有一定空隙，以使艾条充分燃烧。如觉过烫可用薄纱布垫在灸盒下面。③ 组穴位取 4 段 4～5 cm 长的艾条施灸，点燃一端，蛇形排列放进艾灸盒中施灸，注意事项同上。

［疗程］ 三组穴位可交替选用，也可三选二施灸。每周 3 次，12 次为 1 个疗程。

（3）隔姜灸

［取穴］ 大椎、肺俞、脾俞、膈俞、关元。

［操作方法］ 将鲜生姜切成厚约 0.3 cm 的生姜片，用牙签或针扎数个孔，放在穴位上施灸。如果觉得灼痛可以把姜片提起离开皮肤，稍后再放下，反复进行；如果仍然灼烫，可以再切一层稍薄的姜片垫在姜片与皮肤之间。每次施灸 5～10 壮，灸后皮肤会变的潮红湿润，注意避免烫伤。

［疗程］ 每周 3 次，12 次为 1 个疗程，疗程间隔 2～3 日，再继续下一疗程。

2. 针刺疗法

［取穴］ ① 大椎、肺俞、脾俞、膈俞。② 中脘、关元、内关、足三里、三阴交。

［操作方法］ 患者先取俯卧位，用 1.5 寸毫针针刺第一组穴位，均采用平补平泻手法，以得气为度。留针 30 min。患者再取仰卧位，用 1.5 寸毫针针刺第二组穴位，关元、足三里施补法，余穴均施平补平泻手法。留针 30 min。治疗时嘱患者闭目养神。

［疗程］ 每周 3 次，12 次为 1 个疗程。

3. 耳穴疗法

［取穴］ 肺、脾、肾、内分泌、胃、交感。

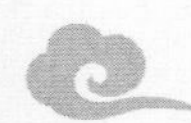

［操作方法］ 取以上主穴并随症取配穴。在选定穴上探得敏感点后，将粘有磁珠或王不留行籽的耳穴胶布贴敷其上，每次取一侧耳穴。嘱患者每日按压3～4次。隔日贴敷1次，双耳交替。

［疗程］ 10次为1个疗程。疗程间隔2～3日，开始下一疗程治疗。

4. 拔罐疗法

［取穴］ 大椎、肺俞、膈俞、脾俞。

［操作方法］ 患者俯卧位，将罐分别吸拔在穴位上，留罐5～10 min，每周2次。

［疗程］ 12次为1个疗程。

（四）名老中医经验

恶性肿瘤是当今威胁人类健康的主要疾病之一。恶性肿瘤目前的治疗方法主要有手术、放疗和化疗，但放化疗后患者多体质虚弱，出现一系列功能低下的症状，如骨髓抑制，白细胞、血小板减少及一系列胃肠道症状等严重的不良反应。针灸可明显缓解放、化疗引起的不良反应，保护血象，加强骨髓造血功能，从而提高人体对放化疗的耐受性，具有可行性和安全性。

肿瘤患者放化疗后不良反应主要因正气虚弱所致。治疗的总原则是扶正培元、补益气血、培补机体的正气。治疗方法上温补的艾灸方法为首选。同时配合针刺、拔罐、耳穴为辅助。对于骨髓抑制比较严重者，除针灸外，可同时配和服用中、西药物。血小板极低、出血难止者，尽量不用针刺，可直接只选用灸法。

督脉沿脊柱上行，为“阳脉之海”，在全身中起到统率作用，大椎为督脉与三阳经交会之处，具有通调督脉、振奋阳气的作用。关元穴属任脉，小肠募穴，足三阴经与任脉交会之处，具有阴阳双调、培元固本、补益下焦之功。足三里、三阴交合用为阴阳经相配，气血阴阳脏腑同调，协同作用较强，共同发挥补气益血、通经活络、健脾补肾之功效，为提高机体免疫力提供物质基础。针刺肺俞、脾俞、膈俞可以补益肺气，调节气血。配合拔罐疏通脏腑气血，耳穴刺激加强协同作用，辅以艾灸培元固本，共奏补益气血、扶助正气、缓解肿瘤患者放化疗后不良反应之目的。

大多数肿瘤患者多会产生痛苦、绝望、焦虑、抑郁的不良情绪，加之放化疗后机体产生的一系列严重的不良反应更是加重了这些不良情绪，而这些情绪因素

对患者的治疗又有着非常重要的影响。因此，除了针灸治疗外，更要加强患者的求生意志，要努力帮助患者树立战胜病魔的决心和继续治疗的勇气。同时，尽量做到规律的起居和饮食，防寒保暖，避免熬夜。心境的平和安定对于治疗和缓解症状有着至关重要的作用。患者要保持愉悦放松的心情，可以通过听音乐、香薰、打坐等来放松心情，从而早日改善症状。

十六、失眠

（一）概述

失眠症是最常见的睡眠障碍，也是内科门诊常见的疾病之一。临床表现为睡眠时间、深度的不足以及不能消除疲劳、恢复体力与精力，轻者入睡困难，或寐而不酣，时寐时醒，或醒后不能再寐，重则彻夜不寐。《内经》中称为"目不瞑""不得眠""不得卧"。中医称之为"不寐"。失眠的发生一方面与患者自身因素相关，另一方面与外界的条件有关。因此，失眠可分为原发性失眠和继发性失眠，继发性失眠是由于原发性疾病影响睡眠导致失眠，治疗主要针对原发病。而我们通常意义所说的失眠一般都指原发性失眠。原发性失眠的发生受到易感性因素、诱发性因素和维持性因素的影响，即经典的3P模型。易感性因素（如唤醒能力、认知风格）和诱发性因素（各类应激事件）相互作用，会导致暂时的睡眠紊乱，而维持性因素（如不良睡眠习惯、错误睡眠认知等）则使得个体的失眠症状持续存在。因此，失眠的治疗主要针对维持因素。随着社会压力的增大，失眠的发病率呈上升趋势，中国睡眠研究会的数据显示中国成年人失眠发生率高达38.2%，超过3亿人口有睡眠障碍。失眠可进一步进展为抑郁等，同时可能影响到青少年的生长发育，引起骨质流失等。

中医对失眠有着深入的认识，《难经》最早提出"不寐"这一病名，不寐的病位主要在心，与肝、脾、肾有关。基本病机为阳盛阴衰，阴阳失交。一为阴虚不能纳阳，一为阳盛不得入于阴。病理性质有虚实两面，肝郁化火、痰热内扰、心神不安为实；心脾两虚、心胆气虚、心肾不交、心神失养为虚，久病可表现为虚实兼夹，或为瘀血所致。

（二）诊断要点

1. 症状

（1）存在以下症状之一：入睡困难（入睡时间超过30 min）、睡眠维持困难

(整夜觉醒次数≥2 次)、早醒、在睡眠时间拒绝入睡、没有父母或者照顾者的干预难以入睡。

(2) 患者主诉至少下述 1 种与睡眠相关的日间功能损害：疲劳或全身不适；注意力、注意维持能力或记忆力减退；学习、工作和(或)社交能力下降；情绪波动或易激惹；日间思睡；行为问题(如多动、冲动、攻击行为)；兴趣、精力减退；工作或驾驶过程中错误倾向增加；对睡眠过度关注。

(3) 不能被环境或者时间不充足所解释。

(4) 不能被其他疾病所解释。

(5) 每周 3 次，病程至少 3 个月为慢性失眠；病程少于 3 个月的为急性失眠。

2. 检查　失眠的诊断主要以症状为主要的诊断要点，同时可结合相关的检查。

(1) 量表测评

1) 睡眠质量量表评估：失眠严重程度指数；匹茨堡睡眠指数；疲劳严重程度量表；生活质量问卷；睡眠信念和态度问卷；Epworth 思睡量表评估。

2) 情绪包括自评与他评失眠相关测评量表：Beck 抑郁量表；状态特质焦虑问卷。

(2) 客观评估：失眠患者对睡眠状况的自我评估容易出现偏差，必要时需采取客观评估手段进行甄别。

1) 睡眠监测整夜多导睡眠图(PSG)主要用于睡眠障碍的评估和鉴别诊断。体动记录仪可以在无 PSG 监测条件时作为替代手段评估患者夜间总睡眠时间和睡眠模式。

2) 病因学排除检查包括甲状腺功能检查、性激素水平检查、肿瘤标记物检查、血糖检查、动态心电图夜间心率变异性分析。部分患者需要进行头部影像学检查。

(三) 针灸治疗

1. 针灸疗法

[取穴]　印堂、神庭、四神聪、安眠、神门、内关、足三里、三阴交。

[操作方法]　患者取仰卧位，用 1.5 寸毫针针刺上述穴位。上述穴位用平补平泻手法。印堂和神庭接电针，连续波，频率 2 Hz，强度以耐受舒适为度，留

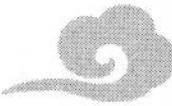

针 30 min。

[疗程] 每周 3 次,10 次为 1 个疗程。

2. 穴位贴敷疗法

[取穴] 涌泉。

[操作方法] 吴茱萸研成细末并用醋调成糊状,涂于纱布上约钱币大小,贴敷于双涌泉穴。每晚睡前贴敷,次日早晨取下。

[疗程] 隔日 1 次,10 次为 1 个疗程。

3. 耳穴疗法

[取穴] 皮质下、心、肾、肝、神门、垂前、耳背心。

[操作方法] 取以上主穴并随症取配穴。在选定穴上探得敏感点后,将粘有磁珠或王不留行籽的耳穴胶布贴敷其上,每次取一侧耳穴。嘱患者每日按压 3～4 次。

[疗程] 每周 3 次,双耳交替,10 次为 1 个疗程。

4. 梅花针疗法

[取穴] 项至腰部督脉和足太阳膀胱经背部第一侧线。

[操作方法] 治疗前用 75%乙醇棉球对治疗部位进行消毒。患者俯卧位,用梅花针自上而下进行叩刺,手持针柄,运用腕部弹力,均匀叩刺所选穴位,直至皮肤潮红为度。结束后用清洁棉球轻轻擦拭。

[疗程] 每周 3 次,10 次为 1 个疗程。

5. 拔罐疗法

[取穴] 项至腰部足太阳膀胱经背部侧线。

[操作方法] 患者俯卧位,在背部涂抹凡士林或润滑油,将罐分别吸附在穴位上,自上而下行走罐,以背部潮红为度。

[疗程] 每周 3 次,10 次为 1 个疗程。

6. 穴位注射疗法

[取穴] 安眠、三阴交。

[操作方法] 应用丹参注射液注射上述穴位。穴位常规消毒后,应用 5 ml 注射器抽取丹参注射液,将针头刺入穴位,提插捻转得气后,回抽无回血,将药物缓慢注入穴位。双侧腧穴交替使用,每穴 1 ml。

[疗程] 每周 3 次,10 次为 1 个疗程。

（四）名老中医经验

按照病程，失眠可分为急性失眠和慢性失眠，急性失眠可能转化为慢性失眠，也有失眠起病就表现为慢性。急性失眠与首次抑郁密切相关。慢性失眠日久，也会引发精神心理疾病，与失眠互为因果，加重失眠。慢性失眠本身伴有的日间功能障碍就严重影响了人们日常的社会活动。因此，不管是急性失眠还是慢性失眠，早期治疗对于其预后意义重大。由于失眠的发生与患者的心境状态密切相关，及时疏导不良情绪，纠正不正确的睡眠习惯，有利于本病的预后。中医学强调“未病先防，已病防变”，疾病发生，应及早治疗，防止日久出现变证。针灸治疗失眠具有疗效显著的特点，门诊可见很多失眠患者，在针灸治疗过程中酣然入睡。因此，及早进行针灸干预，不仅能够促进疾病康复，还能及时调整患者的心境状态，防止疾病进展。

《素问·病能论篇》：“人有卧而有所不安者，何也……脏有所伤，及精有所之寄，则安，故人不能悬其病也。”《灵枢·寒热病》：“阴跷、阳跷，阴阳相交，阳入阴，阴出阳，交于目锐眦，阳气盛则瞋目，阴气盛则瞑目。”《景岳全书》：“不寐证虽病有不一，然唯知邪正二字，则尽之矣。盖寐本乎阴，神其主也，神安则寐，神不安则不寐，其所以不安者，一由邪气之扰，一由营气之不足耳。有邪者多实证，无邪者皆虚证。凡如伤寒、伤风、疟疾之不寐者，此皆外邪深入之扰也；如痰，如火，如寒气、水气，如饮食忿怒之不寐者，此皆内邪滞逆之扰也。舍此之外，则凡思虑劳倦，惊恐忧疑，及别无所累而常多不寐者，总属其阴精血之不足，阴阳不交，而神有不安其室耳。知此二者，则知所以治此矣。”中医学认为，不寐的发生与饮食、情志、劳倦、体虚等因素相关。本病的治疗原则为补虚泻实，调整阴阳。实证宜泻其有余，如疏肝解郁，降火涤痰，消导和中。虚证宜补其不足，如益气养血，健脾，补肝，益肾。实证日久，气血耗伤，亦可转为虚证，虚实夹杂者，治宜攻补兼施。

目前针灸治疗失眠主要有针刺、电针、拔罐、穴位敷贴等，以针刺方法应用最多；取穴大多采用局部取穴、远端取穴、循经取穴、辨证取穴等原则。在治疗失眠方面，我们团队取得了丰富的经验。自赵粹英的学生开设失眠专科门诊以来，经过临床治疗，动物实验探索，已经初步建立了结合针刺、穴位敷贴、拔罐、耳穴治疗为一体的综合治疗方法，建立了比较成熟的针灸治疗失眠的方案。处方注重辨证取穴，在基础穴位的基础上辨证加减，先后建立了肝郁脾虚证失眠的治疗方案、心肾不交证失眠的治疗方案等，并确立了昼夜节律紊乱型睡眠障碍的诊疗思路。针刺处方中印堂、神庭、四神聪为局部取穴，镇静安神；安眠为治疗失眠的经外奇穴，治疗失眠有特效；神门为心经原穴，安定心神；内关为手厥阴心包经穴位，又为络穴，宁心安神、清热除烦；足三里是足阳明胃经穴位，是强壮保健穴之一，能够补益气血，心有所养而神自安；三阴交为足三阴经之交会穴，健脾柔肝补肾，调气血、安神定志。诸穴合用，共同发挥补虚泻实、调整阴阳的作用。

失眠的发生与素体相关，应及时调整情绪，减少不良情绪的影响；情绪调节不良时，及时进行心理疏导；改变不良的睡眠习惯，加强睡眠卫生教育；培养处理应急事件的能力，面对应急事件时，减少不良事件的影响；正确对待失眠，不要过度关注睡眠；失眠可以通过针灸等治疗方法改善，患者要坚定信心。平时注意咖啡、茶等的合理饮用，睡前不宜运动、进食，不宜在床上看书。调节睡眠生物钟，入睡时间不宜过晚，醒后即起床。健康饮食和适宜运动对于失眠也有积极的作用。

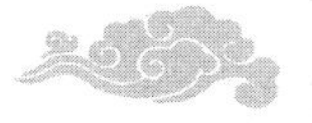

第四章 经典医案医话

第一节 医　案

一、面瘫

案　王某，男，23岁。

初诊(2010年5月24日)

［主诉］　左侧口眼歪斜1月余。

［现病史］　患者自述于1月前至寒冷地区出差，受寒后出现左侧口眼歪斜，口角流涎，未予重视。1周前上述症状加重，遂来我科治疗。刻下症见：左侧额纹消失，抬眉困难，左侧眼睑闭合不全，左侧鼻唇沟消失，口角歪向右侧，鼓腮漏气。寐纳正常，二便调，苔薄白，脉弦滑。

［诊断］　中医诊断：面瘫；西医诊断：面神经炎。

［针灸治则］　祛风平肝，调和气血。

［取穴］　头维、下关、翳风、迎香、地仓、颊车、合谷、阳白、鱼腰、四白、足三里、太冲。

［操作方法］　患者取仰卧位。除合谷、足三里、太冲双侧取穴外，余穴均取左侧。选择直径0.25 mm、长40 mm的不锈钢毫针，穴位皮肤常规消毒后进行针刺。面部相邻穴位取透穴刺法，如颊车透地仓，阳白透鱼腰，四白透迎香，余穴取平补平泻手法，留针30 min，留针期间可轻捻针1～2次。每日1次，7次为1个疗程，共治疗2个疗程。

治疗1个疗程后，左侧面瘫明显好转，左侧眼睑闭合不全减小，左侧鼻唇沟

明显加深，仅有轻微口角歪斜。治疗 2 个疗程后，患者抬眉时左侧额纹恢复正常，左眼闭合较前好转，用力可完全闭合，闭口鼓气正常。为了巩固疗效，嘱患者多做眼睛闭合及面部被动运动，促使面部肌肉神经功能完全恢复；另一方面还需注意避风寒、适当锻炼以增强体质，避免疾病复发。

【按】 该病多因机体正气不足，感受外邪，经脉失养，筋肉纵缓不收而发生。针灸操作不当，也会出现遗留面肌痉挛，倒错等不良现象，所以一定要根据病情分期辨证治疗。在恢复期要慎用电针，在局部取穴的基础上，配合远端足三里调脾胃补气血，配合针刺双侧太冲穴防止面肌痉挛或"倒错现象"发生。

二、三叉神经痛

案 1 沈某，女，56 岁。

初诊(2015 年 7 月 15 日)

［主诉］ 左侧面部阵发性疼痛反复发作 2 年余。

［现病史］ 患者诉 2013 年 5 月突发左侧面部针刺样疼痛，疼痛部位主要位于左鼻翼及左口角外侧。曾于外院就诊，诊断为"原发性三叉神经痛"，予口服卡马西平片治疗，经治后患者疼痛减轻，疼痛发作频率减少，遂停止服药。停药后复发服药前的症状，且疼痛加剧，频率增多，遂自行服用卡马西平，虽然疼痛可暂时缓解，但效果越来越不明显，增加药量后亦如此，患者自觉对卡马西平产生耐药性。为求进一步诊治，遂来我科就诊。刻下症见：左侧面部疼痛不甚明显，刷牙或喝冷水等易诱发。平素怕冷易出汗，无口干口苦，夜寐一般，多梦，胃纳尚可，舌淡苔薄白，脉缓。

［诊断］ 中医诊断：面风痛(阳气亏虚，风寒阻络证)；西医诊断：原发性三叉神经痛。

［针灸治则］ 温阳散寒止痛。

［取穴］ 四白、颧髎、迎香、下关、颊车、夹承浆、大迎、合谷、外关、风池。

［操作方法］ 下关采用 2 寸毫针深刺，使触电样针感放散到下颌及舌部，并配合艾炷温针灸。其余穴位采用常规刺法，以得气为度。每周 3 次，每次留针 30 min。治疗 1 个月为 1 个疗程。

治疗 1 个疗程后，患者疼痛基本不再发作，同时停用西药，继续巩固治疗 1

个疗程后停止治疗。3 个月后随访，患者诉已基本不再发作，偶尔轻微疼痛，自行艾条温和灸后即能达到止痛效果。

【按】 三叉神经痛是严格局限于三叉神经分布区内反复发作的阵发性、短暂性、剧烈的针刺样或电击样疼痛，疼痛可由面部轻微的刺激诱发。流行病学调查显示目前原发性三叉神经痛的发病率约为 4.3/10 万～8/10 万，男女比例约为 1∶1.6。随着我国逐步进入老龄化社会，老年人总体数量不断增加，原发性三叉神经痛的发病率也呈现出逐年增高的趋势。本病发无定时，同时伴随剧烈疼痛，给患者带来巨大痛苦，中医学并无本病病名，根据其症状表现归属于“面痛”范畴。如《张氏医通》记载：“面痛……开口言语，手触之即痛，此是阳明经络受风毒，传入经络，血凝滞而不行。”在本病例中，患者最初用西药治疗获得较好疗效，但始终无法达到长时间停药的效果，且用药量逐渐增加，表明患者出现了一定程度的耐药，后经人推荐选择针灸治疗，根据患者发病特点，四诊合参，辨证为素体阳虚，风寒之邪侵袭面部阳经，寒凝经脉，不通则痛；且患者年岁已高，气血亏虚，不能上荣于面，不荣则痛。选穴以局部阳经穴位为主，疏风散寒，同时配合下关穴艾灸加强温阳通络作用。风池为足少阳胆经经穴，是治疗头面疾病的重要穴位，针感向面部传导，具有良好的镇痛作用，同时远道配合外关穴加强祛风解表之效。合谷为手阳明大肠经的原穴，“面口合谷收”，是治疗头面五官疾病的要穴。诸穴合用，针灸并施，共奏祛风解表、温阳散寒、通络止痛的作用。

案 2 汤某，女，43 岁。

初诊(2016 年 4 月 17 日)

［主诉］ 右侧面部疼痛 3 年余。

［现病史］ 患者诉 2013 年初开始出现右侧面部疼痛，疼痛以鼻翼外侧为主，刷牙或喝冷水时容易出现疼痛，每次持续数秒至 2 min 不等，疼痛不甚剧烈。曾于外院就诊，诊断为“原发性三叉神经痛”，给予卡马西平等药物治疗，但患者顾虑药物副作用，一直未服药治疗。每次疼痛无法忍受则去医院就诊，但均未服药，如此往复。在一次与友人交流中得知，其友也曾患有相同疾病，在我科行针灸等治疗后痊愈，因此今日就诊于我科。既往曾有右侧面瘫病史。刻下：右侧面部皮肤颜色正常，右下眼睑轻微肌肉痉挛，面痛尚可，舌下络脉瘀血，舌边暗有

瘀点，苔薄白，脉细微沉涩。

［诊断］ 中医诊断：面风痛（气滞血瘀证）；西医诊断：原发性三叉神经痛。

［针灸治则］ 活血化瘀，行气止痛。

［取穴］ 太阳、四白、颧髎、迎香、下关、颊车、合谷、太冲。

［操作方法］ 太阳穴采用 1.5 寸毫针，斜向下针刺，使针感向面部传导；下关穴采用 2 寸毫针深刺，使触电样针感放散到下颌及舌部；其余穴位采用常规针刺，平补平泻，以得气为度。太阳和下关穴接通电针仪，连续波，频率 100 Hz，强度以患者舒适为度，每次 30 min。针刺结束后下关和颧髎两个穴位交替使用丹参注射液注射以活血化瘀，每次 1 ml。每周 3 次，12 次为 1 个疗程。经连续 2 个疗程治疗，疼痛未再出现，临床痊愈，随访半年无复发。

【按】 从现代医学诊断角度，与上面病例一样，本病例诊断为“原发性三叉神经痛”。然而从中医辨证角度看，体现了中医的同病异治特色，在本病例中，患者病程已达数年之久，由于患者顾虑药物的副作用，虽然多次就诊，但均未接受系统治疗，在一定程度上延误了病情。中医认为“久病入络”，患者舌下络脉瘀血，舌边暗有瘀点，苔薄白，脉细微沉涩，是典型的因瘀致痛，辨证为“气滞血瘀证”，不通则痛，治疗原则为活血化瘀，行气止痛。下关穴深刺，使针感向下传导放散，可达明显止痛作用，同时配合电针加强刺激。针刺结束后配合丹参注射液穴位注射，针药并用，能达到较好的治疗效果，虽病数年，却能在较短时间内取得临床治愈的疗效。

三、支气管哮喘

案 1 刘某，男，60 岁。

初诊(2015 年 3 月 11 日)

［主诉］ 喘咳 20 年余。

［现病史］ 患者自诉支气管哮喘病史 20 余年，每遇寒冷季节或天气变冷则复发，既往采用西药喷雾剂等治疗，但仅能缓解病情，无法治愈。后曾服用一种藏药，具体不详，也能在一定程度上缓解病情，但哮喘始终无法根治。就诊时患者为哮喘缓解期，呼吸偏快，无咳嗽咳痰，无胸痛等症状。查体：口唇微绀，咽部稍充血，呼吸偏促，两肺可闻及哮鸣音，心率 83 次/min，律齐，胸片检查未见明

显异常。夜寐尚可，胃纳可，二便调，舌暗苔白微厚腻，脉弦滑。

［诊断］ 中医诊断：哮病（寒痰伏肺证）；西医诊断：支气管哮喘。

［针灸治则］ 化痰平喘。

［取穴］ 主取手太阴肺经腧穴。针灸主穴：列缺、孔最、尺泽、合谷、定喘、肺俞、丰隆。配穴：内关、脾俞、肾俞、足三里，根据症状交替选穴。

［操作方法］ 合谷、列缺、孔最、尺泽以 1.5 寸毫针行平补平泻手法，以针感向上臂传导为佳；定喘穴采用 1 寸毫针向下直刺，以得气为度；肺俞采用 1.5 寸毫针平刺，得气为度；丰隆采用 1.5 寸毫针泻法。定喘和肺俞连接电针仪，连续波，频率 100 Hz，强度以患者感觉舒适为宜，每次 30 min。心率较快配合内关，使针感向上臂传导为宜。针刺结束后，配合背部闪罐和留罐，拔罐穴位主要为大椎、定喘、肺俞、膏肓俞、脾俞、肾俞，并配合耳穴治疗。

每周 3 次，经过 4 周治疗后，患者自觉治疗期间哮喘发作次数明显减少，可进行慢跑而无明显呼吸不畅，继续巩固治疗 4 周，停用所有药物，随访半年无复发。

【按】 引起支气管哮喘的危险因素主要包括遗传、肥胖、变应原、感染、空气污染、饮食等。目前，全球至少有 3 亿哮喘患者，中国约占其十分之一，且近年呈逐渐增长趋势。近年来由于空气污染，雾霾严重等，使本病的发病率进一步增加。中医按其临床表现将其归属于“喘证”“哮证”“饮证”的范畴。主要与肺、脾、肾三脏有关，多因痰饮内伏，风寒袭肺，痰湿壅阻，肺失宣降所致。由于肺气根于肾，哮喘日久，肾气虚衰，可出现肾不纳气，或上实下虚的表现。在本病例中，患者病程已达数十年之久，同时气候变冷或遇寒容易诱发，病情虚实夹杂，病位以肺为主，故取穴以肺经腧穴为主；同时在治疗过程中，根据症状变化辨证取穴，并确保每穴均得气。定喘为经外奇穴，是治疗本病的经验用穴，具有舒张支气管、促进痰液排出的功能。丰隆为化痰要穴，对于有形和无形之痰均具有良好疗效。研究表明耳穴对许多疾病，特别是急性发作的病症能快速有效缓解病情，故治疗结束后配合耳穴贴压。取穴主要为神门、内分泌、心、肺、肾、脾等，并嘱患者每日早、中、晚、睡前按压耳穴，每个穴位至少按压 10 次左右，力度中等，在针灸治疗间隔期间配合按压耳穴对治疗和预防复发起到一定的作用。在治疗见效后，嘱患者加强身体锻炼，同时要避风寒、慎起居、节饮食、畅情志，多管齐下，从而达到较好的临床疗效。

案2 姚某，女，8岁。

初诊(2015年7月13日)

［主诉］ 喘咳5年余，加重1个月。

［现病史］ 其母代诉患者自3岁起每年冬天均于感冒或发热后诱发哮喘，严重时需住院治疗。平素发作时主要采用雾化吸入及服用支气管扩张剂缓解病情，曾于外院中医内科就诊口服中药，因患者多次拒绝服药，故中药服用一段时间后停止服用。为求进一步系统诊治，现于我科就诊，刻下：患儿体瘦，声音低，头面汗出，无胸闷咳嗽，胃纳不佳，大便偏稀，小便正常，夜寐欠安，舌淡少苔边有齿痕，脉细弱。

［诊断］ 中医诊断：哮病；西医诊断：支气管哮喘。

［针灸治则］ 降气平喘，补肺健脾益肾。

［取穴］ 哮喘发作期取合谷、列缺、孔最、尺泽、定喘，必要时配合西药平喘；缓解期取肺俞、脾俞、肾俞、天突、中脘、天枢、气海、关元、足三里、三阴交，上述穴位交替使用。

［操作方法］ 合谷、列缺、孔最、尺泽、定喘选用1寸毫针针刺，以得气为度；针刺定喘穴同时配合温和灸治疗，每次30 min。缓解期，腹部和背部穴位交替针刺，肺俞、脾俞、肾俞、中脘、气海、关元、足三里针刺同时，配合温针灸，每次30 min。每周3次，12次为1个疗程，并嘱患者禁食生冷、发物。

患者连续治疗3个疗程后，食欲好转，汗出减少，体重增加3 kg。患者母亲自觉患儿体质明显改善，遂停止治疗，至2016年2月电话随访诉患儿整个冬天期间未再发病。遂交代患儿母亲加强患儿体质锻炼，注意饮食，同时在每年夏天进行三伏贴巩固治疗，预防复发。

【按】 小儿支气管哮喘已成为儿科疾病中最为常见的一种。小儿形体未充，为稚阴稚阳之体，容易受病邪侵袭。该病发病急，病情易反复，给治疗带来一定的难度。在本病例中，患者3岁即发病，病程已达5年之久，中西药治疗，虽有缓解，但疗效欠佳，大部分中药都较苦，进而使患者产生抗拒。就诊时表现为典型的脾胃虚弱，卫阳不固。四诊合参，辨证施治，根据疾病的发病、缓解采取不同的治疗方案。在急性发作期以肺经腧穴为主，降气平喘，缓解病情；在缓解期，以健脾补肾为主，脾胃为后天之本，脾气散精，上归于肺，通调水道，下输膀胱，水精四布，五经并行。标本并治，缓急兼施。在取得一定疗效后，嘱患者加强身体锻炼，同时禁食生冷食物，固护脾胃，并在每年夏天进行三伏贴治疗，促进机体阳气恢复，预防冬天复发。

四、类风湿关节炎

案1 徐某，女，70岁。

初诊(2009年7月25日)

［主诉］ 关节肿1年。

［现病史］ 患者自述长期居住于潮湿阴冷之地。1年前开始出现对称性关节红肿疼痛症状，并累及手脚多处小关节，后经医院确诊为类风湿关节炎。患者常感四肢发凉、关节冷痛，晨起关节僵硬，并伴有失眠、胃胀气、呃逆等症。目前口服西药，同时于我科门诊配合温针灸治疗，每周2次。查体：关节红肿，有压痛，活动受限，胃纳欠佳，二便尚调，夜寐可，舌淡胖，苔薄白，脉沉。

［诊断］ 中医诊断：痹证(寒湿阻络证)；西医诊断：类风湿关节炎。

［针灸治则］ 祛风除湿，温经通络。

［取穴］ 足三里、三阴交、阳陵泉、肾俞、脾俞、膝眼、阿是穴。阿是穴等处做温针灸治疗。

［操作方法］ 患者取仰卧位，用1.5寸毫针针刺上述穴位，采用平补平泻手法，以得气为度。于足三里、肾俞、脾俞、阿是穴等处做温针灸，留针20 min，留针期间嘱患者闭目养神。

12次为1个疗程，共治疗10个疗程，现患者关节无变形，病情控制良好且无进一步恶化倾向。失眠、呃逆等症状明显改善。

【按】 患者常居阴寒潮湿之地，长年感受寒湿邪气，痹阻经脉，侵犯骨节，致使局部关节肿痛，故取穴阿是穴，疏通局部经络气血。又因寒湿为阴邪，长居体内造成身体阳气损耗，取足三里、肾俞、脾俞等穴治以温针，以培补脾肾之阳。取背俞穴肾俞、脾俞以温补脾肾；足三里属足阳明胃经，该经为多气多血之经，取之可强身健体；三阴交为足三阴经交会穴，与肾俞、脾俞共用共奏温补脾肾之效；阳陵泉、膝眼及阿是穴则可局部活血通络止痛。

案2 郭某,女,76岁。

初诊(2008年10月12日)

[主诉] 关节冷痛10余年。

[现病史] 患者自述自幼体弱多病,类风湿关节炎病史10余年。曾于当地中医院治疗,予口服抗风湿药物治疗,口服西药史4年余,具体不详,并连续配合温针灸治疗10年,每周2次,自述疗效不佳。现患者为求进一步诊治,遂来我科就诊。刻下:关节冷痛、畸形明显,活动受限,并四肢发凉。舌淡苔薄白,脉沉细。

[诊断] 中医诊断:痹证(瘀血阻络证);西医诊断:类风湿关节炎。

[针灸治则] 祛风除湿,活血通络。

[取穴] 足三里、三阴交、阳陵泉、血海、肾俞、脾俞、膝眼、阿是穴。

[操作方法] 患者取仰卧位,用1.5寸毫针针刺上述穴位,采用平补平泻手法,以得气为度。并在足三里、肾俞、脾俞、三阴交、阿是穴等处做温针灸。留针20 min,嘱患者闭目养神。

患者采用温针治疗前已出现脚趾关节变形,但配合温针灸期间病情无进一步恶化倾向,病情控制良好。

【按】 患者先天禀赋不足,易感受外邪,风寒湿邪痹阻经脉,侵犯骨节,致使局部关节肿痛,故取阿是穴,起局部活血通络作用。又因寒湿为阴邪,长居体内致使素体阳气损耗,取足三里、肾俞、脾俞等穴治以温针,以培补脾肾之阳。三阴交为足三阴经交会穴,温针三阴交可温补脾肾;阳陵泉、膝眼、血海及阿是穴则可在局部起活血舒筋、通络止痛的作用。

五、郁证

案1 周某,女,52岁。

初诊(2015年10月8日)

[主诉] 失眠纳少,情绪低迷4个月。

[现病史] 患者4个月前无明显诱因出现头晕乏力,情绪低迷,不想与人交谈,自诉没有任何高兴事。失眠严重,每日睡眠少于4 h。经外院诊为“更年期抑郁症”,予氟哌噻吨美利曲辛片、艾司唑仑片等药物口服治疗,服药时症状好转,

但患者担心副作用和成瘾性，故希望以针灸治疗缓解症状。既往有腕管综合征病史。刻下：患者面色萎黄，倦怠乏力，腰背酸痛，情绪低落，表情淡漠，胸闷纳少，腹胀，手足发凉，自汗出，大便2～3日一行，小便调，夜寐难安，舌淡红，苔白，脉沉滑。

［诊断］ 中医诊断：郁证（肝气郁结，气血亏虚证）；西医诊断：抑郁症。

［针灸治则］ 开窍解郁，安神定志，疏调气机，通经活络。

［取穴］ 第一组：风府、大椎、譩譆、心俞、肝俞、脾俞、肾俞；第二组：四神聪、足三里、脐中四边、丰隆、大陵、内关、照海。

［操作方法］ 风府、大椎、丰隆、大陵泻法；四神聪、脐中四边、照海平补平泻；其余用补法；温针灸穴位：脐中四边，各2壮。

2015年10月31日复诊：患者诉睡眠有较大改善，情绪比较平静，能开怀大笑，精神好转，腹胀有改善，胃纳增加。

2015年11月28日至今：每周或每两周行1次针灸治疗，有时感冒，予走罐并针刺合谷、列缺、迎香等穴；有时睡眠不佳，加用耳穴。

【按】 人过中年，气血始衰，“七七任脉虚，太冲脉衰少，天癸竭”“六八阳气衰竭于上，面焦，发鬓斑白。七八肝气衰，筋不能动，天癸竭，精少，肾脏衰，形体皆极”。因此肝肾虚衰、气机逆乱导致本病。更年期抑郁症，以忧郁、焦虑、紧张为主要症状，临床可有多种表现。“郁”为阻滞不通之意，指因各种原因造成的气机逆乱、郁滞、不通、经络不行等。由于郁为病机的概括、反映，故可导致其他症状的出现，如《丹溪心法·六郁》云：“人体气血冲和，万病不生，一有拂郁，诸病生焉。故人身诸病多生于郁。”由于人体气为血帅，血为气母，气行则血行，气滞则血瘀，若情志不遂，伤于忧思恼怒，必首犯气机，气病及血，气血同病而发病症多端。除忧思恼怒与气血相关外，本病的发病又值肝肾亏虚、天癸衰竭之年龄，内脏空虚也为主要原因，加之七情所伤，必生诸症。治疗本病应以解郁开窍、通达气血为大法。心俞为经气输注之腧穴，为调理心经之气要穴，刺心俞可使周身气血达于脑窍。譩譆具有通达气血、开窍安神、舒经通络的作用。风府也能开窍醒神、安神定志。大椎为督脉经穴，与诸阳经相会，可通达周身阳气，使气血调和。内关为厥阴之络，络于少阳，少阳为枢。刺内关可解郁宽胸而使情志条达，郁闷可解。照海通阴跷脉，为治疗失眠的要穴。其余腧穴也有安神解郁之功。

案2 张某，女，55岁。

初诊(2007年7月2日)

［主诉］ 情绪低沉伴心悸梦魇1年。

［现病史］ 患者1年前因丧偶而出现情绪低落，郁郁寡欢，精神恍惚不宁，情感失常，时时悲泣。刻下：神情落寞，面色苍白，脘痞食少，心悸，夜寐难安，时有梦魇，舌淡红，苔白腻，脉濡细。既往史：高血压病史，具体情况不详。

辨证分析：思虑伤脾，肝气郁结则成郁证，郁证日久心情闷闷不乐，饮食减少，气血生化之源不足，可致脾气虚弱故，而见脘痞食少。心气虚则悲凄，心脾气虚则心悸，夜寐不安，梦魇。

［诊断］ 中医：郁证(心脾气虚证)；西医：抑郁症。

［针灸治则］ 健脾益气，养心安神。

［取穴］ 四神聪、印堂、膈俞、心俞、脾俞、肾俞、内关、听宫、厉兑、隐白。

［操作方法］ 泻隐白、厉兑；补膈俞、心俞、脾俞、肾俞、听宫；其余穴位平补平泻。耳穴：取神门、脑、皮质下、心、脾、肝、胃、内分泌，以磁珠按压。

二诊(2007年7月4日)

诉初诊后耳贴二穴(神门、内分泌)刺痛明显，胃纳略有增加。

三诊(2007年7月6日)

诉二诊后耳贴刺痛好转，胃肠蠕动感增多，胃纳稍好，心悸略有好转。

五诊(2007年7月11日)

诉心悸好转，夜寐仍难安，晨起颈项僵硬，肩背酸痛，予加用针刺百劳、风池、大杼、肩外俞，均用平补平泻法，并在酸痛处拔罐。

七诊(2007年7月16日)

诉颈项肩背酸痛有缓解，但不明显，故予双侧肩外俞处刺络拔罐。

八诊(2007年7月18日)

诉七诊放血后颈项肩背酸痛不适明显减轻，遂予每周刺络拔罐1次。

十诊(2007年7月23日)

患者睡眠有改善，心情转变略开朗，胃纳增加，舌苔转为薄白，面色略转为红润，心情较为平静，心悸好转。依据不同症状侧重调整取穴及补泻手法，患者总体症状好转。

【按】 郁证皆由情志忧郁、气滞不畅所致。此例患者善悲，经常悲伤欲哭，不能自制。悲为肺之志，善悲易气消，《灵枢·本神》篇说："心气虚则悲。"善悲者既有心肺气虚，又能损伤脾脏及其他脏腑之气血。本例患者取手太阳小肠经之听宫穴，因为心与小肠相表里，该穴又是与三焦、胆经的交会穴，三焦是气机升降出入的通道及气化发生的场所，胆气虚则易惊善恐，该穴穴性又能宁神。故补之能促进三焦之气化而益心胆及全身脏腑之气化。脾俞为足太阳膀胱经腧穴，又是脾之背俞穴，补该穴既能振奋太阳经卫外之功能，又能健脾益气。脾与胃相表里，脾易虚，胃易实，脾主运化水谷精微而供心血，脾虚易致心血虚。《金匮要略·五脏风寒积聚病脉证并治》说："血气少者，属于心，心气虚者……梦远行而精神离散，魂魄妄行。"脾虚湿阻生痰，久郁化火致痰火郁胃，胃不和则卧不安，且痰火扰神则易引起梦魇不宁。井穴为脉气所出之处，"井主心下满"。本病症取脾经、胃经之井穴，是因胃为水谷之海，化生精液，主生营血，胃经属土，阳经井穴为庚气，厉兑属金，土能生金，胃中痰郁用"实则泻其子"之法，故泻厉兑。隐白是足太阴经井穴，为乙木，本穴属井木，木能胜土，土不足则木气更胜，则魂不守舍发为梦魇。泻此两经井穴使金木相制而土安，且两穴都能安神定志，故治梦魇。

六、肩周炎

案1 杨某，女，52岁。

初诊(2012年2月19日)

［主诉］ 左肩部疼痛1年余，加重伴活动受限3周。

［现病史］ 患者1年前因吹风受凉出现左肩部疼痛，遇寒、劳累后加重，夜间尤甚，甚则不能入睡，肩关节活动受限。曾于上海中医药大学附属市中医院进行针灸推拿治疗，因间断较多，疗效欠佳。专科检查：左肩部无明显肿胀，有压痛，痛点固定，无放射性，关节活动受限。X线摄片检查：肩关节未见异常。刻下：左肩部疼痛，关节活动障碍，舌淡红、苔薄白，脉沉细无力。

［诊断］ 中医诊断：肩痹(阳虚寒凝证)；西医诊断：肩周炎。

［针灸治则］ 温阳散寒，通络止痛。

［取穴］ 肩髎、肩髃、肩贞、臂臑、曲池、外关、合谷。配穴：局部阿是穴、条口。

［操作方法］ 患者取侧卧位，暴露患侧上肢。选择直径 0.30 mm，长 40 mm 的一次性不锈钢毫针，穴位皮肤常规消毒后进行针刺。手法以平补平泻为主。针刺后在患侧肩周处穴位针柄上插上约 2 cm 长的艾炷并点燃，使艾炷燃烧的热力通过针体传导到所针灸的穴位上，留针 30 min。起针后嘱患者轻轻活动患侧肩膀，自述僵硬感及疼痛明显减轻。并嘱患者用热毛巾热敷患侧肩关节局部，每日 2 次，每次 15 min；主动活动关节，做手指爬墙动作至最大限度为止以及梳头、弯腰甩臂等锻炼，每日 3 次。

治疗后肩部疼痛明显缓解，活动受限较前改善。隔日 1 次，10 次为 1 个疗程，连续治疗 2 个疗程后，患者自述疼痛感基本消失，活动度基本恢复。

【按】 该病的致病原因以体虚寒邪入侵为主，病机本质为肝肾亏虚、气血不足，风寒湿之气侵入肩部。治疗取穴肩髃、肩髎、肩贞，分别为手阳明经、手少阳经、手太阳经穴，加上局部阿是穴和远端经验穴条口，达到疏通局部经络气血，使营卫调和而风寒湿邪无所依附，活血祛风而止痛的疗效。

案 2 王某，女，48 岁。

初诊(2007 年 6 月 6 日)

［主诉］ 右肩背疼痛 1 年，加重 1 个月。

［现病史］ 患者 1 年前出现右肩背疼痛，外院诊为肩周炎。经针灸、理疗及功能锻炼后，症状明显缓解。1 个月前因劳累又出现右肩背疼痛，症状时轻时重，呈弥漫性疼痛，日轻夜重。专科检查：右肩肩前、肩髃、巨骨穴压痛明显，右肩外旋、外展、上举、后旋等动作均受限，上举 60°后疼痛明显，不能继续上举，后旋右手在右侧大肠俞位置，不能继续向后上旋。实验室检查：X 线示右肩关节无明显异常。刻下：患者右肩外旋、上举、后旋等动作均受限。肩部压痛明显，纳可，二便调，夜寐欠安。舌暗红，苔白脉细。

辨证分析：劳伤日久，寒湿凝滞，筋脉痹阻，气血阻滞而成肩痛。

［诊断］ 中医诊断：肩痹(气滞血瘀证)；西医诊断：肩关节周围炎。

［针灸治则］ 散寒止痛，化湿通络。

［取穴］ 阿是穴、后溪、悬钟、条口。

［操作方法］ 患者坐位，用艾条灸阿是穴 5 min，完毕后让患者活动肩背部，找准压痛点，常规消毒，以拇、示指夹持长 1.5 寸毫针针柄，中指夹持针身，针体

与皮肤呈 5°～15°夹角平刺，向前推入 2～3 cm，并于疼痛中心点上、下、左、右行围刺针法。同时在与疼痛相关的经络远端配合针刺相应的腧穴后溪、悬钟、条口，留针 30 min。留针时 TDP 神灯照射局部痛点。起针后局部拔罐。

二诊(2007 年 6 月 8 日)

诉一诊后症状无明显改善。

六诊(2007 年 6 月 18 日)

诉五诊后疼痛减轻。

十诊(2007 年 6 月 27 日)

基本无疼痛，但活动受限改善不明显，嘱其十诊后进行推拿治疗并配合功能锻炼。

随访：2007 年 8 月 29 日电话随访，患者诉坚持行推拿治疗(每周 2 次)并进行锻炼，右肩背疼痛消失，活动基本不受影响。2007 年 9 月 12 日患者罹患感冒，有头痛、项强等症状，来行针灸治疗，予针刺风池、大椎、颈夹脊等穴后痊愈。

【按】 “扬刺者，正内(纳)一，傍内(纳)四而浮之，以治寒气之博大者也”，是在穴位正中先刺一针，然后在上、下、左、右各浅刺一针，刺的部位较为分散，故称扬刺。《黄帝内经太素》中，将“扬刺”作“阳刺”，与阴刺对举。本法适宜治疗寒气浅而面积较大的痹证。本法操作简单，针刺浅，安全系数高，酌情配以远端腧穴，还可加用具有温经散寒、舒筋通络、消瘀散结等作用的灸法，常收到良好的治疗效果。疼痛缓解后，就可进行推拿扳法和功能锻炼，以消除粘连，改善活动受限症状。

七、更年期综合征

案 1 周某，女，53 岁。

初诊(2015 年 1 月 23 日)

［主诉］ 烘热心烦 2 年，加重 1 个月。

［现病史］ 自诉近 2 年来烘热阵阵，自胸前开始突然涌向头面部，以晨醒时为甚，伴随大汗出，心烦易怒，肢麻乏力，失眠易醒，头痛，健忘，咽干口燥。曾于上海交通大学附属第一人民医院就诊，诊断为更年期综合征。予以更年康、谷维素等药物口服治疗，未有明显改善。近半年内绝经，且上述诸症均不同程度加

重。无其他家族病史、传染史。查体无异常发现。刻下：虚烦少寐，潮热盗汗，头昏目眩，耳鸣心悸，敏感易怒，形寒肢冷，腰膝酸软，月经闭止，性欲减退。舌质淡，脉沉无力。

［诊断］ 中医诊断：绝经前后诸症（阴阳俱虚型）；西医诊断：更年期综合征。

［针灸治则］ 益肾温阳，调理冲任。

［取穴］ 内关、神门、足三里、肾俞、肝俞、三阴交、太冲、太溪、百会、膻中。

［操作方法］ 行小幅度提插捻转手法平补平泻，以得气为度，留针 30 min，每周 3 次，4 周为 1 个疗程。配合耳穴疗法：取肾、内分泌、子宫、卵巢、皮质下、神门、肝，在选定穴上探得敏感点后，将粘有磁珠或王不留行籽的耳穴胶布贴敷其上，每次取一侧耳穴。嘱患者每日按压 3～4 次，每次以耳朵微微发热为宜。隔日贴敷 1 次，双耳交替。并嘱患者节饮食、畅情志，治疗 3 次后潮热汗出明显减少，乏力减轻，疗程结束后诸症悉减。

2 个疗程之后患者诸症均明显好转，继续依此法做善后调理。

【按】 本证为肾气渐衰，冲任亏虚或天癸将竭，精血不足，阴阳平衡失调，出现肾阴不足，阳失潜藏，或肾阳虚衰，经脉失于温养等肾阴肾阳偏胜偏衰的现象，肾虚是致病之本。所以治疗当以补肾调理阴阳为主。对该患者取肾俞、太溪两穴可滋阴补肾、育阴潜阳，取其“壮水之主，以制阳光”之义；神门为手少阴心经之原穴，原穴为脏腑原气经过和留止的部位；三阴交为足三阴经之交会穴，取上述两穴可交通心肾，调理冲任。百会穴系督脉和手足三阳经之交会穴，位居巅顶，“头为精明之府”，取之不仅可宁神定志，而且与三阴交、神门相配更有调和阴阳、沟通上下之义。

案 2 张某，女，54 岁。

初诊(2014 年 7 月 5 日)

［主诉］ 间断头晕伴胸闷半年余，加重 1 周。

［现病史］ 患者自诉近日头晕心慌，伴有胸闷，精神紧张，易怒，寐少梦多，时有烘热汗出等症状，曾于某医院中医内科就诊，未明确诊断，给予中药汤剂口服，具体不详，治疗未见明显效果，为求进一步诊治，来我科就诊。刻下：精神紧张，善太息，神疲乏力，纳食减少，大便干结，小便黄赤，口舌干燥，舌暗苔少，脉

弦数。

［诊断］ 中医诊断：绝经前后诸症（肾精不足症）；西医诊断：更年期综合征。

［针灸治则］ 滋阴清火，交通心肾。

［取穴］ 内关、神门、足三里、肾俞、百会、四神聪、关元、三阴交、太冲、太溪。

［操作方法］ 百会、四神聪平刺，以小幅度高频率捻转；关元、足三里、太溪行提插补法；其余穴位行小幅度提插捻转手法平补平泻，以得气为度，留针30 min。同时配合使用特制的艾灸盒温灸，将一节长约6 cm的艾条点燃两端后放入灸盒中，患者取仰卧位，将灸盒放置于气海穴和关元穴处，以患者舒适为度。每周3次，4周为1个疗程。并嘱患者注意调节饮食和情绪。

经过2个疗程的治疗，患者诸症明显好转，疗效显著。

【按】 《素问·上古天真论篇》说："女子七岁，肾气盛，齿更，发长；二七而天癸至，任脉通，太冲脉盛，月事以时下，故有子……七七，任脉虚，太冲脉衰少，天癸竭，地道不通，故形坏而无子也。"女性进入更年期，由于卵巢功能衰退，引起下丘脑—垂体—卵巢轴功能失调，出现以自主神经功能紊乱为主的综合征，称为更年期综合征。近年来越来越多的临床实践证明，针灸治疗更年期综合征具有一定的优越性和发展潜力，对各项症状均有一定的缓解作用，且无毒副作用。此例患者处于更年期，潮热盗汗等自主神经功能紊乱症状明显，用温灸关元和气海、补足三里培本固元，而配用其他穴位缓解各项症状。百会、四神聪、内关、神门安神助眠；肾俞、三阴交、太溪滋养肝肾之阴，与内关、神门共同可交通心肾，配合太冲能滋阴清火。

案3 朱某，女，50岁。

初诊(2006年10月20日)

［主诉］ 潮热汗出1年余。

［现病史］ 患者1年前月经紊乱，出现潮热汗出，腰膝酸软，经常莫名烦躁，至地段医院检查，诊断为更年期综合征，后服用更年安、六味地黄丸等药物，效不显。查体：心率89次/min、律齐，两肺未闻及干湿啰音；肝脾肋下未及，腹部压痛。刻下：潮热自汗，每日4～6次，烦躁易怒，失眠，偶有胸闷不舒，腹部胀满，时有胃痛。饮食可，大小便正常。神清，面色㿠白，精神欠佳，形体消瘦。舌质淡

胖边有齿痕，苔白厚，脉沉细。

既往史：慢性胃炎。

［诊断］ 中医诊断：绝经前后诸症（阴虚证）；西医诊断：更年期综合征。

［针灸治则］ 滋补肝肾，益精养阴。

［取穴］ 足三里、三阴交、肾俞、肝俞、百会、膻中、大赫、内关、神门、太冲、太溪。

［操作方法］ 患者先采取仰卧位，百会、膻中用30号1寸毫针与皮肤呈30°角斜刺，针刺深度约为0.5寸，行提插捻转手法（上下提插距离小于1 cm，捻转幅度小于45°，以下操作相同），以得气为度，平补平泻；大赫、内关、神门、足三里、三阴交、太冲、太溪选用30号1.5寸毫针直刺，针刺深度均根据患者肥瘦及穴位可刺深度而定，行提插捻转手法，以得气为度，平补平泻；留针30 min，中间用捻转手法行针2次，每穴10 s左右。起针后嘱患者采取俯卧位，肝俞采用30号1寸毫针与皮肤呈75°角顺经斜刺，肾俞采用30号1.5寸毫针直刺，针刺深度根据患者肥瘦及穴位可刺深度而定，行提插捻转手法，以得气为度，平补平泻，留针20 min，中间用捻转手法行针2次，每穴10 s左右。每周针刺3次，4周为1个疗程。

二诊(2006年10月27日)

患者经3次治疗后，诸症减轻。但潮热汗出症状仍较为明显。

前方穴位加胸3～5夹脊，留针20 min。

三诊(2006年11月3日)

诸症缓解，偶有潮热汗出，前方去胸3～5夹脊，巩固治疗1周。

【按】 更年期综合征是妇女在绝经期前后出现的以自主神经功能紊乱为主的一系列证候群，90%的更年期妇女出现不同程度的临床表现。目前主要认为是由于卵巢功能减退，内分泌平衡失调，引起自主神经功能紊乱所致，是妇女进入衰老状态的一种表现。本病属于中医学“绝经前后诸症”的范畴。其病因病机目前比较统一的看法是由肾虚所致。中医学认为妇女绝经前后，肾脏精气亏虚，冲任二脉衰少，天癸将竭，这是妇女正常的生理变化。同时又是发病的基本内因，由于肾脏本虚，加之妇女由于个体体质差异、生活环境、社会环境等诸多因素的影响，不能够适应更年期这一阶段的生理变化，导致机体阴阳失衡，脏腑功能紊乱而出现一系列症状，即“绝经前后诸症”。针对更年期综合征的病因病机，针刺治疗以补肾、调理脏腑、平衡阴阳为治则。主穴取肾俞以补肾培本，取足三里、三阴交补益后天之本以益先天之本，兼顾调理脏腑功能紊乱。配穴取神门、百会以益气养心、宁神定志，取太冲以疏肝理气解郁，取内关与膻中相配以理气宽胸、活血通络。阴虚证加肝俞、太溪、大赫以滋补肝肾、益精养阴；阳虚证加脾俞、关元以温补脾肾，助阳益气。全方标本兼顾，补调结合，诸穴共用促进肾肝心脾功能恢复正常，使机体阴阳调和从而疾患得愈。更年期综合征属心身医学范畴，身心失调是更年期综合征的突出特点之一。研究中我们发现患者常常在精神紧张或情绪波动时症状频发，因此在针刺治疗本病的同时，还应重视患者心理精神因素的调摄，这对于提高疗效、防止复发有着十分重要的临床意义。

案 4 徐某，女，52 岁。

初诊(2006 年 12 月 4 日)

［主诉］ 乏力气短 10 月余。

［现病史］ 患者 10 个月前出现乏力气短，月经紊乱，至附近医院行心电图检查，报告为正常心电图。予谷维素治疗效果不显著。后又出现心悸、胸闷症状，至上海交通大学医学院附属瑞金医院诊断为更年期综合征。体检：神清，面色㿠白，精神不振，形体较肥胖；心率 90 次/min、律齐，两肺未闻及干湿啰音；肝脾肋下未及，腹部无压痛反跳痛；听诊肠鸣音正常。刻下症见：精神不振、乏力自汗、畏寒、纳呆便溏、小便清长。舌质淡嫩，舌体胖，苔白润，脉迟无力。

［诊断］ 中医诊断：绝经前后诸症(阳虚证)；西医诊断：更年期综合征。

［针灸治则］ 温补脾肾。

［取穴］ 足三里、三阴交、肾俞、脾俞、关元、百会、膻中、内关、神门、太冲。

［操作方法］ 患者先采取仰卧位，百会、膻中用 30 号 1 寸毫针与皮肤呈 30°角斜刺，针刺深度均为 0.5 寸左右，行提插捻转手法(上下提插距离＜1 cm，捻转幅度＜45°，以下操作相同)，以得气为度，平补平泻；关元、内关、神门、足三里、三阴交、太冲选用 30 号 1.5 寸毫针直刺，针刺深度均根据患者肥瘦及穴位可刺深度而定，行提插捻转手法，以得气为度，平补平泻；留针 30 min，中间用捻转手法行针 2 次，每穴 10 s 左右。然后让患者采取俯卧位，脾俞采用 30 号 1 寸毫针与皮肤呈 75°角顺经斜刺，肾俞采用 30 号 1.5 寸毫针直刺，针刺深度根据患者肥瘦及穴位可刺深度而定，行提插捻转手法，以得气为度，平补平泻，留针 20 min，中间用捻转手

法行针 2 次，每穴 10 s 左右。每周针刺 3 次。灸法：关元温灸器灸 30 min。

2006 年 12 月 18 日，患者经 2 次治疗后，乏力气短较前明显减轻，偶有心悸胸闷。尚有畏寒肢冷症状，将上方中温灸器灸关元，改为鳖甲灸；同时加灸足三里。1 个疗程后偶有乏力气短，畏寒消失，但尚存肢冷，巩固治疗。

【按】 更年期综合征的病机在于肾虚导致心肝脾多脏器功能失调，从而出现一系列病症，其中 70%～75%属阴虚或偏阴虚，阳虚较为少见。该患者辨证属于阳虚，针对病因病机，在主方足三里、三阴交、肾俞、百会、膻中、内关、神门、太冲的基础上，加用脾俞、关元穴以助阳益肾，培补后天以助先天。同时鳖甲灸关元，助阳潜阴，加强补肾的作用。全方标本兼顾，补调结合，诸穴共用促进肾肝心脾功能恢复正常，使机体阴阳调和从而疾患得愈。

案 5 翁某，女，50 岁。

初诊(2008 年 9 月 5 日)

［主诉］ 疲劳半年余。

［现病史］ 患者自诉半年来，无明显诱因出现疲劳、倦怠、头晕、头痛，时有烘热汗出，伴有心悸易惊、失眠多梦、胸闷心痛、食欲不振，胁肋胀痛，下肢酸痛无力，近几月月经减少，色质正常。刻下：面色苍白，四肢无力。舌淡暗，苔薄，脉浮细略数。

［诊断］ 中医诊断：绝经前后诸症(肝血虚证)；西医诊断：更年期综合征。

［针灸治则］ 补血益气，调理冲任。

［取穴］ 华佗夹脊穴、神门、三阴交、百会、四神聪、内关、血海、足三里、太溪、肾俞、委中、太冲、膻中。耳穴：卵巢、内分泌、神门、交感、皮质下、心、肝、脾。

二诊(2008 年 10 月 17 日)

患者共行 15 次针灸治疗。针刺治疗 2 次后胸闷、头痛、胁肋疼痛、烘热汗出症状均有所减轻，睡眠质量明显好转。乏力症状有所减轻，但双下肢酸胀感仍有，入夜更甚。加刺绝骨，委中，承山。治疗 10 次后，自觉下肢行走有力，疲劳症状有所减轻，情绪放松，又治疗 5 次后诸症皆有所缓解。

随访：1 年后，电话随访病情基本稳定。

【按】 妇女绝经前后，天癸将竭，肾气渐衰，精血不足，冲任亏虚，肝气失和，肾主精髓而充于脑，肝主疏泄而调情志，神伤志移，故神志妄昧，而变生诸症。更年期综合征，是女性在绝经前后，由于卵巢功能衰退，引起下丘脑—垂体—卵巢轴功能失调，出现以自主神经功能紊乱为主的证候群。该患者系心肾亏虚、肝气失和而致。华佗夹脊穴，旁临督脉，通调十二经，益肾补血而调神，透窍而不伤正。肾俞、足三里、三阴交、内关、神门、太冲、百会、膻中等治疗更年期综合征，有明显升高患者血清 E_2 并降低 LH、TSH、甲状腺素（T_4）、三碘甲状腺原氨酸（T_3）的作用，因此针刺治疗提高了患者激素内环境的稳定能力，使垂体—性腺轴、垂体—甲状腺轴的功能得以改善。针刺去势大鼠能提高下丘脑 5-羟色胺（5-HT）的含量，而中枢功能不足是情感障碍的体质因素，所以针刺可改善更年期综合征的精神症状。

八、卵巢早衰

案 金某，女，38 岁。

初诊（2016 年 5 月 19 日）

［主诉］ 月经量少 1 年余。

［现病史］ 患者既往月经基本规律，1 年前因人工流产后，月经量逐渐减少，自诉仅为既往经量的 1/2 甚至更少。月经史：14 岁，3～5/29 日。末次月经（LMP）：2016 年 5 月 10 日，量少，3 日净。生育史：孕 2 产 1。至外院就诊诊断为卵巢早衰，自行服用乌鸡白凤丸、六味地黄丸等未效。基础激素水平检查：LH 30.26 mIU/ml，FSH 67 mIU/ml，E_2＜20 pg/ml。刻下：畏寒，腰酸，乏力，喜热饮，焦虑，夜寐难安，大便偏稀，偶有便秘，舌质淡，边有齿印，苔白腻，脉沉细。体检：腹平软，无压痛及反跳痛，肠鸣音每分钟 3 次。

［诊断］ 中医诊断：月经过少（气血不足，肝肾亏虚证）；西医诊断：卵巢早衰。

［针灸治则］ 补脾调肾，调达冲任。

［取穴］ 中脘、气海、关元、足三里、脾俞、肝俞、肾俞、命门、三阴交、太冲、太溪。

［操作方法］ 中脘、气海、关元三穴一组采用艾灸盒灸法治疗，脾俞、肾俞、命门也采用大艾灸盒施灸。先嘱患者取俯卧位灸背部，取八孔圆柱状大艾灸盒，将五截长约 6 cm 左右的艾条一头点燃，点燃一端正对穴位上方，以 S 形错开间

隔放置在八孔灸盒里，盒子不要盖严。背部灸毕嘱患者取仰卧位，正面穴位用4段艾条置于灸盒内施灸。余穴均以毫针针刺，得气后在足三里、三阴交和太溪行针刺补法，太冲行针刺泻法。足三里、三阴交进针得气后，在针柄上加1.5 cm长艾条行温针灸，每次每穴灸1壮；每日1次，12次为1个疗程，疗程间休息3日。

嘱其清淡饮食，忌食生冷、寒凉等食物及海鲜发物，并嘱起居有时，减少房事，注意避寒保暖。

患者坚持治疗6月余，感月经量有所增加，继续坚持治疗。复查基础激素水平：血LH 24.20 mIU/ml，FSH 32 mIU/ml，E_2 35 pg/ml。

【按】《景岳全书·妇人规》："月经之本，所重在冲脉，所重在胃气，所重在心脾生化之源耳。"今患者仅年过五七，已见经水减少之象。盖由肝肾不足、气血生化乏源、冲任失于调达所致。女子以血为先天，血旺则经调，故调经之要，重在补益气血以生源，调达冲任以固本。患者年纪较轻，因流产后调护不当，气血渐虚，肝肾受损，加之因经血日少，恐生他变，终日担忧致肝气不舒，冲任失调。气血虚且运行不畅，则经血生化乏源；血虚无以载气，故乏力易疲劳；气郁日久化火，上扰心神则心烦，夜寐难安；肝肾不足，故畏寒、腰酸；舌质淡，边有齿印，苔白腻，脉沉细，俱为气血不足之象。治宜补益气血，通调冲任。故以中脘、脾俞、足三里补益脾胃，生化气血；气海、关元、肾俞、命门以培元固本，肝俞、太冲、三阴交、太溪以调达冲任。艾草，性温、味苦平，入脾、肝、肾经，气味芳香，易燃且火力温和，可直透肌肤，能理气血、逐寒湿、通经络。《神灸经纶》载："夫灸取于火，以火性热而至速，体柔而用刚，能消阴翳，走而不守，善入脏腑，取艾之辛香作炷，能通十二经，入三阴，理气血，以治百病，效如反掌。"用艾施灸可以补益气血，滋补肝肾。配合诸穴共用使得气血化生有源，气机条畅、冲任调达、经血自盈。

九、痛经

案 吴某，女，24岁。

初诊(2007年2月26日)

［主诉］ 经期小腹胀痛8年。

［现病史］ 患者月经初潮时即有经期腹痛，近几年疼痛加剧，行经时少腹满

痛，痛剧则呕吐，经期或前或后，经色紫黯夹血块且经行不畅，伴有胸胁乳房胀痛。检查(物理检查)：C_6～C_7 棘突下压痛。B超检查示正常。刻下：患者月经来潮1日，小腹胀甚于痛，经行不畅，经量不多，腰骶部酸痛，恶心未吐，出冷汗，伴有颈项强痛，胃纳少，夜寐欠安。舌质黯，苔薄白，脉涩。

［诊断］ 中医诊断：痛经(肝郁气滞证)；西医诊断：原发性痛经。

［针灸治则］ 疏肝解郁，理气调经。

［取穴］ 百劳、大椎、崇骨、肝俞、肾俞、次髎、三阴交、气海、太冲。

［操作方法］ 百劳、气海、肾俞补法，次髎平补平泻，余穴泻法。艾灸：气海(温针灸)、肾俞(温针灸)各3壮。

经过3次治疗后，小腹疼痛明显减轻，胀满好转，经行畅通，颈项疼痛消失。

随访：2007年4月、5月、6月每月月经来潮前1周行3次针灸治疗，月经来潮时疼痛减轻，不影响工作。2007年7月、8月、9月每周1次针灸治疗，症状好转。

【按】 金元四大家之一的朱丹溪曾有“将行作痛者，气之滞也；行后作痛者，气血虚也”的论述。妇女善病肝郁，木失条畅，则气易滞，气滞则易血瘀作痛。本例患者，脉来涩滞，是气结之象；胸胁乳房胀痛，是肝失条达之征；经色紫黯夹血块，是气滞血瘀而致。气海为任脉经穴，通于胞宫，可理气活血，调理冲任；太冲为足厥阴原穴，有疏肝解郁、调理气血的作用；与三阴交合用，调气行血，气调血行，痛经可止。温针灸气海，疏调腹部经气，温灸本身能温通经络，不宜做大炷，而适宜小炷数壮灸，取其温暖，使患者不觉其烫，温通经络以助针力之不足。崇骨为 C_6 棘突下，大椎为 C_7 棘突下，患者 C_6～C_7 棘突下压痛，故取此二穴。临床发现，很多痛经患者在月经来潮时往往关节酸痛，此例患者经期出现颈项部强痛但原因不明，因此疏通颈部经气对此例患者是必要的治疗。由于神经分布的原因，次髎是治疗痛经的要穴，可通理下焦。患者又伴有腰骶部酸痛，所以肾俞和次髎配合既缓解腰骶部不适，又止行经疼痛。

十、闭经

案 珍某，女，26岁。

初诊(2007年5月19日)

［主诉］ 月经未至伴明显腹胀3月余。

［现病史］ 患者自诉近3个月出现腹胀、心慌、便秘、失眠，腹胀以脘腹胀满为主，食后尤甚，自感肠鸣矢气，月经3个月未行，面部痤疮满布。查体：腹软，无压痛、反跳痛，肠鸣音亢进。刻下：腹胀，肠鸣，矢气频频，情绪低沉，胸闷、心慌，肢体倦怠，纳食不馨，大便干结，入睡困难，多梦易醒，易出汗，口干口苦。舌质暗，中间有裂纹，苔少，脉细。

既往史：先天性房间隔缺损；抑郁症1年；浅表性胃炎1年。

［诊断］ 中医诊断：经闭（血滞经闭证），胃脘痛（肝气犯胃证）；西医诊断：闭经，浅表性胃炎。

［针灸治则］ 疏肝理气，活血通经。

［取穴］ 膻中、太冲、阳陵泉、三阴交、足三里、曲池、内关、印堂、中脘、梁门、期门、天枢、水泉、归来、额旁一线、额旁二线；肝俞、胆俞、脾俞、胃俞、三焦俞、肾俞、八髎、四神聪。

［操作方法］ 两组穴位交替使用，毫针刺加神灯照射腹部或背部，每周2次。足三里、水泉、脾俞、胃俞、三焦俞、肾俞行补法；太冲、膻中，肝俞、胆俞行泻法，余穴平补平泻。

第一次治疗后患者顿感周身轻松；2007年5月30日诉胃脘胀痛时好时发；2007年6月15日诉腹胀有好转，睡眠有改善；第二个月治疗后，患者能在治疗中进入睡眠状态；第三个月治疗后，患者月经来潮，但仍时感腹胀，经量少色暗，原方加刺血海、地机，并重刺激太冲；经过4个月治疗，诸症减轻，有时腹胀但能忍受，睡眠5～6 h，胃纳增加，月经量少但来潮，大便日行1次，诉情绪平静无易激惹症状。

【按】 患者主诉以月经3个月未至伴腹胀为主，但依据其整体症状，主要原因在于肝气郁结。详细追问病史，患者曾因感情问题导致抑郁症，1年前曾住院治疗。现代医学证明，如果经常在焦虑、抑郁的状态下工作和生活，会降低机体的抵抗力，引起胃肠功能紊乱。不良情绪可导致下丘脑功能紊乱。因此针灸治疗的目的是疏肝理气，调整患者的身心使之处于相对放松的状态。气会膻中配太冲可疏肝理气；内关、阳陵泉相配能解郁除烦，使肝气和畅，情志怡悦则腹胀自解。《百症赋》："月潮违限，天枢、水泉细详。"水泉为足少阴肾经之郄穴，深聚肾经之脉气，尤能调理天癸。《素问·厥论篇》："前阴者，宗筋之所聚，太阳、阳明之所合也。"《素问·痿论篇》："冲脉者，与阳明合于宗筋，故阳明虚则宗筋纵。""阳明者，五脏六腑之海，主润宗筋。"说明阳明经与前阴乃至天癸也有直接的关系。天枢穴为足阳明之腧穴，又是大肠的募穴，穴通手足阳明经经气，亦能治月经病。另外，足三里、曲池、归来、梁门也为阳明经经穴，中脘为胃之募穴，这些穴位均能调节阳明经经气。临床研究发现，印堂穴有较好的安神作用，配合四神聪能安神定志。肝气得舒，气机调畅，心神安宁则患者能处于放松状态，睡眠转好；阳明经气通调则月经行，胃纳转好。

十一、月经不调

案 张某，女，20岁。

初诊(2008年3月26日)

[主诉] 月经延后近1月半年余。

[现病史] 患者半年前出现月经错后，50～60日一行，月经量少色淡质稀，经期伴腰酸无力，神疲易乏，小腹隐痛，温热可缓解。刻下：面色淡白，小腹隐痛，伴腰背酸痛，胃纳不馨，小便清长，大便稀溏，手脚冰凉。舌淡，苔白，脉沉涩无力。

[诊断] 中医诊断：月经后期(虚寒证)；西医诊断：月经不调。

[针灸治则] 暖宫祛寒，理气调经。

[取穴] 关元、子宫、气海、大赫、肝俞、肾俞、三阴交、太冲、足三里、合谷。

[操作方法] 平补平泻，得气后留针30 min。每周治疗3次，12次为1个疗程。针后加艾灸：关元、气海，交替应用鳖甲灸治疗。每日1次，灸40～60 min。连续治疗3个月，2008年4月、5月、6月每月均行月经，开始量少，后2次逐渐增多。考虑患者为学生，停针刺，嘱家长在家中每周3次为患者行鳖甲灸关元穴治疗。

【按】 本案特色在于应用了鳖甲灸。患者为脾胃阳虚之月经后期，治疗当益肾健脾为主，故针刺关元、子宫、气海、大赫、肝俞、肾俞、三阴交、太冲、足三里、合谷诸穴，并用鳖甲灸。为加强其温补脾肾的作用，重用大艾炷隔鳖甲灸关元、气海。鳖甲为补肾之品，放置在大艾炷下作为隔垫，可增强温阳补肾之功效。而盐的作用有两点，其一为引导艾热入肾，其二是放置盐的红布接触腹部的面积较大，盐在艾炷的烘焙下，积累了艾灸的温热之力，能持久均匀地透达皮下，同时又具备了温熨法治疗的作用,可对腹部的关元产生熨灸刺激,增强温壮元阳之功,故患者收效显著。

十二、干眼症

案 王某,女,60 岁。

初诊(2017 年 5 月 19 日)

[主诉] 双眼干涩 5 年余。

[现病史] 患者 5 年前由于工作原因久视电脑,出现双目干涩症状,未予重视,后出现异物感,畏光等症状。曾于眼科医院就诊,给予人工泪液治疗效果不佳,又在上海中医药大学附属市中医医院眼科就诊,给予玻璃酸钠滴眼液及口服中药治疗,病情未见明显好转。为求进一步诊治遂来我科就诊。检查:泪液分泌量左右眼均为 0 mm/5 min,泪膜破裂时间左右眼均为 2 s。刻下:双目干涩,有异物感,畏光,纳可,便调,睡眠不佳。舌红,苔少,脉沉细。

既往史:高脂血症病史,具体不详。

[诊断] 中医诊断:白涩病(肝肾阴虚证);西医诊断:干眼症。

[针灸治则] 补益肝肾,养血润目。

[取穴] 太阳、攒竹、丝竹空、四白、百会、风池、合谷、足三里、三阴交、光明、太冲。

[操作方法] 患者取仰卧位,用 1.5 寸毫针针刺上述穴位,采用平补平泻手法,以得气为度。攒竹和太阳穴接电针,频率 2 Hz,强度以耐受舒适为度。留针 30 min,嘱患者闭目养神。每周治疗 3 次,12 次为 1 个疗程。

治疗 1 个疗程后,检查泪液分泌量双眼均为 5 mm/5 min,泪膜破裂时间左眼 7 s,右眼 8 s,患者坚持治疗 2 个疗程后,自述眼干涩症状明显好转,晨起症状基本消失,畏光改善,睡眠质量提高。

【按】 当机体脏腑功能紊乱,导致肺、肝、脾、肾不能发挥正常生理功能,津液化生或输布异常,目失濡养,从而发生目睛干涩之症。现代社会,由于工作需要或不良生活习惯,人们经常久坐,缺乏户外活动,易致阳气不足,推动无力,五脏精气不能上达润目而致眼干不适。全方通过通窍活络、调理脏腑、益气滋阴、养血润目的治疗方法,使患者机体达到一个阴阳平衡的状态,使津液得以化生,进而输布全身，减轻患者目涩胀痛等干眼症状。攒竹、丝竹空、太阳、风池等穴是长期临床实践中总结出来的治疗干眼症的有效穴位组方。攒竹、太阳、丝竹空、四白位于眼周，通过针刺可疏调眼周经络、畅通泪窍，刺激泪液分泌，配伍风池、合谷、足三里、三阴交等穴，诸穴相配，共奏调理津液、活血明目之功。

十三、近视

案 杨某，女，12岁。

初诊(2014年9月23日)

［主诉］ 视物不清1年余。

［现病史］ 1年前因无法看清黑板，用力视远后感觉酸胀疲劳，遂于外院眼科就医检查，裸眼远视力检查左眼0.6、右眼0.4；屈光检查左眼－2.75 D、右眼－3.50 D，无散光。诊断为“近视性屈光不正”，配镜矫正视力。近期再行裸眼远视力检查，左眼0.5、右眼0.4；屈光检查左眼－3.00 D、右眼－3.75 D，无散光。刻下：视久自感疲劳，胃口欠佳，二便可，舌淡苔薄白，脉弱。

［诊断］ 中医诊断：近视(气血亏虚证)；西医诊断：近视性屈光不正。

［针灸治则］ 补益肝肾，健脾强心，通调经络，益气明目。

［取穴］ 攒竹、瞳子髎、太阳、四白、风池、光明、百会、足三里、三阴交。

［操作方法］ 攒竹和瞳子髎穴接电针，连续波，频率2 Hz，强度以耐受舒适为度，留针30 min，嘱患者闭目养神。电针结束后，进行隔核桃灸。最后，取耳穴眼、心、脾、肾、目$_1$、目$_2$、神门，用粘有磁珠的耳穴胶布贴压，并嘱患者早、中、晚、睡前按压耳穴，以耳朵微微发热为度，每次取一侧耳穴。嘱患者早、中、晚各做一次眼保健操，近距离读写30 min后休息5 min，并极目远眺。

由于患者平日上学，仅每周六针灸1次，15次为1个疗程，治疗2个疗程后再次检查视力，裸眼远视力维持原样，未进一步下降，屈光检查左眼－2.50 D、右眼－2.75 D，有所改善。

【按】 中医学认为“目受血而能视”，青少年近视多是由于禀赋不足、脾胃虚弱、肝肾亏虚，精血乏源，不能上充于目，加之劳心伤神、过用目力、竭视劳倦，致使目络瘀阻，目窍失于精血濡养。经络乃气血运行通道，气血是经络功能活动的物质基础，通过针灸方法刺激腧穴，行气理血，调和脏腑，疏通眼部经络气血，加速眼部血液循环，改善眼肌营养状态，解除睫状肌疲劳和痉挛，恢复睫状肌对晶状体的调节能力，从而稳定裸眼远视力，使近视得以控制。

十四、老年性黄斑变性

案1 陈某，男，61岁。

初诊(2014年3月6日)

[主诉] 视物模糊4年，加重3个月。

[现病史] 患者自2010年起，双眼视物逐渐模糊，曾多次验光配镜，均不能矫正。2014年11月视力突然下降，以左眼为甚，双眼视物易疲劳。眼前中心部位常有黑影，视物变形扭曲，辨物困难。瞳孔对光反应存在，两眼晶状体玻璃体轻度混浊。患者高度近视病史，双眼球镜度数−7.00 D。曾服中西药物，症状未见改善，现为求进一步诊治于我科就诊。眼底镜检查：视神经乳头、视网膜血管等无异常，黄斑区中心反光未出现。刻下：视物模糊，偶有头晕，时有耳鸣，腰酸。胃纳尚可，小便清长，大便调，夜寐安，舌淡，脉细涩。

[诊断] 中医诊断：视瞻昏渺(气血亏虚证)；西医诊断：老年性黄斑变性。

[针灸治则] 补益气血，活血化瘀。

[取穴] 主穴：新明$_1$、新明$_2$、攒竹、睛明、合谷、足三里、三阴交、太冲。配穴：肝俞、脾俞；球后、肾俞。

[操作方法] 主穴新明$_1$、新明$_2$，以1.5寸毫针行平补平泻手法，使针感向眼区或眼周放散，攒竹、睛明穴用1寸毫针，睛明避开血管，直刺至眼球有酸胀感为度。两侧新明$_1$ 和新明$_2$ 为一对，接通电针仪，连续波，频率100 Hz，强度以患者舒适为度，要求眼睑出现明显的有节律的跳动。针刺结束后新明$_2$ 和太阳穴交替用甲钴胺注射液注射，每穴每次0.5 ml，肝俞、脾俞、肾俞、足三里穴，每次选两穴用丹参注射液穴位注射，每穴每次1 ml，每周3次。

每周3次针灸治疗，针后诉视物模糊好转。经6个多月的治疗，视物明显较前清晰，视物变形亦有好转，眼底无特殊变化。继续针治巩固疗效，2年后视力保持良好。

【按】 赵粹英在临床上治疗黄斑变性特别重视综合疗法，局部穴位和远端取穴配合，多种方法协同治疗。常用新明穴，有研究证实针刺新明穴治疗眼病不是单纯地通过兴奋视神经功能一时性提高视力，而是通过针刺后使机体产生一系列复杂的生理变化获得疗效。治疗该病要注意“打持久战”，即针刺治疗这类病症有一个相当长的过程，一般以 3 个月为 1 个疗程，多需半年至 1 年以上的治疗时间。

案 2　顾某，女，52 岁。

初诊(2015 年 7 月 24 日)

［主诉］　左眼视物模糊，眼前固定黑影 1 月余。

［现病史］　患者近视多年，矫正视力检查右眼 1.2，左眼 0.1，左眼视力镜片不能矫正。2015 年 5 月视力突然下降，以左眼为甚，双眼视物易疲劳。眼前中心部位常有黑影，视物变形扭曲，辨物困难。于外院就诊予中西药物治疗，未见明显转变，现为求进一步诊治于我科就诊。眼底镜检查：视神经乳头圆形，边界清楚，黄斑区可见渗出、水肿，水肿区呈椭圆形。刻下：左眼视物模糊，且有固定黑影，食欲不振，乏力，小便可，大便溏，夜寐尚可，舌淡白，脉濡细。

［诊断］　中医诊断：视瞻昏渺(脾虚湿滞证)；西医诊断：老年性黄斑变性。

［针灸治则］　健脾益气，利湿化浊。

［取穴］　主穴：新明$_1$、新明$_2$、攒竹、睛明、球后、足三里、太冲、合谷。配穴：中脘、脾俞；丰隆、阴陵泉。

［操作方法］　主穴新明$_1$、新明$_2$ 采用 1.5 寸毫针针刺，行平补平泻手法，使针感向眼区或附近放散，睛明穴针刺时嘱患者闭目，左手将眼球推向外侧固定，针沿眼眶边缘缓缓刺入 0.3～0.5 寸，不宜做大幅度提插、捻转，局部酸胀为度，针感可扩散至眼球及周围，出针时注意用棉球按压针孔。两侧新明$_1$ 和新明$_2$ 接通电针仪，连续波，频率 2 Hz，强度以患者舒适为度，要求眼睑出现明显的有节律的跳动。配穴交替使用，得气为度。针刺结束后新明$_2$ 和太阳穴交替用甲钴胺注射液行穴位注射，每穴每次 0.5 ml，脾俞、肾俞、足三里穴用丹参注射液，每穴每次 1 ml，每周 3 次。

共治疗 36 次后，中心黑影减轻，视物明显较前清晰。眼底检查：水肿渗出吸收，黄斑区可见。继续针治巩固疗效 2 年。

【按】　老年性黄斑变性的主要病机是气血亏虚，络脉不通。但随着年龄的增加，久病劳倦或饮食失调等多种原因导致后天不足，脾虚气弱是引起黄斑病变的主要原因，脾虚则气血生化不足，气血亏虚；脾虚运化失职，则痰湿内生。针刺以上穴位配合穴位注射可以疏通眼部经脉气血，调整脾胃气机升降功能，达到健脾利水的功效。

十五、视神经萎缩

案1 杨某，男，57岁。

初诊(2015年12月20日)

［主诉］ 双目失明3月余。

［现病史］ 患者失明前4个月出现不明原因头痛，呈进行性加重，1周后两眼视力急剧减退，视野缩小，渐至失明。在上海市浦东新区人民医院住院治疗1个月后，双目逐渐复明。后经人介绍来所就诊。经检查，视力：右眼0.05，左眼0.03，矫正情况欠佳。双眼节前无明显异常。双眼视盘边界清、色苍白，眼底动脉细狭，静脉扩张，双眼黄斑中心凹纹理紊乱，视网膜未见异常。眼压：右眼13.6 mmHg，左眼15.8 mmHg。双眼视敏度降低，右眼为重。刻下：纳食可，夜寐安，二便调，舌淡红，苔白，脉沉细。

［诊断］ 中医诊断：青盲(肝肾亏虚证)；西医诊断：视神经萎缩。

［针灸治则］ 通经活络，行气活血。

［取穴］ 睛明、球后、新明$_1$、新明$_2$、视区、攒竹、四白、光明、百会、足三里、三阴交、太溪。

［操作方法］ 患者取仰卧位，用1.5寸毫针针刺上述穴位，采用平补平泻手法，以得气为度。视区与新明穴交叉接电针，频率2/50 Hz，强度以耐受舒适为度。太阳、三阴交施温针灸。留针30 min，嘱患者闭目养神，每周3次，12次为1个疗程。

2016年12月5日，经检查，患者眼底静脉清晰，视神经乳头苍白程度减轻。视力：右眼0.1，左眼0.08，矫正情况好转，双眼视敏度明显改善。

【按】 视神经萎缩是以视功能不同程度损害和眼底视盘颜色变淡或苍白为临床表现的眼科疾病。本病在中医学中属“青盲”范畴，其病因病机多为肝经郁热，热邪上炎，侵及目系；或肝郁犯脾，脾失运化，生化无力，以致郁热损伤气血而为病；或心脾两虚，气血亏损，目系失养而为病；或肝郁日久，损伤肾精，导致肾虚肝郁，玄府郁闭，而发此病。该患者为肝肾阴虚，精血虚少，目窍失养。所以在针灸处方中，选取睛明、球后、新明$_1$、新明$_2$、视区、攒竹、四白、光明等穴的基础上，加三阴交、足三里、太溪以滋养肝肾，填精补髓。针刺处方取穴时注重远近配穴，局部疏通与整体调节相结合。现代医学研究认为，针刺可以增强视觉中枢的生理电活动，改善视神经的传导功能，加速细胞新陈代谢，促进局部血液循环，在一定程度上改善和修复部分功能未完全消失的视神经。同时配合甲钴胺注射液进行穴位注射，使药物到达神经细胞器内，加快神经细胞内核酸和蛋白质的合成反应，加快轴浆运转，促进髓鞘内的卵磷脂合成，刺激轴突，使其再生，加快突触传递，促进视神经修复、再生。

案2 陈某，男，42岁。

初诊(2017年2月24日)

［主诉］ 双目视物模糊逐渐加重10月余。

［现病史］ 患者自诉10月前双目视物逐渐模糊不清，遂于复旦大学附属眼耳鼻喉科医院就诊，定期随访发现视力逐步下降，经检查诊断为双眼视神经萎缩。经西医治疗半年后，视力下降未能控制。经检查，视力：右眼0.1，左眼0.15，双眼视盘苍白，边界清，黄斑区中心窝反射不清。刻下：神清，视物模糊，舌尖赤，无苔，脉弦数。

［诊断］ 中医诊断：青盲(肝经郁热证)；西医诊断：视神经萎缩。

［针灸治则］ 疏肝解郁，清热通经。

［取穴］ 睛明、球后、新明$_1$、新明$_2$、视区、攒竹、鱼腰、丝竹空、四白、光明、百会、合谷、太冲、行间。

［操作方法］ 患者取仰卧位，用1.5寸毫针针刺上述穴位，采用平补平泻手法，以得气为度。视区与新明穴交叉接电针，疏密波，频率2/50 Hz，强度以耐受舒适为度。留针30 min，嘱患者闭目养神，每周3次，12次为1个疗程。

2个月后复诊，患者自觉眼部舒适，视力复查结果两眼均为0.2，视盘边清，色淡白，生理凹陷可见，中心点清晰度改善，双眼视敏度明显改善。

【按】 该患者系肝经郁热，热邪上炎，侵及目系所致。针对病因病机选取睛明、球后、新明$_1$、新明$_2$、视区、攒竹、鱼腰、丝竹空、四白、光明等穴的基础上，加合谷、太冲、行间以疏肝解郁，清热通经。视区与新明穴交叉接电针，频率2/50

Hz,强度以耐受舒适为度。留针 30 min。电针结束后,给予甲钴胺注射液于太阳、新明$_2$两穴交替行穴位注射,双侧取穴,每穴 0.25 mg。全方标本兼顾,补调结合,诸穴共用促进肝经郁热疏散,全身气机调畅,达到养精滋目的效果。

十六、耳鸣耳聋

案1 黄某,男,27 岁。

初诊(2015 年 7 月 23 日)

[主诉] 突发双侧听力下降 4 日。

[现病史] 患者诉 5 日前因在户外高温作业而中暑,体温最高达 39.6℃,于外院就诊对症治疗后体温下降,次日患者自觉浑身乏力,双侧耳朵听力下降,于五官科医院就诊,查体:双侧耳膜未见明显异常。诊断为"突发性耳聋",予营养神经等对症治疗,3 日后自觉听力略有恢复,今为求进一步诊治,就诊于我科。刻下:双侧听力下降,同时耳中嗡鸣,1 m 范围内大声交流可听得清楚,神疲乏力,肢体困重,舌红苔黄腻,脉弦滑微数。

[诊断] 中医诊断:暴聋(痰热蒙窍证);西医诊断:突发性耳聋。

[针灸治则] 清热化痰通窍。

[取穴] 听宫、听会、翳风、中渚、侠溪、大横、大椎、曲池、合谷、足三里、丰隆、三阴交。

[操作方法] 听宫、听会用 1 寸毫针,采用张口位进针,得气为度;风池用 1.5 寸毫针,针尖向耳郭方向,使针感向耳郭传导,其余穴位采用常规针刺,平补平泻,得气为度,针刺后听宫和翳风连接电针,连续波,频率 2 Hz,强度以耐受舒适为度,留针 30 min。

针刺 1 次后患者即觉听力有所提高,连续针刺 3 次后听力恢复正常。

【按】 突发性耳聋属中医学"暴聋"范畴,最早见于《素问·厥论篇》:"少阳之厥,则暴聋。"《景岳全书》将此病称为"闭",其中"火闭""气闭"及"邪闭"多为"暴聋"范畴。临床多见肝肾亏虚证和肝胆火旺证。前者为虚证,多为病程长、年龄较大的患者,针刺时配太溪、肾俞;后者为实证,多病程短、年龄大小不一,针刺时配太冲、侠溪。赵粹英认为该患者辨证属痰热蒙窍,临床表现除耳聋耳鸣外,还伴有神疲乏力,肢体困重,大便不爽等症状,治疗时腹部加用大横穴(双侧、深刺），以调脾气祛痰湿；体针加足三里、丰隆等穴以健脾化痰。

案2 陈某，女，62岁。

初诊（2016年3月18日）

［主诉］ 右耳嗡鸣5年余。

［现病史］ 患者自诉右侧耳鸣多年，曾于外院五官科进行相关的检查，未见明显异常，予甲钴胺片口服等治疗，偶有鸣声降低，但耳鸣常反复，在安静环境中尤为明显。刻下：右侧耳中嗡鸣，听力正常，耳郭及外耳道未见异常，夜寐欠佳，胃纳可，二便调，舌暗苔薄白，脉细缓。

［诊断］ 中医诊断：耳鸣（肝肾不足证）；西医诊断：耳鸣。

［针灸治则］ 滋补肝肾，聪耳利窍。

［取穴］ 听宫、听会、翳风、气海、关元、外关、中渚、太溪、三阴交、足三里。

［操作方法］ 听宫、听会用1寸毫针，采用张口位进针，得气为度；其余穴位采用常规针刺，针刺后听宫和翳风连接电针，频率2 Hz，强度以耐受舒适为度，留针30 min。针刺结束后，于听宫穴注射甲钴胺注射液1 ml营养神经，每周3次。

连续治疗2个月后，耳中嗡鸣声明显降低，只有在安静状态下能感受到。后改为每周1次巩固治疗。其间未再出现明显耳鸣。

【按】 《景岳全书》指出："凡暴鸣而声大者多实，渐鸣而声细者多虚，少壮热盛者多实，中衰无火者多虚，饮酒味厚，素多痰火者多实，质清脉细，素多劳倦者多虚。"耳鸣强调辨虚实，主要依据耳鸣的症状、起病、全身症状等因素综合分析。还要特别注意精神因素在此病中的重要地位，女性情绪不良致气机升降失常，气血功能紊乱，而致五官失养，耳鸣等病症产生。治疗以疏通少阳为主，取外关、中渚穴，以远近相配、通达上下。

案3 王某，女，56岁。

初诊（2007年3月6日）

［主诉］ 耳中嗡鸣2年。

［现病史］ 两年前因劳累后出现耳内鸣响，时作时止，声细调低，嗡嗡而响。操劳则加剧，夜间平卧时声响严重。曾于五官科医院就诊，实验室检查未见器质性病变。刻下：面色略显苍白，头晕，腰酸，耳内鸣响时作时止。胃纳可，二便

调,夜寐难安,舌淡红,苔薄白,脉细。

既往有尿路感染反复发作病史。

[诊断] 中医诊断:耳鸣(肝肾不足证);西医诊断:耳鸣。

[针灸治则] 补益肾精,通窍聪耳。

[取穴] 听宫、翳风、听会、肾俞、太溪、中渚、侠溪。

[操作方法] 以泻法针刺听宫、翳风、听会、中渚、侠溪,肾俞、太溪行补法,留针 1 h,以维生素 B_{12} 和丹参注射液行穴位注射,每次 1 穴,轮流取耳门、听宫、听会、翳风穴。

二诊(2007 年 3 月 8 日)

诉治疗后感轻快,但劳累后仍感头晕耳鸣,可见久病正虚,嘱多休息调养。

三诊(2007 年 3 月 13 日)

诉睡眠较差,予加刺四神聪,平补平泻;肝俞用补法。

四诊(2007 年 3 月 15 日)

诉针后能保持两三日效果,过后耳鸣又增,头晕亦加,继续治疗。

十诊(2007 年 4 月 5 日)

患者针刺治疗 9 次,睡眠转好,常在治疗中入睡,精神渐振,耳鸣时轻时重,鸣声渐细,再从培补肝肾入手,加刺曲泉、合谷,配以补法。

二十诊(2007 年 5 月 10 日)

患者又接受 10 次针灸治疗(每周 2 次),疗效渐趋稳定,耳鸣轻减,睡眠好,头晕腰酸等症亦好转。

2007 年 5 月 15 日—2007 年 9 月 18 日,每周行 1 次针灸治疗,停用穴位注射。

随访:2007 年 12 月 25 日,电话随访,诉耳鸣偶有复发,近日劳累,遂于 2007 年 12 月 27 日,复行针灸治疗,治后睡眠好,精神佳,耳鸣减轻。

【按】 耳鸣之疾,早见于《内经》。《灵枢》论耳鸣有谓“上气不足,耳为之苦鸣”“髓海不足,则脑转耳鸣”“胃中空,则宗脉虚”“脉有所竭,故耳鸣”,又有“一阳独啸(耳鸣),少阳厥也”等论述。后代医家论耳鸣之原因,一般先有正虚为风邪所袭,正邪相搏而鸣,久而久之,肾气不足,宗脉空虚而鸣。本例患者属于此。《百症赋》有“耳中蝉噪有声,听会堪攻”之说,虽然耳鸣以虚证居多,但总与少阳经经气疏导不利有关。听会穴是少阳经在耳部的穴位,能开耳窍。足少阳经有一分支，从耳后入耳中(会翳风)出于耳前(听会，并交会听宫)。因此本病症可刺泻听会穴以疏导胆经经气。手少阳三焦经也有分支从耳后入耳中，出走耳前，手足少阳经合在耳中、耳前，交会翳风与听会二穴，这二穴均能开耳窍、祛风、通络，翳风还能调三焦气机，为治疗耳鸣的要穴。故泻听宫、听会、翳风以泻耳窍之邪而疏经络之气。取中渚手少阳之输，侠溪足少阳之荥，此“荥输治外经”之意，而手足少阳同用，冀收“同气相求”之功。劳累后眩鸣仍作，故予加大补益肝肾之力，予补刺肝俞、肾俞。后患者邪气渐去而正虚较重，精气不能上济，故改翳风先泻后补，加补合谷以引阳明经气上注宗脉，补太溪肾原，曲泉肝合(水生木)以加强培补肝肾之力。

案4 邵某，女，63岁。

初诊(2008年9月11日)

［主诉］ 双耳听力大减，耳内鸣响1月余。

［现病史］ 患者于2008年7月29日无明显诱因出现双耳听力大减，耳内鸣响，即往上海某专科医院就诊，检查：双鼓膜完整，稍内陷；电测听：左95 dB，右耳86 dB(2008年7月29日检查报告)。诊断为“神经性耳聋”。予肌内注射或静脉滴注“维生素B_6、维生素B_{12}、甲钴胺”等药物，并行5次高压氧舱治疗，效果均不明显。复测电测听：左90 dB，右耳84 dB(2008年9月5日检查报告)。刻下：神清，面色红，双耳听力明显下降并伴有持续性耳鸣，舌质红，苔黄腻，脉弦稍数。

［诊断］ 中医诊断：耳聋(痰火郁结证)；西医诊断：神经性耳聋。

［针灸治则］ 益神聪耳，启闭开窍，清火化痰。

［取穴］ 双侧听宫、听会、翳风、四神聪、耳鸣、静区、曲池、合谷。

［操作方法］ 诸穴针刺后，均采用捻转平补平泻法，留针60 min。然后采用穴位注射，选用维生素B_{12}注射液，取单侧的听宫或翳风穴，注射量为1 ml，两个穴位交替使用。最后耳穴敷贴取神门、肾、肝、脾、肾上腺、内耳、外耳、交感、皮质下进行贴敷。以上治疗隔日1次。

该患者于2008年9月11日—2008年10月10日共接受12次针灸治疗。经3次治疗后，自觉听力有所改善，耳鸣的频率也明显降低。经治7次后已能够听清电话机里的声音，与人对面交流，不存在听力方面的问题，耳鸣仍偶有发生。

经12次治疗后，耳鸣消失，听力基本恢复正常。电测听：左耳18 dB，右耳15 dB（2008年10月13日检查报告）。

【按】 根据耳鸣耳聋病因病机，临床诊治强调以辨虚实为主。实证多由于邪毒入侵和气血瘀滞而致发病。虚证多责之于肾和脾胃。针对该症，赵粹英提出以益神聪耳，启闭开窍，行气通络为主的治疗总则。通过临床观察，发现取以上这组基本穴治疗耳鸣耳聋效果较好。翳风为手少阳三焦经穴，为肾气朝耳之所入，三焦元气之所出，连系于脑，具有聪耳明目、疏风通络之功。《灵枢·厥病》"耳聋无闻，取耳中"，耳中即听宫穴，是治疗耳聋的要穴。听宫为手太阳小肠经穴，据《针灸甲乙经》载又是手足少阳、手太阳之会穴。手足少阳经脉均"从耳后入耳，出走耳前"，手太阳经脉"却入耳中"，3条经脉进出耳中均与听宫穴有关。听会穴为足少阳胆经穴，有开窍聪耳之效，可疏导脉气上行于耳，使虚者得补，陷者得举。《百症赋》："耳中蝉噪有声，听会堪攻。"以上3穴是局部取穴，再加上四神聪和耳鸣穴、静区穴两个经验穴，这组基本主穴具有镇静聪耳开窍之功。对不同证型的耳鸣、耳聋，以此为基本处方，随症加减均具有较好疗效。

十七、鼻炎

案1 周某，女，60岁。

初诊(2008年5月20日)

［主诉］ 打喷嚏，流清水鼻涕伴全身皮肤瘙痒近1年。

［现病史］ 患者1年前无明显诱因出现打喷嚏，流清水鼻涕，伴皮肤瘙痒，季节交替时症状加重。打喷嚏时伴有小便溢出，平素尿频，畏寒，腰酸软无力，冬季手足易生冻疮，未经治疗。近来症状加重，特来就诊。查体：鼻黏膜苍白，水肿，下鼻甲肥厚(＋)。全身有抓痕及色素沉着，双手肤色紫暗，肿胀。舌质暗，苔薄白，脉沉细。

辨证分析：患者平素畏寒，手足易生冻疮，脉沉细为阳虚表现；阳虚卫外不固，故易出现喷嚏，流清水鼻涕。双手肤色紫暗，舌质暗为血瘀表现。季节交替时天地阴阳发生变化，因天人相应，人体阴阳亦随之发生变化，阳虚卫外功能不足，故病情加重。寒凝血瘀，全身皮肤失于濡养，故瘙痒。肾阳虚衰，固摄无力，故尿频，小便随喷嚏溢出。综观全症，肾阳虚衰、寒凝血瘀为患者发病的基本病机。

［诊断］ 中医诊断：鼻鼽(肾阳虚衰，寒凝血瘀证)；皮肤瘙痒症。西医诊断：过敏性鼻炎；过敏性皮炎。

［针灸治则］ 温补肾阳，行气活血。

［取穴］ 分两组，第一组为双侧三阴交、足三里、合谷、迎香、巨髎、印堂、上星、百会；第二组为双侧风池、肺俞、肾俞、大肠俞。

［操作方法］ 患者先取仰卧位，穴位局部皮肤常规消毒后，用直径0.30 mm、长40 mm不锈钢毫针针刺第一组穴位，平补平泻，配合TDP灯照射双手合谷穴，留针30 min后出针。然后患者取俯卧位，按上法针刺第二组穴位，TDP灯照射腰部，留针30 min。出针后在大椎、肺俞、脾俞及肾俞处拔火罐，留罐5～10 min，治疗结束。每周治疗2次，5次为1个疗程。

同时配合药物治疗，血府逐瘀口服液每次10 ml，每日3次，口服，月经期停用；金匮肾气丸每次8粒，每日3次，口服。

治疗2次后，患者面带喜色，自诉诸症减轻。连续治疗2个疗程后，患者自诉打喷嚏、流清水鼻涕明显减少，尿频及打喷嚏时溢尿等症状消失，且多年前出现的久视后眼痛亦消失了。触诊见患者全身皮肤光洁，仅有少量色素沉着；双手肤色接近正常，仅掌指关节略显肿胀。继续巩固治疗1个疗程，患者告愈。半年后来电告知，诸症未复发，仅双手有轻微冻疮，但较往年明显减轻。

【按】 过敏原是过敏症发生的外因，而脏腑功能失调、机体免疫力低下是过敏发生的内因。该患者症状表现多样，既有打喷嚏、流清水鼻涕等呼吸系统症状，又有尿频、压力性尿失禁的泌尿系统表现，还伴有舌质紫暗、手掌肿胀，全身皮肤瘙痒等症状。如果被这些繁杂的症状所迷惑，治疗则无从下手，此时，就应牢牢把握中医“治病求本”的原则。该患者虽然症状多样，但万变不离其宗，其所有症状产生的原因皆因肾阳虚衰，寒凝血瘀所致。故所有的治疗方法围绕这一根本病机确定。打喷嚏、流涕表现在鼻，根据“经脉所过，主治所及”的原理，手、足阳明经脉循行皆经过鼻，故取足三里、合谷、迎香，以疏通鼻部经气；阳虚易感外邪，“肺主皮毛”“肺开窍于鼻”“肾主水”“肾主固摄”，故取肾俞、大肠俞、肺俞补肺益肾，培元固本。配合背部拔火罐及口服金匮肾气丸，以温阳补肾。瘙痒多与“风邪”有关，故取印堂、风池行气祛风；“治风先治血，血行风自灭”，故用血府逐瘀口服液行气活血。诸方合用，共奏温阳固本、行气活血之功。

案2 邓某，男，20岁。

初诊(2007年6月6日)

［主诉］ 鼻塞流涕反复发作7年。

［现病史］ 患者自幼体弱，常发咳嗽、鼻塞。每次愈后仍觉鼻窍不利，逐年加重。进入空调房时久则鼻塞，时有流清涕、头痛症状，西医诊断为慢性鼻窦炎。患者于1周前偶感风寒，诱发咳嗽、鼻塞，遂于我科就诊。刻下：鼻塞，时有流涕，色黄质稠，咳嗽有痰，语言重浊，纳可，二便调，夜寐安。舌质淡红，舌苔薄黄，脉细数。

［诊断］ 中医诊断：鼻渊(肺热证)；西医诊断：慢性鼻窦炎。

［针灸治则］ 益肺固表，清热利窍。

［取穴］ 肺俞、风门、迎香、合谷、上星、攒竹、足三里、束骨。

［操作方法］ 肺俞、足三里补法；风门、攒竹、束骨泻法；迎香、合谷先补后泻；上星平补平泻；拔火罐部位：大杼、风门、肺俞、厥阴俞、肩井。

二诊(2007年6月8日)

病情无明显变化，加列缺先补后泻，颧髎平补平泻。

三诊(2007年6月11日)

鼻塞稍减轻，续治。

五诊(2007年6月15日)

鼻塞明显减轻，流清涕症状亦减轻，头痛好转。

2007年6月18日—2007年7月4日每周行2次针灸治疗，加灸肺俞、风门、足三里各3壮(温针灸)。

【按】 鼻为肺之外窍，因此鼻渊的发生与肺经受邪有关。其急者，每因风寒袭肺，蕴而化热；或感受风热，乃致肺气失宣，上干清窍而致鼻塞流涕。风邪解后，郁热未清，酿为浊液，壅于鼻窍，化为鼻涕，迁延而发鼻渊。患者素体虚易感外邪，虽现风寒化热鼻渊之证，而苔脉有肺虚之象，故治以益肺固表为主，兼以清热通利鼻窍。灸肺俞以温肺化饮，风门固表疏风，足三里为足阳明经之土穴，补土以生肺金，三穴共奏益肺固表之功，所以后期以灸为主。合谷、列缺清热通窍止头痛。根据足太阳膀胱经的循行，该经起于目内眦，挟鼻根，绕行头巅，经行脊旁背部，下至于足，取近鼻根之攒竹穴及本经原穴束骨穴，通利足太阳膀胱经气，以助通鼻窍。局部取迎香、上星疏风开窍。诸穴相配，鼻渊得愈。配以拔火罐增强疏散风邪之效。

十八、泄泻

（一）溃疡性结肠炎案

案1 徐某，女，62岁。

初诊(2007年1月10日)

［主诉］ 腹泻、腹痛5年余，加重1个月。

［现病史］ 患者自述2002年3月因过食生冷食物后，突然出现腹泻，每日达10余次，并伴黏液和少量鲜血。1日后腹泻次数减轻，每日5～6次，未予及时诊治，病转慢性。近1个月里因过食生冷，复见腹泻，大便日行7～8次，呈水样，可见大量黏液及脓血，同时伴有腰膝酸软，形寒肢冷，纳少神疲，脐中腹痛，喜温喜按，腹胀肠鸣等症状。查体：神清，面色㿠白，精神不振，形体消瘦；心率每分90次、律齐，两肺未闻及干湿啰音；肝脾肋下未及，腹部压痛；听诊肠鸣音亢进；舌质淡胖边有齿痕，苔白润，脉沉细。辅助检查：结肠镜检见结肠黏膜充血、糜烂，并见0.3 cm大小多发溃疡，尤以左半结肠为著。距肛缘30 cm处活检病理示：黏膜慢性炎。

［诊断］ 中医诊断：泄泻(脾肾阳虚证)；西医诊断：溃疡性结肠炎。

［针灸治则］ 温补脾肾，固肠止泻。

［取穴］ 中脘、天枢、关元、命门、足三里、脾俞、肾俞、大肠俞、太溪、上巨虚。

［操作方法］ 中脘、天枢(双)、关元、命门、足三里(双)为主穴进行隔药饼灸，配取脾俞(双)、肾俞(双)、大肠俞(双)、太溪(双)、上巨虚(双)毫针针刺，用补法运针后加温针灸，上述诸穴每次每穴均灸2壮，每日1次，12次为1个疗程，休息3日后继续下一疗程。嘱注意防寒保暖，忌食辛辣、油煎等刺激性食物及海鲜、乳制品等易致敏食物；适度运动，以增强体质。

二诊(2007年1月25日)

大便日行5～6次，呈糊状，可见大量黏液，无明显脓血，腰膝酸软及形寒肢冷症状有所改善，余症均轻。舌质淡胖边有齿痕，苔白润，脉沉细。在原取穴基础上，加针补隐白(双)穴，以补脾利湿止血。守前方治疗1个疗程后，大便每日

2～3次，便质偏稀，黏液减少无脓血，无腹痛，偶感胃脘不舒、恶心，纳食尚可。舌质淡胖，苔白润，脉沉细。在原取穴基础上，加刺内关（双），宽胸和胃，行气理血。3个疗程后大便日行2～3次，便质稍稀，少量黏液，无腹痛，无胃脘不适，纳食佳。舌质淡胖，苔白润，脉缓。诸症明显好转，效不更方。嘱注意防寒保暖；忌饱餐、油腻、海鲜类食物；适度运动。治疗72次结束，定期随访，至今病情一直稳定。结肠镜示：结肠黏膜无明显充血、糜烂，未见黏膜溃疡。

【按】 溃疡性结肠炎是以从直肠开始向近段结肠出现糜烂、溃疡，以腹泻、腹痛、黏液脓血便为主要临床表现的一种肠腑病证。由于其常常迁延不愈，反复发作，而给患者带来极大的痛苦。大多数学者认为本病不只是结肠局部的疾病，而且是一种全身性疾病。多因外感湿热毒邪，或因脾胃素虚，或因饮食失节、嗜食肥甘，或劳倦太过，或忧思郁怒、情志不遂、气血逆乱等致脾失健运，湿热内蕴、下注于肠腑而为病，多为寒热错杂、本虚标实之证，本虚以脾虚或脾肾阳虚为主，肝郁、湿热、瘀血、寒湿多为标证。本例患者腹泻日久，虽病在大肠，但究其根本却在脾胃，脾为后天之本，生化气血之脏，脾虚中寒，健运失职，水谷不化精微，湿浊内生，混杂而下则便泻不固，久泄不愈；而久病必伤肾阳，肾为元气之根，主闭藏司二便，久泻久痢无不伤肾，肾阳不足，命火衰微，火不生土，失于蒸化而致大便失调，又值黎明之时，阳气未振，阴寒极盛，故见每于黎明而泻，伴有形寒肢冷、面色㿠白、腰膝酸软等脾肾阳虚之象。正如张三锡说"久泻无火，多因脾肾之虚寒也"，故治当温补脾肾，固肠止泻。《素问·异法方宜论篇》："北方者，天地所闭藏之域也，其地高陵居，风寒冰冽，其民乐野处而乳食，脏寒生满病，其治宜灸焫。故灸焫者，亦从北方来。"说明灸法燃烧艾绒产生的温热作用可治疗因为寒冷而引起的疾病，具有温经散寒、通络止痛、补中益气、升阳举陷、回阳固脱、预防保健等作用，所以本例患者以灸法治疗为主，取天枢穴除湿化浊、温补肠腑、涩肠止泻；关元穴调补下焦，固本培元；督脉要穴命门温肾补火；胃之募穴中脘以及胃经之合穴足三里穴健脾温胃等为主穴，再配以脾俞、肾俞、太溪、上巨虚、大肠俞等穴，共奏温补脾肾、强壮补虚、升提中气、调和阴阳之功，其通过调节诸脏腑功能而达较好的疗效。

案2 朱某，男，73岁。

初诊(2012年7月8日)

［主诉］ 腹泻、脓血便20余年，加重3个月。

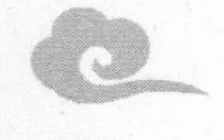

［现病史］ 患者20余年来腹泻、腹痛反复发作，大便日行7～8次，夹有脓血，呈糊状，甚则水样。至复旦大学附属中山医院行肠镜检查诊断为：溃疡性结肠炎。予激素、美沙拉嗪灌肠液治疗，具体不详，治疗后症状有所缓解。饮食不慎症状时有反复，又先后服用中药煎剂、柳氮磺吡啶和美沙拉嗪等治疗。查体：腹平软，无压痛及反跳痛，肠鸣音略亢进。辅助检查：肠镜检查结肠可见节段性分布散在充血糜烂，多处浅溃疡灶，乙状结肠黏膜充血糜烂明显。刻下：大便每日7～8次，偶有腹痛，脓血便，不成形，易疲劳、焦虑、易怒，夜寐欠安，偶有口干、畏寒、腰酸、喜热饮、夜尿频，舌体胖大，边有齿印，苔薄白腻，脉沉迟。

［诊断］ 中医诊断：泄泻（肝郁脾虚，脾肾阳虚型）；西医诊断：溃疡性结肠炎。

［针灸治则］ 温养脾肾，疏肝理气。

［取穴］ 中脘、天枢、气海、关元、足三里、上巨虚、三阴交、太冲、太溪。

［操作方法］ 中脘、天枢、气海、关元采用艾灸盒灸法治疗。取八孔圆柱状大艾灸盒，将四截长约6 cm的艾条一头点燃，点燃一端朝下，以"S"形错开间隔放置在八孔灸盒里，盒子不要盖严。余穴均以毫针针刺，得气后，足三里、三阴交和太溪行针刺补法，上巨虚、太冲行针刺泻法。三阴交、太溪穴进针得气后，在针尾上加1.5 cm长艾条行温针灸，每次每穴灸1壮，每日1次，12次为1个疗程，疗程间休息3日。

嘱其清淡饮食，忌食生冷、寒凉等食物及海鲜等发物，并嘱起居有时，注意避免受寒。

患者坚持治疗6个月症状已明显控制，未再服用西药，仍坚持施灸。

【按】 艾草，性温、味苦平，入脾、肝、肾经，气味芳香，易燃且火力温和，可直透肌肤，能理气血、逐寒湿、通经络。《神灸经纶》载："夫灸取于火，以火性热而至速，体柔而用刚，能消阴翳，走而不守，善入脏腑，取艾之辛香作炷，能通十二经，入三阴，理气血，以治百病，效如反掌。"艾灸可以温阳通络，补益脾肾，疏调肠腑气血。元代医学家罗天益善用灸法以温补脾胃，并在其所著《卫生宝鉴》中创立"灸补脾胃之主方"，由中脘、气海、足三里三穴组成。中脘乃胃之募穴，能引胃气上行；气海为任脉要穴，有生发元气之效；足三里穴乃胃之合穴，能强壮脾胃；关元元阴元阳双补；天枢畅大肠之气机，利于湿邪的排出；太冲疏肝理气；太溪滋阴补肾。诸穴合用，共奏温养脾肾、强壮补虚、调和阴阳之功。临床上常见的导致脾胃功能失常的病因可有感受外邪、饮食所伤、七情不和及脏腑虚弱等。本例患者乃久病之后，因实致虚，其病症虚实夹杂，在其治疗上应强调对病因的把握。该患者以腹泻、腹痛为主诉，盖因情志不遂，肝失疏泄，气失调达，肝郁气滞，横逆克脾，肝脾不和，气机失畅，引起的气滞腹痛，正所谓“不通则痛”。患者年逾七旬，正气渐虚，加之患病日久，恐生他变，终日担忧致肝气不舒，气血不畅；气血郁于肠道，致血肉腐败，加之虚火灼伤脂络，则瘀血腐败混杂而下，发为黏液脓血便。肝气郁结，则木不疏土，脾胃运化受阻，下迫大肠，则见泄泻；气滞胃肠则腹痛；血虚无以载气，故乏力易疲劳；气郁日久化火，上扰心神则心烦，夜寐难安；肝气不舒则易怒；久泻伤津，脾阳虚日久，肾阳亦有不足，故畏寒、腰酸、夜尿频；舌胖大，边有齿印，苔薄白腻，脉沉迟，俱为脾肾阳虚之象。治宜疏肝解郁，健脾补肾。患者以腹泻、腹痛为主诉，是脾虚肝郁、气机阻滞所致，日久损及肾阳。故治疗上应着重于疏肝理气、健脾补肾。针刺与艾灸同施，针刺以疏解肝郁，艾灸以温阳补益，用于治疗久泄久痢多有佳效。

（二）肠易激综合征案

案 杨某，女，63岁。

初诊（2007年4月6日）

［主诉］ 大便日行4～6次，10月余。

［现病史］ 患者平素体弱，10个月前因过食生冷而出现腹泻，大便日行4～6次，呈稀水样。曾到当地社区卫生中心就诊，给予西药对症治疗（具体不详）。服用后效果不显，随后到某三甲医院做肠镜检查未见异常，诊断为肠易激综合征，又予双歧杆菌三联活菌散等药物治疗，未见显效，后经人介绍于我科就诊。查体：体型适中，营养中等，神清，精神欠佳；心率每75次/min，律齐，两肺未闻及干湿啰音；肝脾肋下未及，腹平软，腹部无压痛和反跳痛；叩诊鼓音，肠鸣音亢进。辅助检查：2007年3月10日行纤维结肠镜检未见异常。刻下：大便日行4～6次，不成形，色黄，偶带有白色黏液，未见脓血便，有腹痛，精神欠佳，夜寐尚可，口淡乏味，饮食较少，舌淡胖，苔白腻，脉细。

［诊断］ 中医诊断：泄泻（脾胃虚弱证）；西医诊断：肠易激综合征。

［针灸治则］ 温补脾胃，涩肠止泻。

［取穴］ 选穴以经方——元代罗天益创立“灸补脾胃之主方”为主方，取中

脘、气海、足三里(双)，每穴灸2壮，每日治疗1次，10次为1个疗程，连续治疗以观察疗效。

［操作方法］　采用隔附子饼(由附子10 g、肉桂6 g、木香6 g等药研末加黄酒制成)施灸治疗，嘱注意保暖，忌食生冷、油腻之品；适当活动。

应用隔附子饼灸治疗1个疗程后，大便次数减少，日行2～3次，便质稀溏不成形，未见黏液和脓血便，偶有腹痛，饮食量有所增加。效不更方，诊治同前。应用隔附子饼灸治疗2个疗程后，大便仍日行2～3次，但大便成形，质软，易碎。不再有腹痛，未见黏液和脓血便，胃纳欠佳，偶伴呃逆。舌淡，苔白，脉细。在原取穴的基础上加刺内关(双)，补法留针30 min。治疗3疗程后，大便次数每日1～2次，成形，质软，未见黏液及脓血便，胃纳正常，偶发呃逆。舌淡，苔白，脉细。效不更方，诊治同前。连续治疗4个疗程后，大便日行1次，成形，未见腹痛和其他不适。舌淡红，苔薄白，脉细。患者临床症状基本消失，精神愉快。为巩固疗效，改用温和灸天枢(双)、关元、足三里(双)1个疗程。嘱节饮食，切勿暴饮暴食，忌食生冷油腻之品，畅情志，避风寒，适当运动。

【按】　本病根据临床表现当属中医“腹痛”“腹泻”“泄泻”范畴。其病位虽在大肠，但与脾(胃)、肠等脏腑功能失调密切相关，且病程久者，多为脾胃虚弱，中焦运化失司，湿滞中阻，导致大肠传导失职，而为腹泻。故治疗以温补脾胃、涩肠止泻为原则，方法多从灸法论治，选穴则以经方——元代罗天益创立“灸补脾胃之主方”为主方。灸法治疗泄泻的记载甚多，《伤寒论》中“下利，手足逆冷者，灸之”，可能是最早的用灸法治疗泄泻的记载。元代医学家罗天益善用灸法以温补脾胃，并在其所著《卫生宝鉴》中创立“灸补脾胃之主方”，由中脘、气海、足三里三穴组成。罗天益认为中脘乃胃之募穴，能引胃气上行，有助胃气之功；气海为任脉要穴，有生发元气，滋荣百脉，充实肌肉之效；足三里穴乃胃之合穴，能健脾温胃，且能引阳气下交阴分。三穴配合共奏温养脾胃、强壮补虚、升提中气、调和阴阳之功。此方用于治疗久泄久痢多有佳效。如《卫生宝鉴·虚中有热治验》中，载一患者“病发，肌肉消瘦，四肢困倦，嗜卧盗汗，大便溏多，肠鸣不思饮食，舌不知味，懒言语”“脉浮数，按之无力”，即是用此灸方治愈。当然，尊古也不拘泥于古，故临证时需根据患者的临床症状随症加减。患者平素体弱，又因饮食生冷损伤脾胃阳气，影响了胃的受纳和脾的运化，导致胃纳不佳而见口淡乏味，饮食较少；脾虚失运，水谷不化，下注大肠，传化失司出现大便稀溏，便次频频；脾虚湿阻则可见舌淡胖，苔白腻，脉细。治法当以温补脾胃、涩肠止泻。在本病例中，患者出现呃逆的症状，故加毫针刺内关穴以宽胸理气、和胃止呃。内关为手厥阴心包经之络穴，手厥阴心包经起于胸中，出属心包络，向下通过横膈，从胸至腹依次贯通联络上、中、下三焦，又与手少阳三焦经相表里，所以能疏调三焦，利三焦之气机，使胃气和降有序，在上述诸穴温养脾胃的同时，辅以和胃以治呃逆。

十九、失眠

案1 朱某，女，49岁。

初诊(2009年12月22日)

［主诉］ 入睡困难伴睡而易醒5年，加重3个月。

［现病史］ 患者平素性格急躁易怒，1年前因与人争吵导致入睡困难，睡中易醒，每晚3～4次。曾自服艾司唑仑，1片每晚，开始能安然入睡，睡中易醒也有改善。近3个月内，失眠加重，烦躁时尤为明显，服药亦效不佳，担心药物的副作用及成瘾性，遂来我科就诊。查体：神清，精神可，全身浅表淋巴结未及明显肿大，头颅五官无畸形，双瞳孔等大等圆，对光反射敏感，颈软，无抵抗，气管居中，两肺呼吸音清，未闻及干湿啰音，心率90次/min，律齐，无杂音。腹软，无抵抗，肝脾肋下未及。生理反射存在，病理反射未引出。刻下：面红目赤，眼周发黑，神疲，头晕，急躁易怒，腰膝酸软，胃纳欠佳，小便短赤，大便可。舌红，脉弦有力。

［诊断］ 中医诊断：不寐(肝阳上亢证)；西医诊断：失眠。

［针灸治则］ 平肝潜阳，镇心安神。

［取穴］ 印堂、神庭、四神聪、安眠、神门、内关、足三里、三阴交、太冲、太溪、行间、侠溪。

［操作方法］ 印堂、神庭、四神聪、安眠、神门、内关、足三里、三阴交平补平泻，太溪、太冲用补法，行间、侠溪用泻法。印堂、神庭接电针，连续波，频率2 Hz，强度以耐受舒适为度。留针30 min。嘱患者畅情志，不要过度焦虑。忌服咖啡、浓茶，睡前不要剧烈运动，忌睡前看书、玩手机等。白天不要午睡，合理饮食，适当运动。

二诊

夜寐转好，但仍寐而易醒，精神转佳，头晕减轻，腰膝酸软，胃纳可，二便调，舌红，脉弦。仍以原方加减。去行间、侠溪穴，加用厥阴俞，平补平泻。留针 30 min。

三诊

患者复诊，夜寐转好，偶尔寐而易醒，精神转佳，尚有腰膝酸软，偶见头晕，胃纳可，二便调，舌红，脉弦细。

仍以二诊方，针 20 次症状明显改善。

【按】　本例患者平素肝火旺盛，火盛伤阴，肝肾阴虚于下，阴不涵阳，水不涵木，肝木失荣，以致肝阳升动太过，扰动心神而出现失眠；急躁易怒，头晕，面红目赤皆为肝阳上亢之证，肝肾阴虚故腰膝酸软，脉弦有力。夜寐而阳入于阴，阴虚不能制阳，而导致入睡困难，睡而易醒。正如《景岳全书》："阴精血之不足，阴阳不交，而神有不安其室耳。"赵粹英以肝阳上亢辨证，以平肝潜阳，镇心安神为主要治则。组方有二：一则镇心安神，改善失眠；二则补益脾胃，化生气血，补益肝肾之阴，治病求本。用印堂、神庭、四神聪、安眠、神门、内关镇心安神，足三里、三阴交补益气血，太冲、太溪补益肝肾之阴，行间、侠溪平肝潜阳。二诊，肝阳上亢得到有效的抑制，增加厥阴俞、肾俞补益心肾，加强养阴安神之效，标本兼顾，可获良效。

案 2　宋某，女，33 岁。

初诊(2013 年 5 月 5 日)

［主诉］　入睡困难且睡眠时间短 3 月余。

［现病史］　患者 3 个月前因加班劳累而致入睡困难，多梦，早醒，睡时偶有盗汗，逐渐发展至彻夜难眠，日间疲惫乏力，心悸气短，偶有耳鸣，月经量少质稀而色淡，经期伴腰膝酸软。刻下：神疲乏力，胃纳欠佳，二便不调，舌淡，苔白，脉细弱。

［诊断］　中医诊断：不寐(心脾血虚证)；西医诊断：失眠。

［针刺治则］　补益心脾，养血安神。

［取穴］　印堂、神庭、四神聪、安眠、神门、内关、足三里、三阴交、心俞。

［操作方法］　足三里温针灸，余穴平补平泻。

二诊

夜寐稍安，仍早醒，面色少华，舌淡苔白，脉细弱。盖素体气血不足，面色少华，补益气血，使其生化有源。

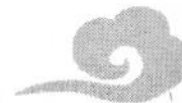

原方加脾俞、肾俞、太溪，补益脾肾，益于气血生化。《傅青主女科》：“脾为后天，肾为先天，脾非先天之气不能化，肾非后天之气不能生。”操作：脾俞、肾俞温针灸，太溪平补平泻。

【按】 该患者素体气血不足，加之劳倦太过，更伤脾胃，脾虚运化不健，气血生化无源，不能上奉于心，而致心神失养而失眠。《临证指南医案》：“若因里病而不寐者……或忧劳愤郁，而耗损心脾，宗养心汤，及归脾汤法。”纵观全方，有补益气血、健脾养心之功，气血充足，心神得养，而疾患得愈。

案3 湛某，女，28岁。

初诊(2007年4月20日)

[主诉] 失眠半年余。

[现病史] 患者半年前因工作原因经常通宵熬夜、外出就餐，后经常出现不易入睡，有时能入睡较快但易于惊醒，自诉每日睡眠不足5 h，且梦多，心悸健忘，偶有头晕，肢体懒怠。刻下：神情倦怠，哈欠连天，面色㿠白，纳差，且食后腹胀，大便溏薄，月经量少。舌淡胖，苔白腻，脉濡细。

[诊断] 中医诊断：不寐(心脾两虚证)；西医诊断：失眠。

[针灸治则] 健脾益气养血，化痰和胃。

[取穴] 心俞、脾俞、神门、三阴交、中脘、丰隆、足三里、印堂、四神聪、厉兑、隐白。

[操作方法] 补脾俞、心俞、三阴交、足三里、神门；泻中脘、丰隆、印堂、四神聪、厉兑、隐白。艾灸穴位心俞、中脘，温针灸各3壮，心俞用灸补法，中脘用灸泻法。耳穴压丸：心、脾、神门、内分泌、胃、脑点、肝，并嘱患者每日早中晚睡前按压耳穴，至耳朵微微发热为宜。

二诊(2007年4月24日)

夜寐少安，易惊醒，胃纳稍多。

予温针灸膈俞(补)3壮，加泻内关。

三诊(2007年4月27日)

胃纳增加，夜寐转安，但总体时间仍不长。

停灸，其余予二诊之方续治。

2007年5月18日第九次治疗，患者已能在治疗中沉睡。2007年5月21

日—2007 年 10 月 22 日患者每周或每两周接受 1 次针灸治疗，选穴根据其症状和舌苔脉象加减，有时有外感，予走罐和祛风通络针刺治疗。有时伤食，予通利胃腑针刺或艾灸等对症治疗。失眠症状有时反复，续以原方治疗。2007 年 12 月 3 日电话随访，其母诉患者睡眠时间基本在 7 h 左右。

【按】 失眠一症，其发病总由阳不交阴，神不守舍所致。操劳过度，忧劳愤郁，而耗心脾，治当养血安神，故予补膈俞、心俞、脾俞、足三里、三阴交以健脾益气养血，养心安神定悸并和胃生血，使气能化血，血能养心，心能藏神，同时补神门以安神入舍。胃不和则卧不安，故取胃募中脘和足阳明胃经的络穴丰隆，以和胃化痰。阳明根于厉兑，太阴根于隐白，二穴同用，主治失眠多梦。加用艾灸可增加针刺的刺激量，应用之后能加强对经穴的刺激以疏通经气。此例患者心脾两虚，心神失养，故予灸心俞，且用补法；舌苔白腻，又有经常外出就餐，考虑有伤食，故予灸泻中脘以去食滞。《灵枢·背俞》篇云："以火泻者，疾吹其火，传其艾，须其火灭也。"此为用灸法作泻，意在引导火气外出，一般灸 1～3 壮为宜，不须多灸。三诊以后停灸，而专用针法，以益营血而安神明。耳穴贴压对相应穴位形成持久刺激，可加强治疗量和延长治疗时间。患者诉有时有些耳穴不经压迫仍感刺痛，遂嘱其轻轻按揉，渐渐刺痛消失，患者睡眠时间增加，心神得养，胃腑和而夜寐安。

二十、感冒

案 黄某，女，31 岁。

初诊(2007 年 2 月 2 日)

［主诉］ 咳嗽头痛 3 日。

［现病史］ 3 日前因受寒出现咳嗽，头痛，鼻塞流涕，咽喉微痒，咯痰清稀，胸骨柄后疼痛等症状。患者素体亏虚，有支气管炎病史，诸症出现后服用抗生素治疗。后患者出现血尿、腰酸，遂停药并为求中医治疗于我科就诊。检查(物理检查)：双侧风池穴压痛。刻下：面色㿠白，神情委顿，肢体倦怠，咳嗽频频，咽喉微痒，打喷嚏，咯痰清稀，畏寒，无发热，无汗，周身酸楚，头痛。胃纳欠佳，二便调，夜寐欠安。舌质淡红，边有齿痕，苔薄白，脉浮滑。

［诊断］ 中医诊断：感冒(风寒证)；西医诊断：上呼吸道感染。

［针灸治则］ 祛风散寒，宣肺利窍。

［取穴］ 列缺、迎香、支正、风门、风池、合谷、外关、肺俞、定喘、百劳、足三里、太阳。

［操作方法］ 所有穴位针刺后均平补平泻。神灯照射风门、定喘、肺俞；在背部督脉及膀胱经第一侧线上涂冬青油走罐，共三条线：① 平大椎向下至腰部。② 左侧风门向下至左肾俞。③ 右侧风门向下至右肾俞，先由上往下，再由下往上，如此循环往复多次，直至皮肤暗红并以患者能耐受为度。

2007 年 2 月 5 日、2007 年 2 月 7 日就诊，症状好转，患者能在治疗中进入睡眠状态。2007 年 2 月 9 日第四次治疗以后，患者基本痊愈。仅有轻微咳嗽，无咯痰，无周身酸楚，鼻塞流涕好转，不再头痛。随访：2007 年 6 月—2007 年 12 月半年中患者每月行 2 次针灸治疗，予灸足三里和百劳，有外感时再针对外感治疗，不服用西药，偶尔配合中药治疗。

【按】 寒邪外束，毛窍闭塞，肺气失宣，故取手太阴络穴列缺配迎香，宣肺利窍，以治鼻塞、喉痒、咳嗽等症。太阳主表，为一身之藩篱，外感风寒先犯太阳，故取手太阳络穴支正配风门祛风散寒，以治恶寒、发热、头痛等症。更用风池祛风，合谷疏利阳明，既可增强祛风散寒、解表宣肺的作用，又可防止外邪向少阳、阳明传变。列缺配肺俞宣通肺气，合谷配外关发汗解表，四穴同用，可收疏风散寒、宁肺镇咳之效。患者素体虚弱，容易外感，故取足三里提高免疫力，百劳消虚劳。在患者外感症状好转以后，温灸足三里和百劳穴，既疏通经络，又调其气血。足三里为胃的下合穴，即所谓“腑病取合”，而清代王三尊《医权初编》云“一切虚证，专补脾胃；脾胃一强，则饮食自倍，精血日旺”。现代研究也发现，足三里能促进胃肠蠕动，调节免疫，延缓衰老，因此虚证患者可定期取此穴针刺或温灸调理。

二十一、咳嗽

案 刘某，女，38 岁。

初诊(2007 年 7 月 9 日)

［主诉］ 咳嗽痰多 2 月余。

［现病史］ 患者 2 个月前因外出淋雨后出现鼻塞、咳嗽、咳痰等症状，后感冒症状渐渐缓解并消失，唯咳嗽仍作。晨起咳嗽严重，咳声重浊，痰多黏稠，痰色稀白，易咳出。因咳嗽经久不愈，遂于外院就诊，查体(物理检查)：双肺呼吸音

清，未及干湿啰音。实验室检查：X线示双肺纹理增粗。刻下：胸闷，脘痞，倦怠，咳嗽频作，痰多，纳少，二便尚调，夜寐尚安。舌淡红，苔白腻，脉细滑。

［诊断］ 中医诊断：咳嗽（湿痰浸肺证）；西医诊断：支气管炎。

［针灸治则］ 健脾化湿，调补肺气。

［取穴］ 膻中、肺俞、脾俞、太渊、太白、丰隆、合谷。

［操作方法］ 补泻手法：平补平泻，留针30 min。艾灸穴位：天突，艾条悬灸3壮。火罐：大杼、肺俞、脾俞、肾俞拔罐，留罐5 min。

十诊(2007年7月30日)

患者诉9次治疗后咳嗽频率降低，胃纳佳。

2007年8月1日—2007年8月10日患者每周针刺2次，巩固疗效，基本已无明显咳嗽，予足三里、丰隆、尺泽、合谷、膻中针刺，平补平泻，留针30 min。

【按】 咳嗽而气出不绝声，肺气上逆之甚者也。张景岳《类经》云："上气海在膻中，下气海在丹田，而人之肺肾两脏，所以为阴阳生息之根本。"肺为华盖，禀清肃之体，性主乎降。今肺气之病当于上气海求之，以调气机闭滞而宽胸理气，降逆止咳。上气海者，膻中也，能治一切气分之病，故又称"气会"。外感风邪，肺气不宣，而致咳嗽。咳嗽反复发作，肺气久伤，肺虚及脾，脾虚生湿，湿盛生痰，湿痰上渍于肺，肺气不降，故咳不止。患者病前有外感风寒史，后咳嗽久久不愈。不愈之因，当责之于寒，寒凝气滞，肺失清肃，上逆为咳，天突有降气之力，为任脉与阴维脉之交会穴，阴维脉对气血盛衰起调节作用，如功能失常可出现胸部的疾病。任脉循经胸部，与手足三阴经交会，其胸部诸穴善治上焦胸部心肺诸疾，天突穴尤能宣肺化痰止咳，又艾灸有散寒之功，所以灸天突治此例患者有良好效果。脾为生痰之源，肺为贮痰之器。原穴为本脏真气所注，故取肺原太渊，配肺俞、脾俞，以健脾化湿，补益肺气，乃标本同治之意。又取足阳明络穴丰隆和手阳明原穴合谷以和胃气，使气行津布，则痰浊自化，而肺脏自安。

二十二、四肢关节痛

案 关某，女，60岁。

初诊(2007年3月26日)

［主诉］ 双膝关节疼痛3年余。

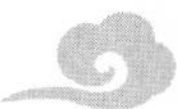

［现病史］ 3年前开始感双膝关节疼痛，静止时双膝关节有压痛，上下楼梯疼痛加剧，久站、长时间行走或负重后膝关节肿胀，疼痛加剧，步履艰难，并伴腰酸。遂于外院就诊，查体（物理检查）：触诊双膝关节内外膝眼压痛明显，绕髌骨周围压痛，右膝较左膝肿。实验室检查：X线示双膝关节骨质增生。刻下：膝关节肿胀，压痛明显，且压痛固定，纳谷欠佳，夜寐欠安，二便尚调。舌质紫黯，苔少，脉弦。

［诊断］ 中医诊断：痹证（膝痹，气滞血瘀证）；西医诊断：膝关节骨性关节炎。

［针灸治则］ 活血化瘀通络，扶助正气。

［取穴］ 内外膝眼、血海、足三里、右鹤顶、肓俞、阴交、水分。

［操作方法］ 内外膝眼、血海、足三里、右鹤顶、肓俞、阴交、水分针刺后均行平补平泻手法，温针灸：内外膝眼、血海，每穴各灸2壮。

三诊(2007年3月30日)

患者诉两次针灸治疗后，双膝肿胀好转，疼痛减轻，但双膝关节内侧（血海穴处）压痛仍较剧。

予血海处刺络拔罐，其余照原方续治。

四诊(2007年4月2日)

患者诉刺络拔罐后血海穴处压痛减轻。

按原方治疗。

八诊(2007年4月11日)

患者诉膝关节内侧又感压痛。

再予阿是穴处刺络拔罐一次，温灸穴位不变。

十诊(2007年4月16日)

诉第二次刺络拔罐后双膝关节无压痛，9次针灸治疗后行路轻快。

2007年4月20日—2007年5月18日，患者每周行1次针灸治疗，腹部穴位及足三里予温灸3壮。

【按】 痹证是由于风寒湿等邪气闭阻经络，影响气血运行，导致肢体筋骨、关节、肌肉等处发生疼痛、重着、酸楚、麻木，或关节屈伸不利、僵硬、肿大、变形等症状的一种病症。《内经》指出："风、寒、湿三气杂至，合而为痹。"本病患者病位在膝关节，而关节为筋之所聚之处。气血供养不充，正虚邪侵，痹阻气血经络而成本病，故治疗时应标本同治。正气不足，风寒湿之邪侵袭，致气虚血瘀、络脉不通而见本病。脐周四穴（肓俞、阴交、水分）配合应用共奏益肾壮骨、振阳祛邪之功，此为治本之法；膝关节局部取穴以疏通经络气血，驱逐局部邪气，此为治标之举。温针灸能疏经通络，灸能温经散寒，针灸并用则经气得以通，邪气得以散，痹证得以除。患者经2次治疗后症状虽有好转，但有一处压痛明显，且患者患病3年，"久病入络"，而刺络拔罐可以疏通经脉中壅滞的气血，"通其经脉，调其气血"，使气血运行通畅，通则不痛，故而收到良好的镇痛消肿效果。

案2 孙某，女，43岁。

初诊(2007年3月12日)

［主诉］ 四肢关节酸痛3年余。

［现病史］ 患者3年前无明显诱因出现对称性手指关节、肘关节酸痛，起病缓慢，进而膝关节肿胀酸痛，气候变化时加重。1年前曾赴外院检查，类风湿因子阳性，外院予西药治疗。近期由于气候变冷，关节疼痛加重，故于我科就诊，欲寻求针灸治疗。查体(物理检查)：双手指关节略红肿，双膝关节略肿，皮温不高，未变形，疼痛明显，位置固定。实验室检查：类风湿因子阳性，红细胞沉降率50 mm/h。刻下：精神倦怠，手指关节、肘关节、膝关节隐隐酸痛，肢冷，畏寒，纳呆，二便调，夜寐欠安。舌黯，苔薄白，脉沉细，

［诊断］ 中医诊断：痹证(寒痹)；西医诊断：类风湿关节炎。

［针灸治则］ 温经散寒，活血通络。

［取穴］ 曲池、尺泽、外关、八邪、鹤顶、阳陵泉、足三里、三阴交、大椎、大杼、血海、膝眼、曲泽、指关节红肿部位。

［操作方法］ 曲池、尺泽、外关、八邪、鹤顶、阳陵泉、足三里、三阴交为平补平泻；大椎、大杼、血海、膝眼、曲泽共11穴，每次取3～4个穴刺络拔罐，以血色由暗红变为鲜红为度；指关节肿胀部位周围用注射针头放血以乙醇棉球擦拭，也以血色由暗红变为鲜红为度。每周2次。

二诊(2007年3月16日)

患者诉一次治疗后指关节酸痛减轻，膝关节酸痛肿胀明显好转，行路轻松。

十诊(2007年4月13日)

患者经9次治疗后，四肢关节酸痛明显好转，但睡眠好转较慢。

予加刺印堂、四神聪、神门，留针 30 min。

二十诊(2007 年 5 月 18 日)

患者关节酸痛有较大好转，外院查红细胞沉降率 35 mm/h，予通经活络、调和气血治疗。

放血同前，针刺去大椎，加至阳、筋缩、中枢、脊中、命门、肾俞、太溪针刺行补法。

四十诊(2007 年 7 月 27 日)

症状均消失，红细胞沉降率 20 mm/h，停止治疗。嘱适当运动锻炼，练习练功十八法，注意休息，饮食清淡。

【按】 类风湿关节炎除受风寒湿邪气之外，素体正气的强弱也起重要作用。当人体正气不足，卫阳不固，腠理空虚时，风寒湿气乘虚外袭而正虚不能祛邪，邪气留滞于经络，使气血运行不畅，遂发此病。风、寒、湿三邪大多杂合而至，势难截然区分。外感风寒湿之邪，邪气阻闭关节，筋脉失养，而见诸症。根据本病病因病机，运用针刺的方法疏导经气，配合放血，达到祛邪扶正的目的。上肢以外关为主穴，它是手少阳经络穴，又是八脉交会穴，有疏通经络气血的作用，对手指、肘腕关节诸疾有一定功效。下肢以阳陵泉为主穴，它是足少阳胆经的合穴，又是八会穴中的筋会，有强健筋骨的功能，对膝关节肿痛有一定疗效。大杼是手足太阳、少阳之会，是督脉的别经，又是八会穴中的骨会，也有强筋健骨的作用。治疗 2 个疗程后，患者症状明显好转，此时祛邪已收到功效，必须加大扶正的力度，因此加刺督脉经穴以通经活络，并补太溪、肾俞、命门等穴以益肾固本。共 40 次治疗后，症状基本控制，患者停止治疗，这时应加强功能锻炼，有条件的患者应练习气功、太极拳等运动，使周身气血通调流畅，并注意休息而使疾病得到控制。

二十三、腰痛

案 1 王某，女，26 岁。

初诊(2007 年 7 月 30 日)

[主诉] 右侧腰部酸痛 2 周余。

[现病史] 患者自诉曾扭伤腰部，未行治疗，自愈后，未予重视。2 周前因洗

澡受凉而觉右侧腰部酸痛，感右腰部拘急强直，可俯仰，无行路困难，有时感酸痛连及右侧臀部，酸痛时轻时重，患处恶寒，阴雨天酸痛加剧。查体（物理检查）：右侧 L_4 旁 1.5 寸（大肠俞）处压痛，L_4、L_5 椎体上轻压痛。直腿抬高试验（—），"4"字试验（—）。刻下：患者右侧腰部酸痛，纳可，便调，寐安，舌质红，苔白腻，脉沉细。

既往史：腰部扭伤史。

［诊断］ 中医诊断：腰痛（寒湿痹阻证）；西医诊断：腰肌劳损。

［针灸治则］ 祛风散寒除湿，通络止痛。

［取穴］ 肾俞、委中、阳陵泉、右侧大肠俞、右侧环跳、三阴交、太溪、命门。

［操作方法］ 肾俞、命门、太溪行补法，委中、阳陵泉、右侧大肠俞、环跳行泻法，三阴交平补平泻。温针灸穴位：肾俞（两壮）。火罐拔肾俞、大肠俞、右侧环跳、委中，留罐 5 min。

二诊（2007 年 8 月 3 日）

诉腰部感轻松，仍有酸痛，但较前减轻。

原方续治。

三诊（2007 年 8 月 7 日）

酸痛明显减轻，右侧 L_4 旁 1.5 寸（大肠俞）处压痛减轻。

原方续治。

四诊（2007 年 8 月 10 日）

酸痛彻底消失，右侧 L_4 旁 1.5 寸（大肠俞）处压痛减轻。

续治。

五诊（2007 年 8 月 13 日）

基本无疼痛和压痛。

【按】 劳力汗出之后，衣着湿冷，感受风寒，寒湿之邪客于腰部经络，气血阻滞而成腰痛。凡湿气自外而入者，总皆表证之属。足太阳膀胱经主一身之表。肾俞穴属膀胱经，灸之能疏通太阳经气，故能治外邪所致之腰痛。张景岳提出"凡病腰痛者，多由真阴之不足，最宜以培补肾气为主""腰痛之虚证十居八九"。灸肾俞能壮腰健肾，滋阴益气，不论外邪、内伤，凡腰痛不可屈伸者，肾俞皆可治之。因为寒湿客于经络，所以要宣痹通络，活血舒筋，故此例患者用温针灸肾俞。筋会阳陵泉，此例患者泻阳陵泉以舒筋，三阴交活血，共奏活血舒筋功效。"腰背委中求"，委中能疏通足太阳经气，为治腰背疼痛的要穴。太溪、命门、肾俞补肾而治腰肌强直。

案2 李某,男,28岁。

初诊(2007年3月26日)

[主诉] 腰痛1周。

[现病史] 1周前因打篮球跳跃落下时腰部扭伤出现腰痛,痛连左侧臀部及大腿。卧床休息2日症状未见好转,赴外院检查,磁共振示腰椎间盘突出,遂来门诊就诊。查体(物理检查):左侧直腿抬高试验30°,右侧直腿抬高试验85°,左侧"4"字试验(+),右侧"4"字试验(−),左侧L_4、L_5棘突旁压痛,左侧环跳、委中穴处压痛明显。实验室检查:2007年3月21日,MRI示L_4、L_5椎间盘突出。刻下:患者痛苦貌,不能直立行走,腰部疼痛,痛连左侧臀部及大腿后侧,纳可,便调,夜寐尚安。舌淡红,舌薄白,脉弦。

[诊断] 中医诊断:腰痛(劳损腰痛);西医诊断:腰椎间盘突出症。

[针灸治则] 舒经通络。

[取穴] 肾俞,环跳(左),白环俞(左),委中(左),阳陵泉(左),左侧L_3、L_4、L_5,S_1夹脊。

[操作方法] 肾俞向脊柱方向刺入,可刺2～3寸;环跳深刺,以有下肢放电感为佳。补泻手法:肾俞为补,其余平补平泻。温针灸穴位:肾俞、白环俞、环跳、L_4和L_5夹脊。

二诊(2007年3月28日)

患者诉1次针灸治疗后,感疼痛减轻。

三诊(2007年3月30日)

患者诉疼痛明显减轻。

五诊(2007年4月4日)

患者能直立行走,腰部基本无疼痛,左侧臀部仍有牵掣感。

2007年4月6日—2007年5月9日患者每周行1次针灸治疗,取穴减少,以腰夹脊为主,配委中、阳陵泉、足三里进行治疗。

【按】 腰椎间盘突出症的针灸治疗主要依据"经络所过,主治所及"的理论,根据患者的不同症状取穴。肾俞为肾之经气输注之处,取之能益肾健膝,"腰为肾之府",取其又可益肾健腰。环跳乃足少阳、足太阳之会,能调两经之气血,使经气得以利导,以达通则不痛的目的。《百症赋》中曰:"背连腰痛,白环、委中曾经。”白环俞平第四骶后孔，位于督脉旁1.5寸，其穴性有强腰膝作用。《千金要方》谓其“治腰背不健，筋挛痹缩”。委中穴是足太阳膀胱经之合穴，又是血郄，足太阳经脉自腰背而来的两条支脉皆下行会于腘中。《灵枢·终始》曰：“病在腰者，取之腘。”就是指腰背痛取委中穴进行治疗。在“四总穴歌”中也有常用于临床的名句“腰背委中求”，因此二穴相配治背连腰痛奏效。

二十四、颈椎病

案1 孙某，男，33岁。

初诊(2007年5月15日)

［主诉］ 颈项疼痛3日。

［现病史］ 3日前因睡眠中受凉而感颈项疼痛，活动不利，行按摩、火罐治疗无明显效果。患者自诉从事长期低头工作的职业，颈项疼痛时热敷可缓解，吹风等则加剧疼痛，且痛有定处。查体(物理检查)：C_3、C_4 棘突旁压痛；压颈试验(—)；臂丛牵拉试验(—)。刻下：颈项疼痛，扭转不利，痛处有冷感。无明显头痛，无头晕，纳可，便调，夜寐欠安。舌暗，苔少，脉弦。

辨证分析：素体血瘀，外感风寒，经络瘀滞，不通则痛。舌暗主瘀，脉弦主痛。寒邪胜则痛势剧，得热则减，遇寒则甚。

［诊断］ 中医诊断：痹证(气滞血瘀证)；西医诊断：颈椎病。

［针灸治则］ 祛风散寒，疏经通络，活血化瘀。

［取穴］ 风池、百劳、C_3～C_6 夹脊。

［操作方法］ 毫针针刺，留针30 min，并于百劳温针灸2壮，于C_3～C_6 夹脊穴行穴位注射(穴注药物：曲安奈德1 ml＋利多卡因4 ml)。补泻方法：风池泻法，百劳补法，C_3～C_6 夹脊平补平泻。

二诊(2007年5月18日)

症状已有明显好转。经3次治疗后症状消失，转颈自如。

随访：2007年6月20日患者来门诊，询问情况，颈部无疼痛，活动自如。

【按】 对于外感风寒并有气滞血瘀的痹证患者，针灸是较好的治疗手段。针灸方法特别是穴位注射止痛较迅速，因而用了曲安奈德和利多卡因，一般5次为1个疗程，不宜超过10次。百劳穴为经外奇穴，为大椎旁开1寸，直上2寸，在斜方肌、头夹肌中，有枕动静脉和椎动静脉分布，并有枕大神经、枕小神经通过，能治虚劳、颈项疼痛。患者长期从事低头职业且此次发病颈项痛剧，所以百劳是首选穴，临床也常用于椎动脉型颈椎病，灸之能解除局部疼痛并有强壮作用。因患者感受风寒，所以针灸并用。泻风池以祛散风邪，灸百劳以散寒蠲痹，使筋脉通畅，气血调和。对于此类年轻、初发的痹证患者，因针灸无副作用，应将其作为临床首选。目前不少年轻白领因职业和缺乏日照、锻炼等关系，颈项疼痛的发病率有增高的趋势。患者往往自服止痛药，初时有效，但经常服用则副作用大。而急性期接受常规针灸治疗，缓解期可1周或2周针灸1次以巩固疗效。而像百劳、足三里等穴更是可以每月针灸1次以提高免疫功能，调节机体状态。

案2 陆某，男，57岁。

初诊(2007年3月5日)

［主诉］ 颈肩疼痛伴右侧手麻2年。

［现病史］ 颈肩疼痛2年，右侧更甚，伴右侧手麻。曾行牵引治疗，有一定效果，但劳累后症状加重。无明显头痛，偶有头晕。曾于外院就诊，查体(物理检查)：压颈试验(－)，右侧臂丛牵拉试验(＋)，C_6 棘突旁压痛，右侧风池、百劳、曲垣穴压痛。实验室检查：2007年3月5日外院X线示颈椎向右侧突出，颈椎生理前突差，变直，C_4～C_5、C_5～C_6 脊椎不稳定，C_4～C_5 略向后滑移，C_3～C_6 椎体边角变尖、增生，C_4～C_5 椎间隙变窄，C_4～C_5、C_5～C_6、C_6～C_7 右侧钩椎关节变尖、变形、硬化，并突入相应椎间孔，C_4～C_5、C_5～C_6 椎间隙前部见韧带钙化。刻下：患者神清，颈肩疼痛，压痛明显，右侧更甚，右手麻木，胃纳可，二便调，夜寐安。舌淡红，苔少，脉平。

［诊断］ 中医诊断：痹证(气滞血瘀证)；西医诊断：神经根型颈椎病。

［针灸治则］ 疏通经络，行气活血。

［取穴］ 风池、百劳、右侧 C_3～T_1 夹脊、右侧曲垣。

［操作方法］ 电针：接一组右侧 C_5 和 C_7 夹脊，选用连续波，频率为40 Hz，电流强度为2 mA，时间为25 min，隔日1次。补泻手法：百劳行补法，余穴行泻法。

从2007年3月5日起到2007年3月27日，隔日1次，每周进行3次治疗，1次治疗后患者感颈肩部轻松。第二、第三次治疗后也有和第一次治疗后相同的感觉。第四次治疗后症状有反复，患者感疼痛略有加重，询问病史，患者治疗后通宵搓麻将，遂继续治疗。10次治疗后患者感总体症状好转。查体：右侧臂丛牵拉试验(＋)，C_6 棘突旁、右侧风池、百劳穴压痛减轻，右侧曲垣穴仍有压痛。继续治疗，予每周2次治疗，再治疗3周后，患者手麻减轻，颈肩疼痛基本消失，再予每周1次治疗，持续4次，遂痊愈。

随访：2007年8月20日电话随访询问情况，患者症状基本消失，无反复。

【按】 神经根型颈椎病除了头、颈、肩疼痛以外，还有较典型的根性症状，如手臂的麻木疼痛，且范围与相应的颈神经支配的区域一致，属中医痹证范畴。《素问·痹论篇》指出："风寒湿三气杂至，合而为痹。"风为百病之长，风邪伤人致太阳经气不利，营卫不和，出现颈项僵硬等症状，故取风池祛风通络；寒为阴邪，易伤阳气，阳气受伤，脉气不通，不通则痛，出现疼痛症状；寒凝气滞，筋失所养，故有肌肉痉挛等症状。根据"经络所过，主治所及"，所以取颈部的百劳穴和右侧颈夹脊穴、右侧曲垣穴(患者百劳和右侧 C_6 棘突旁以及右侧曲垣明显压痛)。夹脊穴每穴都有相应椎骨下方发出的颈背神经后支及其伴行的动脉和静脉丛分布，对治疗神经根型颈椎病疗效好。电针具有良好的止痛及解除痉挛的作用，患者颈肩部疼痛僵硬，用电针加强刺激后疼痛僵硬明显好转。

第二节 医 话

一、浅谈针灸得气

何谓得气？指针刺、艾灸穴位后，产生经气的感应。《灵枢·九针十二原》中云"刺之要，气至而有效"，强调了针刺过程中得气的重要性。《灵枢·小针解》中称气至之后要"慎守勿失"。历代针灸医家在为患者治病时均非常重视针刺得气与否，认为其与疗效密切相关，《标幽赋》中就有"气速至而速效，气迟至而不治"的记载。赵粹英在临床应用中，非常重视得气与否，她认为不仅针刺的过程中需要重视得气，艾灸也同样需要重视得气。

（一）针刺得气

针刺得气主要表现在两个方面，施针者可以感觉到针下有沉、紧、涩、动等感觉；而患者会有酸、麻、重、胀感等。通常情况下得气感出现的快慢、轻重、范围大小、持续时间长短与疗效的快慢、预后的好坏有密切的关系。

《灵枢·终始》曰“邪气来也紧而疾，谷气来也徐而和”，《标幽赋》中云“轻滑慢而未来，沉涩紧而已至……气之至也，如鱼吞钩饵之沉浮；气未至也，如闲处幽堂之深邃”。这些经典原文是对得气时医生手下感觉的形象描述，现在仍然是临床医师把握针下是否得气所遵循的重要原则。明代《针灸大全》记述得更为详尽：“轻浮、滑虚、慢迟也。入针之后，值此三者，乃真气之未到也。沉重、涩滞、紧实也。入针之后，值此三者，是正气之已来也。”针刺得气不仅医生手下会有感觉，患者也会有不同程度的感觉。《素问·诊要经终论篇》云：“秋刺皮肤，循理，上下同法，神变而止。”指出了针刺时，要达到“神变而止”的目的。这里的“神变”，即指患者对针刺有了感觉，神情都为之一变。当针刺患者得气时，《素问·宝命全形论篇》描述为“见其乌乌，见其稷稷，从见其飞，不知其谁”。指出气至时，像乌云集合一起，像稷一样繁茂，又如鸟之飞翔；患者往往会自觉局部有酸胀等感觉，有些对于针刺比较敏感的患者，甚至还会感觉顺着经脉的走向传导。如果没有得气，则医生感觉针下空空没有任何感觉，而患者除了出现局部的疼痛感以外，也同样没有什么感觉。针刺得气的重要条件就是守神和重视操作手法。

如何能做到守神？《素问·宝命全形论篇》中提到“如临深渊，手如握虎，神无营于众物”，这就要求施针者专心致志，聚精会神。“凡刺之法，必先本于神”，《灵枢·本神》也明确指出，针刺之前必先治神。需要明确的是，守神是医生和患者都要做到的。“恬惔虚无，精神内守”“合形与气，使神内藏”，治疗开始前医者先要放松身体，凝神聚意，望闻问切耐心仔细，多为患者着想，获得患者的信任；下针之时，更是仔细认真，用心体会针下的感觉。对于患者而言，也要放松身体，心无杂念，集中注意力听从医生的指引。在施术过程中，医生需凝神调息，并且要密切注意观察患者的神情及状态，及时询问其感觉，有无不适。一旦患者心神平静，体会并接受身体的种种感觉，在针刺的刺激下经气流动畅顺，就能取得较好的临床疗效。

在针刺过程中若想获得较好的得气感，施针者必须要重视操作手法，做到稳和准。《灵枢·邪客》云：“持针之道，欲端以正，安以静，先知虚实，而行疾徐，左手执骨，右手循之。”对于刺手而言，《灵枢·九针十二原》倡导：“持针之道，坚者为宝，正指直刺，无针左右，神在秋毫，属意病者。”特别强调刺手的作用，持针进针时刺手要有坚韧的指力。一般进针时右手拇指、示指、中指三指夹持针柄，进针时须端正直刺，切不可偏左或偏右，在操作的过程中也要注意聚精会神，专注于针下的感觉。这就是要做到“稳”。对于“准”，一方面《灵枢·九针十二原》提到“方刺之时，必在悬阳，及与两卫”，告诫医者进针时先刺到表阳所主的卫分，然后才刺到脾所主的肌肉层。而由此体察患者的神气及其各脏腑的气是否有散失，则可知道病的存在或消失。另一方面要求医者对于经络循行及穴位的定位一定要熟记于心。针刺疗效与气至、得气关系密切，而气又是依赖经络运行的，“宁失其穴勿失其经”就说明了经络的重要性。正确的取穴才是针刺得气的关键。

明代《针灸大成》云“未得气者，若鱼之未吞钩，既吞得气，宜用补泻”，得气是针刺部位得到经气感应，是实施手法的前提，而进针后也可以通过手法的操作，以求达到某种针感。为了促使针刺穴位后得气，或加强针感，可以选择一些特殊的操作手法，如循法、摇法、刮柄法、弹法、飞法等。熟练灵活地配合使用针刺的基本手法与辅助手法，可以激发经气，使针刺部位产生良好的针刺感应，进而达到针刺治疗疾病的目的。需要注意不同辅助手法的适用范围，如飞法适用于肌肉丰厚部位的腧穴，而摇法适用于浅表部位的腧穴。辅助手法应用时不可过于勉强，为了得气而造成患者的不适。要注意手法轻重适度，以患者舒适为宜。得气虽然重要，但是得气不一定有疗效，不得气亦可有疗效，不能单纯以是否得气来判断疗效。从古至今，针灸临床医生大多非常重视得气的有无，临床上可根据患者本身的年龄、体质、疾病性质、针刺部位、针刺手法等做出判断，寻求适宜的得气感以求获得最佳的临床疗效。通常来讲，患者如果得气快、感觉明显、持续时间长则临床治疗效果较好，反之则差。但是患者的感觉只不过是得气的一部分，或者只是作为得气的一个指标而已。如果出现患者没有强烈感觉而施针者手下有感觉时也视为得气，不必强求患者一定要有酸、麻、胀、重等感觉。国内及国外有报道称用非常微细的针或对患者的刺激很小，甚至接受针刺者体察不到任何针感，但临床上仍然有疗效的现象，可能也是这个原因。不过，对于一些比较复杂的疾病或证候则可能需要产生针感，甚至是特殊的或比较强烈的针感，才能达到相应的治疗效果。

《灵枢·行针》中讲道："百姓之血气，各不同形，或神动而气先针行，或气与针相逢，或针已出气独行，或数刺乃知。"临床上得气快慢可以分为四种：一种是针后即刻获得针感，第二种是针后过一段时间获得针感，三是出针后才有针感，最后一种是反复针刺后才开始有针感。得气之快慢，对于指导针灸临床实践有着非常重要的意义，医生也要反复积累经验，根据患者的体质及病情做出合理的判断。

（二）艾灸得气

针灸包括针刺和艾灸，《灵枢·官能》云"针所不为，灸之所宜"，灸法与针、药相互补充，相辅相成。艾灸疗法，是指用艾绒制成的艾条或艾炷燃烧后产生的热量刺激人体穴位，通过激发人体经气来调整人体阴阳平衡，从而达到防病、治病目的的一种疗法。但是临床中往往重视针刺得气而忽略艾灸，一方面是艾灸过程中医生对得气的感知较少，除了悬灸外，艾炷灸、灸器灸主要是通过患者的反应判断得气。一般只有在医生手持艾条悬灸时，才能较多地体会到得气的感觉。另一方面，针刺疗法的酸、胀、麻等感觉，一般一刺入穴位，稍用手法就易于让患者直接快速感受到；而艾灸得气，一般需灸到一定的量后，部分患者才会出现得气的感应。

艾灸，同样可以获得如同针感一样的灸感。历代医家描述过艾灸得气的感觉，《千金要方》云"炷令平正着肉，火势乃至病所也""灸两胛中各一处至六百壮，多至千壮，当觉气下砻砻然如流水状"。《备急灸法·骑竹马灸法》描述灸感流注"俟灸罢二穴，移下竹杠，其艾火即随流注，先至尾闾，其热如蒸，又透两外肾，俱觉蒸热，移时复流足涌泉穴，自下而上，渐渐周遍一身"，较为形象地描述了艾灸过程中的特殊灸感，如水状且具有流动性。

临床中所谓灸感并不仅仅是局部皮肤出现的发热、发红现象，细细体会也可有像针刺那样的"如鱼吞钩"感，同样也存在循经感传的现象。这类灸感，不仅施灸者可以体会到，患者同样也可以感受到。艾灸治疗持续一段时间后，当有气至时，施灸者可明显感觉到手上艾条末端出现沉紧感、下拉感、下吸感等，部分患者有自觉热感循经感传的现象，或觉局部有虫蚁爬行感等。

艾灸时仅局部皮肤表面有热感，通常起不到治疗的目的。要使患者获得灸感并产生灸效，首先要保证每次艾灸要有一定的灸量。每次治疗要有足够多的壮数，足够长的灸治时间，才能启动穴位，促使艾灸得气。二则整个治疗疗程要久，不可半途而废，所谓“七年之病，求三年之艾”，即病情越重艾灸的时间越要持久。当然，选择的灸材也很重要，灸材要优质上乘，施灸者也要多加练习、把握不同艾灸方法的操作。重视每个细节，才能保证艾灸取得最佳临床疗效。

二、略谈针灸刺激量

针灸刺激的有效性和安全性是决定针灸治疗效果的重要环节。临床治疗时，需要把握好针灸适宜刺激量，才能达到既有效又安全的目的。针灸刺激量主要指医者通过针灸治疗施加于患者的刺激量以及患者接受针灸治疗自身感受到的刺激量两个方面。针灸在得气的情况下，施行适当的补泻手法，达到“气至而有效”“气速至而速效”的效果，才是有效刺激量。临床上选择适宜的针灸刺激量，需要因时制宜、因人制宜、因病制宜。

（一）因时制宜

《素问・诊要经终论篇》指出“春夏秋冬，各有所刺”。人与自然是一个整体，人体与时令息息相关，天时有寒暑之变，人体阴阳气血也受天时的影响，故针刺必须因时制宜。《灵枢・四时气》云：“四时之气，各有所在，刺之道，得气穴为定。”春夏气候温热，阳气在上，人气亦在上，气血浮而滑利，机体对针刺的反应较为敏感，刺激量宜小，多浅刺激，不留或少留针；秋冬阳气在下，人气亦在下，气血沉而涩滞，机体对针刺的反应较为迟钝，故刺激量宜大，多深刺而久留针。故《素问・四时刺逆从论篇》说：“凡此四时刺者，大逆之病，不可不从也。反之，则生乱气相淫病焉。”

（二）因人制宜

在针灸临床中，要根据患者的性别、年龄、体质、经络敏感程度给予不同的刺激量。《灵枢・逆顺肥瘦》云：“年质壮大，血气充盈，肤革坚固，因加以邪，刺此者，深而留之……瘦人者，皮薄色少……其血清气滑，易脱于气，易损于血，刺此者，浅而疾之……婴儿者，其肉脆，血少气弱，刺此者，以毫针浅刺而疾发针，日再可也。”即老年人常肝肾不足，气血渐亏，体质偏虚；小儿脏腑娇嫩，气血未充，故除特殊情况之外，应取弱刺激量。青壮年，处于气血旺盛时期，身体较强壮，故可采用中等或中等以上的刺激量。此外，对于体质壮实，或者经络不敏感的患者，易于接受较强的刺激，可选择较大的刺激量；对于体质虚弱或经络敏感，容易得气的患者，则刺激量宜小。

（三）因病制宜

《素问·刺要论篇》说："病有浮沉，刺有浅深，各至其理，无过其道……浅深不得，反为大贼。"所以要分析疾病的病位深浅、寒热虚实、病程长短而选择不同的刺激量。

1. 病位深浅　《灵枢·阴阳清浊》曰："刺阴者，深而留之；刺阳者，浅而疾之。"也就是说，针刺在脏、在里之病，由于病位深，故应深刺留针，如中风等病症；针刺在腑、在表之病，病位浅，故应浅刺不留针，如感冒等疾病。

2. 病程长短　对某些急性病、新病初期接受针灸的患者，如邪气较盛，正气不虚，多取强刺激量，如急性胃肠炎。一般慢性病或缠绵难愈的疾病，可采用中度刺激量，如慢性胃炎等。久病体衰或大病过后处于调养期的患者，正气不足，可采用弱刺激。应随时观察病情发展，调整刺激量，以达到最佳治疗效果。

3. 寒热虚实　《素问·缪刺论篇》云"凡刺之数，先视其经脉，切而从之，审其虚实而调之。"可见针刺的刺激量要根据病情的寒热虚实来确定。《灵枢·终始》云："脉实者，深刺之，以泄其气；脉虚者，浅刺之，使精气无得出。"一般虚证、轻证刺激量宜轻；实证、重证刺激量可重。《灵枢·九针十二原》说："刺诸热者，如以手探汤；刺寒清者，如人不欲行。"一般阳证宜浅刺，阴证宜深刺；寒证宜久留针，热证宜疾出针。

针刺的刺激量受众多因素的影响，医者应根据中医学整体观念，做到因时、因人、因病制宜，把握疾病的整体动态，权衡利弊，选择适宜的治疗方法以及刺激量，从而获得针灸的最佳治疗效果。

三、重视针灸在治未病中的作用

"治未病"，出自《内经》，是中医学重要的防治思想。治未病，就是预先采取措施，防止疾病的发生、发展与传变。"未病"一词由来已久，《素问·四气调神大论篇》曰："圣人不治已病治未病，不治已乱治未乱，此之谓也。"《灵枢·逆顺》曰："上工，刺其未生者也。其次，刺其未盛者也。其次，刺其已衰者也……上工治未病，不治已病。"由此可见，《内经》中的"未病"包括"未生之病""未盛之病""已衰之病"三重含义。孙思邈在《千金要方》中载"古之医者……上医医未病，中医医欲病，下医医已病"，将医生医治患者的时机分为"未病""欲病"和"已病"，提出要

"消未起之患，治未病之疾，医之于无事之前"。因此，"未病"是一个相对的概念，包括从"病前"到"病中"直至"病后"的整个过程。治未病，实际上是选择适当的干预时机。

"治未病"理论是中医养生的主导思想，后世据此结合经络腧穴理论提出了"逆针灸"，明代高武在《针灸聚英》中就曰"无病而先针灸曰逆"。逆针灸选择的穴位多为具有补益作用的穴位，如《针灸资生经》载"气海者，元气之海也……宜频灸此穴，以壮元阳"，《医说》载"若要安，丹田、三里常不干"。《针灸要诀与按摩十法》《千金要方》《针灸大成》等典籍中也有大量针灸防病保健的论述。

针灸"治未病"的本质在于固护正气，所谓"正气存内，邪不可干"。"逆针灸"作为"治未病"的主要手段，以其充分重视机体自身潜能激发与调动的特色已引起预防医学界的重视。针灸"治未病"主要包括三个方面：① 治未成之病。窦材《扁鹊心书》曰："人无病时，常灸关元、气海、命门、中脘，虽未得长生，亦可保百年寿矣。"《灵枢·经脉》曰："灸则强食生肉。"《素问·刺热篇》记载："病虽未发，见赤色者刺之，名曰治未病。"疾病尚处萌芽，正气未虚而邪气亦未盛，即医治之，则能收事半功倍之效。就是应用针灸之法守正于内而御邪于外，在疾病未发之时即行针灸之法，最终达到"正气存内，邪不可干"的理想干预效果。② 治未传之病。《金匮要略》中提出："夫治未病者，见肝之病，知肝传脾，当先实脾。"这一理论也指导了针灸的临床取穴，对于肝气郁结的疾病，往往配合健脾养胃穴位，防止肝气横逆，乘脾犯胃。正如清代医家陈根儒言："防其已然，防之未必能止；不如防其未然，使不能传之。"③ 治未复之病。疾病之后，余邪尚未完全消尽，正气尚未得到修复，如不好好调养、扶助正气则易导致病后复发。此时可以以针灸之法鼓舞机体正气，荡尽余邪则病安从来。总体而言，针灸"治未病"的核心是以正气为本，通过刺激经络穴位，激发自身的调整功能，使机体达到阴平阳秘的健康状态。

针灸"治未病"具有传统方法的独特性、治疗技术的多样性、推广操作的简便性、综合调理的优效性等特点，在众多保健方法中独树一帜。针灸"治未病"方法多样，有毫针、电针、梅花针、艾条灸、艾炷灸、麦粒灸、艾灸盒灸、脐灸等；其他还有穴位贴敷、药拓、药熨、足浴、熏蒸等。这些方法可因人、因时、因地、因体质、因病情单独使用，或取其优效综合运用。如三伏贴、三伏灸防治哮喘；节气灸、麦粒灸预防感冒、变应性鼻炎，提高免疫力等。

在治未病的诸多针灸方法中，灸法应用最多且历史悠久，艾灸预防保健的方法萌芽于春秋时期的《庄子》："圣人孔子'无病而自灸'。"随后晋代范汪所著《范东阳杂病方》中有灸法防治霍乱可使人"终无死忧"的记载，并把这种防病的灸法称为"逆灸"。但首次提出灸法"治未病"理论则始于唐代孙思邈所著的《千金要方》"若要安，三里常不干"；且该书中设立1篇专论灸法，首开灸法"治未病"理论先河，为后世灸法"治未病"理论奠定了基础。书中记载对小儿脐风的预防"河洛关中土地多寒，儿喜病痉，其生儿三日，多逆灸以防之。又灸颊以防噤"；还有对狂犬病的预防"凡春末夏初，犬多发狂，必预防之。防而不免者，莫出于灸，百日之中一日不阙者，方得免难"；还提出增强机体抵抗力的方法"凡人吴蜀地游官，体上常须三两处灸之，勿令疮暂差，则瘴疠温疟、毒气不能著人也"，并且提出平日也可用灸法预防保健。

随着疾病谱和医学模式的转变，现代医学的理念已由治病趋向防病和提高健康水平。特别是在药源性和医源性疾病日趋严重的今天，针灸等非药物疗法作为"治未病"的主要手段，因安全有效、无毒副作用、无耐受性等优势而受到前所未有的关注。充分发挥针灸疗法在治未病中的作用，有着非常重要的临床意义。

四、略论艾灸作用机制

艾灸作用环节中，存在着温热刺激、光辐射、艾燃烧生成物三个主要因素，人体对艾灸的温热刺激、光辐射及燃烧生成物的反应是艾灸效应启动的科学基础。因此，艾灸疗法的作用机制主要涉及艾灸的物理作用（温热效应、光辐射效应）、艾燃烧生成物的药物效应等因素，艾灸疗效的产生是这些因素作用于机体体表穴位的综合效应。

（一）艾灸的物理作用

1. 艾灸的温热效应　温热效应是艾灸疗法取得疗效的关键。20世纪50年代即有学者认为灸法的实质就是温热刺激，通过温热刺激皮肤感受器以激发调整机体神经系统而发挥治疗作用。目前，诸多发热的器械灸能够取得一定的临床疗效，也是温热刺激是艾灸作用机制的一个重要佐证。但是，随着研究的不断深入，发现艾灸疗法对机体的调节作用并非一般的温热刺激所能达到的，所以目前艾绒仍然是不可替代的灸材。研究发现，多种灸法的温热刺激均可明显改变皮肤至肌肉的温度，表皮的温度变化为先高后低，皮肤组织温度先低再高，而深层肌肉组织的红外热像呈现逐渐升高后的稳态规律，推测可能是皮肤温度的变化改变了多种感觉型感受器的活动。在温度感觉中，瞬时感受器电位(transient receptor potential, TRP)通道起重要作用，其中包括介导热感觉的 TRPV1、TRPV2、TRPV3、TRPV4。近年的研究发现，无论在生理或病理状态下，隔附子饼灸可能主要影响 TRPV2 的表达，温和灸可能主要影响 TRPV3 的表达，TRP 可能是施灸局部艾灸温热刺激的重要潜在分子靶点。艾灸温热刺激穴位局部组织，可诱导局部组织产生某种物质，作为免疫原激活免疫系统。有报道认为艾灸温热刺激与穴位局部肥大细胞脱颗粒密切相关，提示肥大细胞可能直接或间接参与艾灸的温热效应，通过释放颗粒介质来影响机体内多种生物反应过程，而与之相关的分子可能是艾灸局部温热效应的潜在靶点。还有研究发现，艾炷直接灸刺激能诱导局部肌肉产生热休克蛋白(heat shock protein, HSP)，并认为其作为免疫原激活了机体的免疫系统。此外，有研究认为艾灸温热刺激对衰老免疫低下的调节可能与艾灸施术部位的 MHC－Ⅱ、白细胞介素－12(IL－12)、CD80 及波形蛋白的皮肤免疫激活有关。这些研究均为艾灸温热刺激的局部启动机制提供了丰富的研究资料。

2. *艾灸的光辐射效应* 除了温热效应之外，光的非热效应也可能是艾灸发挥疗效的重要物理因素。现代研究证实艾绒燃烧时的辐射能谱在 0.8～5.6 μm，说明艾灸辐射能谱不仅具有远红外辐射，还具有近红外辐射。艾燃烧所产生的光辐射有着不同的生物效应。远红外照射能引起分子和分子中的原子旋转或震动加强，并能引起分子动能的改变，从而产生热。近红外辐射能促使人体产生大量三磷酸腺苷(ATP)，既可为机体细胞的代谢活动、免疫功能提供必需的能量，也可为能量缺乏的病态细胞提供活化能；还可以促使穴位处的生物大分子氢键偶极子在近红外光量子脉冲作用下产生受激相干谐振吸收效应，通过神经—体液系统传递人体细胞所需的能量。因此仅以热辐射来解释艾灸的全部生物物理性质是不全面的，光的非热效应可能也起着十分重要的作用。有研究发现，隔物灸红外辐射光谱与从燃烧端直接测得的艾条温和灸的红外辐射光谱有明显差异，与人体穴位的红外辐射光谱极其相似，其辐射峰均在 7.5 μm 附近，提示穴位对传统隔物灸的共振红外辐射和匹配吸收是传统隔物灸起效的重要机制。

（二）艾燃烧生成物的药物效应研究

艾燃烧生成物主要包括艾燃烧过程中产生的烟雾（即艾烟）和焦油样物质。艾的药性可通过体表穴位渗透到体内起治疗作用，又可通过呼吸进入机体，醒脑安神，通经活络。目前，诸多关于艾燃烧生成物的研究多为对艾烟和焦油样物质成分及部分成分药理作用的研究。艾燃烧生成物中焦油样物质有抗氧化、清除自由基和过氧化脂质的作用。日本学者发现灸疗能引起施灸局部皮肤中过氧化脂质显著减少，认为并非由灸热引起，而是艾的燃烧生成物所致；艾的燃烧生成物可附着在皮肤上，通过灸热由损伤的皮肤处渗透进去，起到某种治疗作用。艾烟具有消毒作用，采用艾条熏蒸消毒空气不仅具有较好的灭菌效果，而且有一定的灭活病毒作用。艾烟还具有广谱抗菌、抗病毒的作用。艾烟熏灸对常见的化脓性细菌、伤寒杆菌、副伤寒杆菌、变形杆菌、白喉杆菌及结核杆菌等有明显的抑制作用；对诸多致病性皮肤真菌均有不同程度的抗菌作用；对腺病毒、鼻病毒、流感病毒及副流感病毒等均有一定的抑制作用。此外，艾绒在燃烧时艾叶挥发油会随烟一起挥发，进入呼吸道，临床上用艾叶挥发油喷雾剂或艾叶挥发油湿化吸入法治疗哮喘，有较好疗效。大量的药理实验也证明，艾叶的挥发油口服或喷雾给药均有较好的平喘、镇咳作用，其中尤以平喘作用最为显著。

（三）艾灸对机体的调控机制

艾灸的物理作用（温热效应、光辐射效应）、药性作用只有作用于经络腧穴，通过经络系统的传导和调节，才能起到治疗作用。国内外学者运用免疫学、分子生物学、生物化学、病理生理学、核医学等技术和方法探讨艾灸对机体各系统的调节作用及其机制，已从多方面证实，艾灸具有提高机体免疫力，改善循环系统功能，调节神经功能，改善机体代谢，促进与调节内分泌、呼吸、消化、生殖等多个系统功能的作用。

艾灸效应的产生，应该是一种综合效应，是由艾绒燃烧后所产生的物理因子和化学因子，作用于穴位局部的感受装置，通过外周神经传入途径，刺激信号传入中枢，经过中枢整合作用再传出信号，调控机体的神经—内分泌—免疫网络系统、循环系统等多个系统，从而调整机体内环境的稳定与平衡，以达到防病治病的功效。但是，艾灸是如何启动穴位局部感受器调节靶器官发挥治疗作用，以及靶器官调节的神经内分泌免疫机制、信号转导通路等，虽开展了系列研究，但尚未形成系统的认识，需进一步开展研究、全面阐明。只有明确艾灸的作用原理，才能有力地推动灸法的理论创新与临床应用，有助于灸法大规模的应用和推广。

五、节气养生医话七则

（一）惊蛰话养生

“万物出于震，震为雷，故曰惊蛰。”惊蛰开始，日照时长增加，气温逐渐回升，是季节交替、气候变化比较明显的阶段，也导致了一些人在这个阶段容易生病。

中医认为，春季对应人体五脏是肝，肝的主要生理功能之一就是调节人体气的运行。因此，在这个阶段，重点应保持心情舒畅，暴怒、过度压抑容易引起气机紊乱，常常导致血压升高、脾胃功能差、口干口苦不想吃饭、容易拉肚子等症状，此时可以按摩脚上的太冲穴，每日 1 次，每次 10 min，以按下去有酸胀感为度，双脚交替。太冲穴是肝经的一个大穴，具有很好的调节气机功能，伴有血压过高可同时配合按摩行间穴，按摩力度和时间同太冲穴。

此时，气温回暖，但早晚温差大。古人讲“春捂秋冻”是有道理的，这个时候不要过早去掉厚衣物，对于平素比较怕冷的人尤其注意，可艾灸大椎穴温阳补气，每次 15～20 min，每日 1 次，7 次为 1 个疗程，增强机体抵抗力。

《内经》讲：“春三月，此谓发陈。天地俱生，万物以荣。夜卧早行，广步于庭，披发缓行，以便生志。”意思说的就是这个季节，万物复苏，应该早睡早起，早晨可以进行一些比较缓和的运动项目来舒展筋骨，缓慢散步、太极拳等都是比较合适的项目。

（二）清明时节，护阳为要

清明一到，气温逐渐升高，人体的阳气也逐渐旺盛，此时正是顺应自然，养护阳气的最佳时节。中医认为阳强则寿，阳气充足，则脏腑功能好，并能发挥防护功能；阳气不足，则易招致病邪侵入。所以春季养护阳气是养生治病之根本。可以采用以下几种护阳方法。

1. 刺激穴位补阳气　刺激穴位可以有效激发阳气，如果每日坚持按摩或者艾灸穴位，可以补阳行气。穴位可以选择合谷、风池、关元、命门。按摩时可用指端着力于穴位垂直按压，也可以逐步加力按压，同时以肘关节的运动带动手指远端进行小幅度的环旋揉动。每次每穴 5 min，每日按摩 1 次或 2 次。或者每穴艾灸 10 min，每日 1 次。

2. 常晒太阳助阳气　可选择上午 10～11 点多在室外晒太阳，背光而坐。

由于背部正中为督脉所经之处，总督全身阳气，有调节阳经气血的作用。因此多晒背部，有助阳经气血舒畅，人体的阳气也能得到生发。

3. 晚上泡脚温阳气　温水泡脚，可以促进全身气血循环，起到温煦脏腑、增强体质的作用。泡脚的最佳时间为晚上睡前 9 点左右，除温阳外还可有效促进睡眠。

（三）立夏养生专于心

“四时天气促相催，一夜薰风带暑来。”《历书》云：“斗指东南，维为立夏，万物至此皆长大，故名立夏也。”明代医家张景岳说：“夏应心而养长。”夏季与心气相通，人体也应当顺应天地四时之变化，因此，立夏养生应当专注于“养心”。

1. 调整起居有“百会”　《内经》曰：“夏三月，此谓蕃秀，天地气交，万物华实，夜卧早起，无厌于日。”进入夏天之后，气候变化显著，昼长夜短，适宜晚睡早起，并伴以适当午休，进而达到保养精神的效果。但晚睡，亦不能晚于 11 点。如果作息没有调整到位，甚至出现头晕、失眠等症，可通过艾灸百会穴来帮助调整睡眠质量，每日艾灸 20～30 min 即可。

2. 调理饮食靠“神阙”　立夏时节肝气渐弱、心气渐强，饮食宜增酸减苦、补肾助肝。《礼记·月令》曰：“蝼蝈鸣，蚯蚓出，王瓜生，苦菜秀。”提醒我们日常饮食清淡为宜，多吃新鲜的瓜果蔬菜，少吃辛辣油腻食物。由于气温高，湿度大，细菌易繁殖，此时亦是胃肠疾病的高发期。《针灸大成》中载“立夏，酉时灸神阙”，可以通过下午 5～7 点艾灸神阙来调养保护胃肠功能，每次可艾灸 30 min。

3. 调控情志需“膻中”　“夜热依然午热同，开门小立月明中”，夏天气候炎热，汗液外泄，易耗伤心气，令人烦躁不安。因此，应当保持心情舒畅，恬憺虚无，切勿过度伤心、伤神。立夏时节草长莺飞，云卷云舒，一片大好风光，亲近自然亦可收获一番美丽的心情。如果有心慌、胸闷、烦躁等症状，通过按揉膻中穴，便能得到有效缓解。按摩时，用大拇指指腹稍稍用力并有节律性揉压膻中即可。

（四）深秋养生先护肺

“秋风起兮白云飞，草木黄落兮雁南归。”寒露过后，霜降即将来临，预示着天气转凉，此时节是秋季到冬季的一个过渡时期。秋季对应人体的肺脏，养生首先应该注意对肺脏的保养。

1. “早卧早起，与鸡俱兴”　寒露过后，天气渐寒，此时应早睡早起。早睡以顺应阴精的收藏，以养“收”气，最好晚上 10 点左右就入睡；早起以顺应阳气的舒长，以早晨6点左右起床为宜，使肺气得以舒展。另外，深秋时节，天气骤变，是呼吸道疾病的多发季节，早起要注意防寒保暖，注意经常搓揉迎香穴，可有效预防此类疾病。

2. “使志安宁，以缓秋刑”　所谓“自古逢秋悲寂寥”，秋内应于肺，肺在志为悲(忧)。悲忧易伤肺，所以自我调养时要做到“使志安宁，以缓秋刑，收敛神气，使秋气平”，即此时应保持神志安宁，以减缓秋季肃杀之气对精神情志的影响；收敛神气，以适应秋天的容平之气。此外，秋季亦是心脑血管疾病的高发期，用手拇指或示指的指腹端轻轻按揉内关穴，同时保持情志舒畅，可起到防治该病的作用。

3. “无外其志，使肺气清”　常言道“秋风秋雨愁煞人”，种种感叹皆因秋起。这时就需人们收敛思绪、平静自然，使肺气保持通利调畅。此时，饮食上应以“滋阴润肺”为准则，有利于缓解因秋燥之气带来的抑郁烦躁等情绪，如食用蜂蜜、银耳等柔润食物以及生梨、香蕉等水分丰富的水果。锻炼身体时，不可大汗淋漓，应以微微汗出为度，可达到保养精神的目的。

(五) 冬病夏治三伏灸

三伏天是一年中气温最高的日子，也是人体全年阳气最盛的日子。“春夏养阳”，在这一时段内固护体内的阳气，可以达到养生保健之效。对于一些寒气侵袭后容易发作或加重的疾病，可以选择在这一时段使用温里散寒、助阳补虚的药物或者隔物灸等进行治疗，能一举荡涤体内的阴寒之气，起到事半功倍的效果。

“三伏灸”就是在此理论基础上，将针灸穴位与中药相结合的一种传统治疗方法，既能加强人体的防卫功能，提高免疫力，又可以起到治疗疾病的作用。常用于治疗哮喘、反复感冒、气管炎、鼻炎等。多选取甘遂、细辛、白芥子、丁香、延胡索等多味中药按比例研末，用姜汁调成药膏状，再用胶布将其贴敷于大椎、肺俞、定喘、天突、肾俞、足三里等穴位上。一般成人贴敷3～4 h，儿童贴敷1～2 h。分别在三伏天的初伏、中伏、末伏各进行贴药治疗1次，一般连续治疗3年，病程长的患者可适当延长疗程。如皮肤敏感患者出现皮肤刺痛、灼烫等不适感，应随时去掉，防止皮肤被灼伤起疱。贴药当日禁食生冷、寒凉、辛辣之物；洗澡宜用温水，忌入冰室。

(六) 冬令话进补

冬至进补是我国的传统风俗，俗语云：三九补一冬，来年无病痛。江浙一带

更是流行着冬至开始服用膏方的习惯。人体经历了春、夏、秋三季的消耗，脏腑的阴阳气血会有所偏衰，此时合理的进补不但可以补充气血津液，抵御严寒侵袭，又可以增强机体免疫力防止来年生病。中医治病讲究辨证论治，冬令进补也不例外，根据每个人的身体情况，选择合适的方法进补显得至关重要。按照中医理论，进补人群根据症状等不同分成气虚、血虚、阴虚和阳虚四类。

1. 气虚　主要表现气短懒言，体倦乏力，容易出汗，面色苍白，平素易感冒等。可用人参 10 g 或黄芪 30 g 炖鸡滋补元气，每周 1～2 次。同时也可以艾灸气海、足三里益气健脾，每穴 10～15 min，每周 3～4 次。

2. 血虚　主要表现为面色淡白或萎黄，口唇色淡，头晕眼花，心慌多梦，女性尚有月经延期、量少色淡等症状。中医认为“气血同源”，因此针对血虚人群，也可艾灸气海、足三里，同时可加用血海艾灸，每穴 10～15 min，每周 3～4 次；食疗可用当归 10 g、桂圆 15 g 炖瘦肉服用，每周 1～2 次。

3. 阴虚　主要表现为手足心发热，睡觉时出汗，口燥咽干，容易烦躁，两颧泛红等。三阴交、涌泉有很好的滋阴功效，可每日每穴按揉 5 min，配合石斛 10 g、麦冬 10 g 炖汤效果更好。此外，冬天室内干燥，可饮用鲜榨石斛汁滋阴润燥。

4. 阳虚　主要表现为怕冷，手脚冰凉，容易腹泻等。可艾灸大椎、命门、关元，每穴 10～15 min，能温阳散寒。食疗可以服用巴戟天 10 g、枸杞子 10 g 炖羊肉，每周 1～2 次。

冬令进补需要注意适度，要防止无虚滥补，过度的进补会扰乱人体脏腑的正常功能，引起疾病。比如食补过度会加重脾胃负担，导致消化功能紊乱。可经常按摩中脘、天枢，可以提高胃肠消化能力，提升进补的功效，按压时可将两手中指指尖合在一起，逐渐用力向内去按压穴位，保持轻微酸胀的感觉。另一方面还要防止虚不受补。体弱者进补之后，体质未改善反而可能会引起一系列不良反应。所以应该针对自身体质类型，对症适度进补，方能增强体质，促进健康。

（七）大雪养生重在肾

“六出飞花入户时，坐看青竹变琼枝。”“大雪”是农历二十四节气中的第二十一个节气，标志着仲冬时节的正式开始。《遵生八笺》曰：“仲冬之月，寒气方胜，勿伤冰冻，勿以炎火炙腹背，毋发蛰藏，顺天之道……君子当静养以顺阳生。”仲冬时节，万物潜藏，要顺应自然规律，注重对肾脏的补养和闭藏。

1. 早卧晚起应有时 《月令七十二候集解》说："大雪，十一月节，至此而雪盛也。"此后气温将更低，白昼也将更短。冬日阳气肃杀，夜间尤甚，要"早卧晚起"。我们提倡晚上 9 点左右入睡，早睡以养阳气；早晨 6 点之后起床，晚起以固阴精。用拇指的指腹端轻轻揉按神门穴，有收敛神气、安神定志之效，每日揉按 15 min 左右即可。

2. 去寒就温固卫表 "大雪江南见未曾，今年方始是严凝。""大雪"时节，气温渐降，早晚温差大，应适当增加衣物，以防寒保暖。头为"诸阳之会"，外出锻炼时戴好帽子围巾，保护好头颈部，以防呼吸道疾病的发生。晚上睡觉前可用热水泡脚，同时按压足底"涌泉"穴，可促进血液循环，每次按压 15 min 左右为宜。

3. 科学进补保安康 俗话说"三九补一冬，来年无病痛"。大雪是"进补"的好时节，冬令进补不仅能提高人体的免疫功能，还能调节体内的物质代谢。"大雪"食补应以温肾补阳为主，以增强御寒能力，并且最好选择富含蛋白质、维生素的食物，如羊肉、白萝卜、生姜、蛤蚧、韭菜、大葱、红薯等。

六、小谈如何学习针灸

针灸学是中医学的重要组成部分，主要内容包括经络、腧穴、刺法灸法及针灸治疗等，是以中医理论为指导，用以防治疾病的一门学科。针灸历史悠久，针法源于古代的砭石，灸法源于古代的生活用火，由于针法、灸法的应用，产生了对人体经络的认识，并逐渐形成了独立的理论体系。学习针灸，就需系统学习和掌握经络、腧穴、刺灸法和临床治疗等相关知识。由于针灸学具有内容丰富、实践性强的特点，因此在学习针灸的过程中既要掌握扎实的理论知识，又要勤奋练习刺灸手法，理论与实践并重，方能有所成就。

（一）系统掌握理论知识

1. 学好中医基础理论 中医基础理论作为中医学所有学科的基础，是每一个中医初学者踏入中医课堂的第一课。基础理论学习的主要内容包括：阴阳五行学说、藏象学说、气血精液学说、经络学说、病因病机学说等。掌握好中医基础理论，才能为后续学习经络理论打下扎实的基础，对学习经络的循行、经络病症、经络辨证、针灸治疗学等内容具有十分重要的意义。

中医学理论内容纷繁复杂，具有鲜明的特征性，就学科特点而言，中医学很少运用形式逻辑思维，许多情况下推重"医者，意也"，更为重视"悟性"。因此，在

学习过程中需要讲究方法与技巧，需注意循序渐进，有系统、有步骤地由浅入深、由简到繁、由易到难、由一般到特殊地学习。如学习经络循行时，先掌握一般循行规律，对经络循行有了大致了解后，再逐条经络梳理学习。此外还要勤于思考，切忌死记硬背，在熟读的基础上认真体会其中的深意。如李梴在《习医规格》中言："熟读后，潜思默想，究竟其间意义。稍有疑难，检阅古今名家方书，以广闻见；或就有德高明之士，委曲请问。"

2. 全面掌握经络理论　经络是运行气血、联系脏腑和体表以及全身各部的通道。经络学则是阐述人体经络的循行分布、生理功能、病理变化及其与脏腑相互关系的学说，是针灸学的基础，也是中医基础理论的重要组成部分。清代医学家喻嘉言曾在《医门法律》中提道："凡治病，不明脏腑、经络，开口动手便错。"说明临证之时掌握经络理论的重要性。在学习经络理论之时，要全面掌握经络的循行分布、生理功能、病理变化及其与脏腑的相互关系，才能正确辨证，合理组穴配方。

在学习经络理论的过程中，要注意总结一般规律，同时勿忘特殊之处，遵循由一般到特殊的学习原则。经络系统虽然纷繁复杂，但有清晰的规律可循，如经脉的走向规律、分布原则、交接特点和络属关系等。十二经络的循行规律为：手三阴经从胸走手，手三阳经从手走头，足三阳经从头走足，足三阴经从足走胸(腹)。再如十二经脉在四肢分布的一般规律为：阳明经和太阴经在前；少阳经和厥阴经在中；太阳经和少阴经在后。但是需特别注意的是足三阴经在内踝上8寸以下的分布为足厥阴肝经在前、足太阴脾经在中、足少阴肾经在后。在一般规律的指导下，再逐条经络一一学习，学习的同时注意每条经络的特殊之处，则不需死记硬背，即可灵活掌握，熟记于心。

3. 牢记腧穴　腧穴是脏腑经络之气输注出入的特殊部位，也是疾病的反映点和针灸等治法的刺激点。在学习腧穴定位时，首先遵循经络循行的规律，逐条经络、逐个穴位一一学习其准确定位并反复进行点穴学习。对于解剖专业名词，不仅要娴熟于心，更要娴熟于"形"，即在学习中要理论与实践相结合，注重体表定位，又要借助模型人或人体反复多次进行点穴练习。在熟悉各条经络、腧穴的基础上，还要利用空间想象力，加强横向比较。如平脐的系列穴位，在正中线上的是任脉的神阙穴，距正中线0.5寸的是足少阴肾经的肓俞穴，距正中线2寸的是足阳明胃经的天枢穴，距正中线4寸的是足太阴脾经的大横穴，第十一肋骨游离缘下方平脐者是足少阳胆经的带脉穴。在横向比较的同时，一方面加强穴位定位记忆；另一方面又可回顾经络循行分布。通过这样纵行、横向的反复记忆、相互联系，才能真正把经络、穴位立体地构建于脑海中，临证定穴才能准确无误。

每个穴位都有较广泛的主治范围，这与其所属经络和所在部位的不同有直接关系。穴位主治规律可在腧穴的分经、分布等方面有迹可循。如从“四根三结”理论出发，四肢即是经脉的“根/本”，对于头身的“结/标”部有远道主治作用，十二经脉在四肢部的穴位对于头身部及脏腑病症有特殊治疗作用，这也是腧穴分经主治的基础。在掌握一般主治规律的同时，需特别注意特定穴的特殊治疗作用，如五输穴主病“井主心下满，荥主身热，输主体重节痛，经主喘咳寒热，合主逆气而泄”。只有全面掌握腧穴的主治作用，才能临证选穴直中病所。

4. 苦练手法　针灸学是一门实践性很强的学科，要求操作者具有精细的技术。刺灸法内容极为丰富。刺法，古称“砭刺”，后又称“针法”，即指使用不同的针具或非针具通过一定的手法刺激机体的一定部位，包括毫针刺法和特种针具刺法。灸法，古称“灸焫”，又称“艾灸”，是指采用艾绒等药物为主烧灼、熏熨体表的方法，包括艾炷灸、艾条灸、温灸器灸、灯火灸以及其他非火热灸法等。除掌握刺法与灸法外，还要掌握拔罐法、耳穴贴压、穴位贴敷、水针等其他穴位治疗方法。

刺法练习时可分为两步：纸垫练习和人体练习。初学者可从针刺纸垫练习中学习正确的进针方法、指力及补泻手法。纸垫一般由多层草纸并由棉线捆扎而成。待到指力逐日加大，能够顺利进针、在纸垫中穿没针身，则可进行人体练习。在人体练习中，可根据选择部位的不同体会不同的进针手法，同时站在施针者和受试者两个角度，细细体会不同的针感以及针感的传导、不同补泻手法的感觉等。

灸法练习中，温针灸具有一定的操作难度，主要体现在搓绒上。初期可先在纸垫上练习，注意保留适当针刺深度，取少量艾绒搓捏于针尾。搓捏前可先在手掌中将艾绒搓扁，易于裹覆，搓捏时注意拇、示、中三指用力均匀。此法需要勤奋练习，才可在临床操作时将艾绒紧密地包裹针身，避免艾火脱落，烧伤皮肤。

（二）善思善悟，加强临床实践

针灸学是一门具有独特思维方法的学科，具有很强的思辨性和个体经验性，也是实践性非常强的一门学科。针灸医家个体的领悟性、专业素养和实践能力决定了中医理论和临证领悟的实际水平。医者意也，可以意会，却难于言传。因此临床实践学习的过程，对于针灸学习而言是必不可少的。在跟师学习的过程中，既要认真学习，做好传承；又要善思善悟，不断创新，形成自己的诊疗特色。因此，做好传承与创新是学习实践的重中之重。

首先，作为临床实践的必要准备和基础，要树立为患者服务的思想，正如孙思邈《大医精诚》中云："凡大医治病，必当安神定志，无欲无求，先发大慈恻隐之心，誓愿普救含灵之苦。"良好的医德医风，是发挥医疗水平的重要基础。其次，在跟师过程中，要认真揣摩其学术思想，总结其临床经验，品味医家的人文精神，体会应用中医针灸经络的理论和方法观察疾病、诊疗疾病的过程及内涵，不断提升自己的悟性和临床诊疗能力。最后，要重视相关专科知识的不断学习和积累。要善于在实践的过程中，遇到问题，不断地阅读古籍，同时追踪疾病最新研究进展以及当代医家的认识和诊治经验，古、现代文献并重，在实践中加深对书本、文献知识和老中医经验的理解，丰富自己的专业知识。从某种程度上而言，一个合格的针灸医师首先必须是一个全科医师，否则最多是个针灸匠人。因此，在临床实践的过程中，在不断提升自己针灸业务能力的同时，也要注重专科知识的深入学习。针灸医师所面对疾病的范围十分广泛，临证之时遇到的病种极为丰富，不像其他学科如内科、妇科、儿科，有明确的专科分类，所以要求在对知识的掌握上，既要有广度，又要有深度。针灸医生临证诊疗的过程，始终是一个不断思索、不断学习、不断提升的过程。

针灸学习任重而道远，要想成为一名良医，唯有勤学多思、不忘初心、砥砺前行。

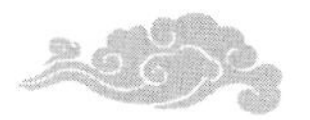

第五章 名医工作室团队跟师心得体会集萃

仁心仁术，照亮从医路

我 1998 年考入上海中医药大学攻读博士学位，有幸成为赵粹英老师的研究生。毕业后，在上海市针灸经络研究所工作至今，又成为赵粹英学术经验工作室的学术继承人，在老师的指导和帮助下，我从一名博士研究生、研究实习员成长为博士生导师、研究员，成才路上，赵老师的医术医德、治学作风均对我产生深远的影响，受益终生。

一、溯本求源，博采众长

赵粹英老师本科毕业于第二医学院医疗系（五年制），是西医临床专业，工作后，从事的是中医、中西医结合的工作。在中医针灸的从医道路上，赵老师通过坚持不懈的学习、咬定青山不放松的毅力，边学习边实践，逐步成为针灸专业的名中医。

在学习中医的过程中上，她溯本求源，反复熟读《内经》《难经》《伤寒杂病论》《神农本草经》四大经典，在此基础上又不断深入学习针灸古籍，如《针灸大成》《针灸甲乙经》等。同时在不断跟师的过程中，逐步提高临床应用水平，1973—1980 年，她先后跟随上海市中医研究所儿科名医徐仲才教授、呼吸科名医邵长荣教授等临证学习，博采众长，实践中医诊治方法，并获得了丰富的实践知识和理论。之后，她开始担任上海市针灸经络研究所免疫研究室主任，从事临床与科学研究工作，在长期专家门诊诊治患者的过程中，形成了“治神为先”“灸法温调脏腑”“针灸药综合应用”“选穴处方，辨病辨经与辨证相结合”等学术观点，指导临床，常获佳效。

在赵老师的指导下，工作室成员熟读中医经典，为从事临床工作奠定了厚实的理论基础，同时开展古籍的文献研究工作，为临床应用提供治疗思路。此外，还积极推动古籍的学习工作，作为组织者和主笔工作室成员在《上海针灸杂志》创建“读名著、学经典”栏目，并为经典学习出题辅导，借此希望推动中医针灸工作者学习中医名著和经典的热情。同时，她还为工作室成员积极推荐老师，让他们广泛学习各家之长，广开治路，不断提升自身诊病治病的水平。

二、传承与创新并重

中医属于经验科学，虽然已经具备了完整的理论体系，但是如果没有现代科学证据作为支撑，在现代科学界就会缺乏说服力，不利于在国内外进行推广和应用，造福更多的患者。尤其是针灸学，是一门实践性很强、以临床经验继承为主的临床医学，它是建立在大量的临床实践基础上的经验总结，主要来源于医生的推测、体会和一时的灵感等非逻辑性的总结、提升。针灸基础研究滞后于临床，理论研究没有取得突破性的成果，从而制约了针灸学科的发展和针灸临床疗效的提高。正如沈自尹教授所说：“中医学作为一门科学，如果与时代的发展脱节，那么不论它的过去如何辉煌灿烂，也可能和陈列的古董一样，记载历史而已。”为此，在临床娴熟运用中医针灸治病的基础上，赵老师致力于回答“为什么”，系统开展了多项针灸课题研究，并取得了多项创新性的研究成果。

赵粹英老师完成的课题工作，包括国家自然科学基金课题“艾灸延缓衰老的临床和机理研究”（第一负责人）、“艾灸延缓衰老大鼠组织羰基毒化反应的P19ARF/P53/P21CiP1信号调控机制研究”（主要完成人）、“艾灸抗肿瘤免疫学和肿瘤细胞生物学机理研究”（主要完成人）、“艾灸延缓衰老及对 $CD4^+$ T细胞表观遗传修饰调节研究”（主要完成人）、“艾灸对内脏痛镇痛作用的MAPKs信号转导机制研究”（主要完成人）；国家中医药管理局课题“艾灸对细胞免疫的调节作用”（第一负责人）、“针灸治疗慢性肾功能不全的临床与实验研究”（主要完成人）；上海市卫生局课题“艾灸血清培养肿瘤浸润淋巴细胞配合放化疗的抗肿瘤临床研究”（第一负责人）等多项课题。通过课题研究，赵老师在针灸治疗神经—免疫相关性疾病的临床及效应机制研究方面，提出了许多重要学术观点，取得了诸多科技成果。她主持的“艾灸对细胞免疫的调节作用”课题获国家中医药管理局中医药科学技术进步奖二等奖、上海市科技进步奖三等奖。作为主研人员参与的“艾灸调节作用的神经免疫学机制”获 2006 年度中华中医药学会科学技术奖二等奖；“针刺与针药结合治疗甲亢的临床疗效和免疫学机理研究”获国家教委科技进步奖三等奖；“过敏性支气管哮喘黏膜免疫功能与针刺对其调整作用的研究”获上海市科技进步奖三等奖；“化脓灸治疗支气管哮喘若干影响因素的分析”获上海市卫生局中医药科技进步奖二等奖。共发表相关论文近百篇。研究结果证实了针灸治疗神经—免疫相关性疾病的有效性，并进一步深入揭示其作用机制，有助于促进针灸疗法治疗神经—免疫相关性疾病的临床推广和应用，为这些疾病和延缓衰老提供了有效的治疗方法。

赵老师在完成课题的过程中，还启发工作室成员的科研思维，培养他们的科研思路，鼓励工作室成员进行创新性研究。在赵老师的悉心指导下，工作室成员申报并主持完成了国家自然科学基金等多项国家级、省部级课题，科研氛围浓郁，基于临床反哺临床，促进了针灸临床疗效的提高。

三、医者仁心

在临床诊疗中，赵粹英老师视患者如亲人，用自己的一言一行在 50 余年的从医生涯中践行着“大医精诚”“医者仁心”的丰富内涵，成为患者信赖和拥戴的好医生。无论是在早年，她应用隔蒜灸治疗难治性肺结核，往返奔波于结核病防治所与单位之间，不辞辛苦，不畏困难，全心全意服务于患者；还是在近年，她应用针灸综合疗法治疗抽动秽语综合征患儿，对待患儿慈爱和蔼，循循善诱，心身同治；均为我们后学者在临床中树立了良好的大医榜样。

跟随赵粹英老师门诊，无时无刻不被她的赤诚之心所感动。她始终坚守着“医者仁心”，传承着医者仁术，追求着内心不变的医者理想，受到患者的一致好评。她无论在什么样的情况下，面对患者都始终保持微笑。由于她的特色门诊——抽动秽语综合征门诊的患者几乎都是小朋友，门诊期间诊室里充满了喧闹声、哭泣声，她从不受影响，在针灸的过程中，对待每一个患儿她都面带笑容与小朋友话家常，转移他们的注意力，解除他们对针灸的恐惧，从未有过不耐烦的时候。患儿们都亲切地称她为“赵奶奶”，甚至还有患儿在诊治的过程中，因见证中医针灸的“神效”，对中医产生了浓郁的兴趣，把中医专业作为自己主攻方向，成了中医药大学的学生。

四、授业解惑，桃李生香

赵粹英老师不但临床治病救人技术精湛，还毫无保留地授业解惑，启发传授后学者。作为导师和指导老师，她培养了博士研究生 7 名，硕士研究生 20 余名。2006 年被评为上海市名老中医学术经验研究工作室导师，学术继承人 6 名，包括正高（博导）2 名、副高（硕导）1 名、中级 3 名，已形成稳定的学术传承梯队。在带教的过程中，她悉心指导学生的临床和科研工作，将自己的学术思想贯穿到临床诊疗和课题申报中。她强调学生一定要重视基础知识，把中医基础打扎实，基础牢固了，金字塔的尖才能建设得高耸入云。在带教的过程中，她要求学生要临床、科研和教学全面发展，成为一名中医针灸的复合型人才。首先要成为一名优秀的针灸临床工作者，既要熟读经典，又要能在临床中娴熟运用。同时，在熟练运用临床技能的基础上，还要解决针灸治病机制的问题，因此她鼓励学生在临床中勤思考，多问为什么，要多多学习现代科学知识，善于应用现代科学技术发现针灸治病的作用机制，为针灸治病提供客观依据。此外，她还鼓励学生多多从事教学工作，教学相长，并通过教学将针灸技术推广和应用，造福更多的患者。

采得百花成蜜后，为谁辛苦为谁甜。赵粹英老师授业解惑，呕心沥血，桃李生香。为了培育栋梁之材，她废寝忘食，执着顽强，从风华正茂到双鬓染霜，为中医针灸培养了一批高层次人才，已成为各自岗位上的骨干力量。

跟随老师学习多年，我也从青涩的医生，成长为一名在岗位上发挥重要作用的学术骨干，是导师榜样的力量一直鼓励我、推动我攻坚克难、砥砺前行，导师是我成长路上的一盏明灯。

（马晓芃）

重视细节，精研机制

导师赵粹英老师数十年从事针灸临床与科研工作，涉猎广泛，建树颇多。赵老师熟读经典，钻研临床，我在跟师过程中深得教诲，对中医学习及临床工作有极大的指导作用。

赵粹英老师在临床除治疗针灸科常见病以外，还坚持对疑难病症进行研究，

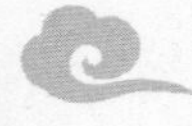

比如隔蒜灸治疗难治性肺结核、隔药饼灸延缓衰老、针刺结合中药治疗抽动秽语综合征等，都获得了满意的临床疗效。

治疗时，赵老师对一些关键细节比较重视。由于灸治是通过温热刺激体表穴位而获效，为了达到此目的，在《千金方》早有记载"凡点灸法，皆须平直，四肢毋使倾侧，灸时孔穴不正，无益于事，徒破皮肉身"。《医宗金鉴》中还谈道："凡灸治病，必火足气到，始能求愈。"故而，赵老师认为在灸时掌握其刺激量，不仅是艾炷壮数的多少、大小，更是取决于艾炷的紧密度，刺激的穴位点；不只是穴位的取穴正确，也应该注意施灸时的体位。因此，在施灸时，首先应该注意患者的体位是否合适，如灸足三里，要仰卧平睡，小腿外侧加以衬垫，避免患者二足外倾。再如灸膏肓，可俯坐，额头部伏于台上，令患者松弛肩肘，以开二肩，使肩背部平坦，这样才能正确取穴。其次，为了能达艾灸时所需温热度，用艾绒经模具研压，制成紧密，并具一定体积、重量的艾炷。同时，在施灸时，要注意保持艾火的持续燃灸。只有不忽视灸治的操作，才能保持一定的温热刺激量，达到皮肤红晕为度的灸治要求。此是获效的首要条件。

另外需根据疾病性质辨证选穴，比如对于难治病例，病久必虚。所以，治疗考虑以补虚扶正为主，所选用穴位多为对全身有影响的穴位，如膏肓穴，在《百症赋》中为治疗痨瘵传尸，诸虚百损的要穴。关元补益肾气，常灸有强身保健作用。足三里祛五痨之羸瘦，因其能调和胃气，使水谷精微上归于肺，泽肤而卫外。在必要情况下，对具有某些阴虚证候的患者，只要选择适宜，慎作灸治，也能获效。

赵粹英老师在传统中医治疗的同时，也很重视实验和机制研究，在针灸学界较早开展临床试验和动物实验的研究，并取得了丰硕的研究成果。比如在隔药饼灸延缓衰老的临床疗效和免疫学机制研究中，发现艾灸能纠正异常免疫状态、稳定机体内环境达到延缓衰老的目的。用隔药饼灸观察艾灸对心血管功能的影响，结果表明，艾灸后血管外周阻力减低，血黏度下降，心脏供血良好，在心血管功能改变同时临床自觉症状有明显改善。"艾灸血清"对免疫活性细胞功能影响的研究提示，清除肿瘤来源的免疫抑制因子可能是艾灸抑瘤免疫反应中的重要机制。艾灸治疗实验性结核病的免疫学机制研究提示，艾灸可提高巨噬细胞吞噬功能，促进 T 淋巴细胞转化功能及提高 T 细胞计数。隔蒜灸治疗难治性肺结核的临床观察提示，艾灸可能是通过增强 T 辅助细胞功能，促使 IL-2 合成、释放增加，促进 NK 细胞活性以及调整 Th/Ts 值而起到治疗作用的。隔药饼灸对老年人垂体、甲状腺、性腺功能的影响研究提示，艾灸能通过影响垂体、甲状腺、性腺的分泌合成功能来调整老年机体内分泌功能紊乱状况、达到延缓衰老的目的。针刺结合中药治疗抽动秽语综合征的研究中，赵老师在10余年的专病诊治过程中反复摸索，整理出一套较为系统、有效的抽动秽语综合征的综合治疗方法。在多年临床经验的基础上，赵老师综合论治抽动秽语综合征，形成了针刺配合拔罐、耳穴贴压，严重者辅以中药治疗，愈后应用灸法强壮体质、防止复发以善其后的特色综合治疗方案。

跟随赵老师的学习过程中，我不但对中医针灸理论理解更为深透，而且临床实践技能也不断提高，并能将现代科研手段应用于针灸科研中。

（崔云华）

慈和仁厚，医技精湛

我曾经跟诊过很多老教授、老专家，他们的针灸医疗技术、为人处事都给我做了非常好的榜样。而作为赵粹英名中医工作室的一员，也非常有幸在针灸临床工作中能又一次跟师一位慈和仁厚、医技精湛的老师——赵粹英。

赵老师虽然如今已近80高龄，但每周仍坚持专家门诊。她的临床特色以针灸治疗抽动秽语综合征等神经系统疾病为主。抽动秽语综合征是一种常染色体显性遗传伴外显率表现度变异的神经精神疾病。其临床特征为慢性、波动性和多发性的运动肌不自主抽动，伴不自主的发声性抽动及猥秽语言、模仿语言，呈复杂的、慢性神经精神疾病的表现。近年来，抽动秽语综合征已渐渐成为小儿多发病、常见病，引起越来越多临床医生的关注。

在赵老师的门诊上常见很多十几岁的小孩子，有些身体抽动、抽搐得非常厉害，喉咙里还发出各种奇怪的叫声甚至口吐脏语，初看到时往往会吓一大跳。而且这些小孩子初发病时大都不能被学校同学所接受，因此也往往带着较深的自卑感。而带他们来的都是焦虑紧张甚至有些绝望的父母。很多小孩子对针刺本身又都有着本能的抗拒，甚至每次治疗都会和赵老师讨价还价，希望能少打两针；焦虑的家长为此往往怒斥小孩子，希望他们听话好好接受治疗。在这样吵吵嚷嚷的诊室环境里，年近耄耋的赵老师平心静气，从容不迫，真的属于“气场强大”，她总是先详细问清了小患者们目前所有的症状细节，很安静地看着那些孩子，眼睛里满是慈和以及耐心，然后熟练地选择穴位针刺。整个针刺过程中，小患者们慢慢地都从抗拒、吵闹、哭泣转为平静，然后都乖乖地留上了针。

赵老师认为抽动秽语综合征的成因虽然并不是太明确，但多与某些神经递质如多巴胺的活动过度有关。因此，针刺治疗以头皮针的运用为主。针刺头皮部位时，可以影响皮层功能状态，促使皮层出现调整性平衡，达到治疗效果。有研究表明，头皮穴位也是磁场的聚注点，针刺头皮穴位可以直接改变和影响生物的电磁特性，发挥调整中枢功能的作用。赵老师选择头皮穴位，以百会、四神聪、头运动区、头语言区为主，辅以面部、颈项部、颈前部穴位，针对患者的全身不自主抽动、挤眉弄眼、喉间发声、耸肩等症状进行治疗，配合电针加强刺激量。

赵老师治疗抽动秽语综合征的针灸方法以中西医结合为一大特色。除了以上所述的主穴和配穴的应用之外，中医理论里“风胜则动”的观点也纳入了赵老师对此病成因的看法中，基于此理论而运用的选穴及方法也成了一大重要的治疗原则。“风胜则动”出自《素问·阴阳应象大论篇》。“动”，是指风邪致病具有动摇不定的症状特点，患儿挤眉弄眼、耸肩等症状交替出现的情况符合风邪善行数变的特点，因此，此病与“风”关系密切。一些需要配合中药治疗的小患者，赵老师都在其方药中加入祛风的全蝎等药物，也会用到肝俞平肝息风。有些小患者除了用肝俞穴，还用肺俞穴，记得当时跟诊时我一脸疑惑的样子，赵老师笑着对我说，治肝同时治肺，清除外邪，可防止外风引动内风，清除肺之邪气后，可提高机体抗御外邪的能力。

督脉经穴的快针刺也是赵老师治疗此病的一大经验。《灵枢·经脉》:“督脉之别，名曰长强，挟膂上项，散头上，下当肩胛左右，别走太阳，入贯膂。”督脉与足太阳相通而络于脑，“脑为髓海”，也为督脉所属，因此调畅督脉经气对调整脑部的功能大有帮助。小患者大都未成年，督脉经穴留针有一定难度，因此赵老师都是用一寸短针快刺督脉经穴，缩短了治疗时间，小患者的依从性也比较好。

每每看着小患者们从进门的不停抽动转为留针时的安安静静，而他们的家长们也从焦虑变到从容，总会很有感触。为他们治疗的赵粹英老师真的是一位“压得住”的医生，她用精湛的针灸技艺和慈和仁厚的医德缓解了小患者的痛苦，也为我们这些针灸后辈树立了高大的形象。谢谢您，赵老师！

（朱　毅）

道途荆棘，砥砺前行，温柔以待

白云苍狗，白驹过隙，跟随赵粹英老师学习抽动秽语综合征临诊经验已 4 年有余，其间 1 周 2 次的定期门诊使我受益颇多，不仅收获了赵老师的医术经验，更被赵老师恬憺虚无、一丝不苟、竭尽全力的行医风格深深地影响。在赵老师耐心指导和培养下，我对抽动秽语综合征的诊治从最初的信心不足逐渐蜕变为后来的从容应对。刚接手跟师任务时，我从对该病一脸茫然，到现在能定期追踪抽动秽语综合征诊疗的进展、熟练开展针灸临床诊疗，都离不开赵老师的悉心栽培和教导，内心十分感激。以下是我跟诊的心得体会，关于对疾病的体会、对赵老师学术经验的思考与总结、对她医风医德的认识，与大家学习共勉。

一、道途荆棘

抽动秽语综合征是一种以运动、言语和抽搐为特点的综合征或行为障碍。赵老师指出该病病情容易反复发作，迁延难愈，症状完全缓解或持续到青春发育期，长期医疗经历、周围环境再适应对于患儿和家长都是十分严峻的考验。该病首发症状多为眨眼睛、吸鼻子，中、后期抽动表现形式多样，或为运动抽动，或为发声抽动，或兼而有之。抽动的频率和强度在病程中呈现波动性特征，某些诱因可使患者抽动症状加重，包括紧张、焦虑、生气、惊吓、兴奋、疲劳、被人提醒、伴发感染等因素。约 50%抽动秽语综合征患者伴有 1 种或 1 种以上共患病，如注意缺陷多动障碍、学习困难、强迫障碍、睡眠障碍、情绪障碍、自伤行为以及品行障碍等心理行为障碍，不仅增加了疾病的复杂性和严重性，严重影响了学习、社会适应能力、个性及心理品质的健康发展。赵老师强调抽动秽语综合征目前发病机制尚不十分明确，认为临床症状的多变性、共患病的产生以及药物治疗的非特异性、不明确性都给患儿和家长带来沉重的心理和经济负担，这或是一段需要勇气和耐心才能克服的经历。

二、砥砺前行

抽动秽语综合征的治疗主要以药物口服为主，足量药物虽能部分控制症状，但其副作用同样明显，尤其是锥体外系表现，往往使得治疗本身难以持续。因此，赵老师建议避免长期应用精神类药物治疗抽动秽语综合征，主张中医辨证论治，推崇针药联合，配合心理情绪支持，有助于控制临床症状、降低药物副作用、减少共患病、更好地适应社会。赵老师长期从事儿童抽动障碍专科门诊，已摸索出一套较为系统、行之有效的治疗抽动秽语综合征的针灸综合疗法。她认为抽动秽语综合征多因风痰为患，主要病机为肝肾阴虚、肝失所养、风动痰阻，属本虚标实之证，治疗应以扶正祛邪为重要法则，以选用补益肝肾、祛风化痰、醒脑开窍、健脾益智的穴位为主，同时辅以中药、耳穴贴压、拔罐等，达到祛风通络、养肝益肾、安神定志之效。赵老师取穴擅用安神定惊、平肝息风的穴位治疗该病，取百会、四神聪以开窍宁神；风府、大椎、筋缩以疏通督脉、清泄风阳、调神导气；风池以清泄肝胆之郁火，镇静安神；合谷、太冲开四关，合阳陵泉以息风阳、缓筋急、宁神志。中药临证治疗主要分为肝肾阴虚证、痰湿阻滞证和脾胃虚弱证三型辨证论治，以天麻钩藤饮合甘麦大枣汤加减为基本方，肝肾阴虚证配合六味地黄丸加减；痰湿阻滞证配合二陈汤、涤痰汤加减；脾胃虚弱证配合归脾汤加减。针刺和中药治疗对小儿来说都是一个巨大的挑战，积极做好患儿心理工作，针刺操作尽量柔和，鼓励他们最大限度地接受便是疾病治疗良好的开始。

三、温柔以待

抽动秽语综合征患者临床症状多样，常因情绪、外感和生活环境变化而反复发作，造成了疾病的迁延和其他心理行为问题的产生。赵老师认为情绪的不可控、心理行为障碍的产生、不自主的抽动本非患儿主观意愿，但周围环境的冷漠对待和家长的焦虑情绪却对其影响深远，因此正确认识、合理治疗和防止复发是疾病治愈的关键，愿他们都能被温柔以待。赵老师长期临床形成了针刺配合拔罐、耳穴贴压，严重者辅以中药治疗，愈后应用灸法强壮体质、防止复发的特色治疗方案，提倡防治结合，注重身心调理，以尽快促进患者生活和社会功能的恢复。她主张应用灸法防病保健，有效防止本病的复发和加重，如应用温和灸大椎、肺俞以益气固表预防感冒；温和灸肾俞、关元以补肾益精强壮体质；温和灸足三里、阴陵泉以健脾胃，祛痰湿，益气血等。建议注意患者生活调理，如预防呼吸道感染，避免过度疲劳和剧烈运动，少食寒凉厚味食品以免损伤脾胃等。强调患者应配合正确的心理疏导，使其正确面对疾病；学习上要适度要求，减少心理压力，耐心帮助和关爱患者，防止精神过度紧张，避免情绪波动，并联系家长和教师，取得他们的理解与支持，这对于防止该病的复发和加重也有很大帮助。抽动秽语综合征的临床治疗需要患者、家长和医生的共同努力，治疗持之以恒，家长耐心陪伴。

赵老师是一个温柔的、与世无争的医者，理论扎实、经验丰富、临诊耐心，这些特点始终贯穿在她日常临诊中，她对待患儿耐心、温柔，对待患儿家长无私解答，对待跟诊学生循循善诱、毫无保留，是我们为人、行医学习的榜样。对于她而言，良好地传承与发扬针灸治疗抽动秽语综合征、帮助更多患儿度过这段艰难时期便是最好的回馈。

（张　丹）

体悟“上守神”

《灵枢·九针十二原》开宗明义：“小针之要，易陈而难入。粗守形，上守神。”古人在针刺时非常注重“守神”。所谓“守神”，即在针刺过程中始终紧守“医患”双方的“神气”，特别是要关照到患者在治疗中的心神。《灵枢·本神》篇载有：“凡刺之法，必先本于神。”《灵枢·官能》篇也言：“用针之要，忽忘其神。”

赵粹英老师发皇古义，融会新知。在针灸治疗神经免疫相关性疾病方面积累了非常丰富的临床经验，并形成了其“养神、调神、扶正”为特点的独特学术思想和养生观念。本人有幸在赵老师门下跟诊数月，系统学习了针灸治疗抽动秽语综合征的技能和方法，所获颇丰。

在赵老师门诊中，可以看到很多全国各地慕名而来的大小患者。有的频繁蹙眉，有的眨眼，有的吸肚子，还有的患者不时发出一声声的怪叫，或者突然跺脚，大喝一声。第一次到门诊，我心里有些害怕。只见赵老师全然不顾患者的怪异表现，非常慈爱地询问孩子的情况，然后给予相应的头针调神，体针疏通经络，局部针刺缓解紧张痉挛的肌肉，并随症加减配穴，再辅以电针或艾灸。令我惊讶的是，那些孩子在慈眉善目的赵老师那里，竟都非常配合。有的熟悉的小患者还主动撩起衣服露出穴位给赵老师扎针，而赵老师也不断地给予鼓励和表扬。

赵老师在治疗抽动秽语综合征的过程中，有以下特点。

(1) 注重调神和养神。除了对症治疗取穴外，常取百会、神庭、合谷、太冲、内关、神门以镇静、养心安神。神安则精神内守，统摄五脏，各司其职。

(2) 推崇灸法应用。她认为灸法有针药所不及的疗效，不仅可以起到疏通经络、扶正祛邪的作用，而且操作简便、安全，易推广至社区、家庭。所以积极倡导患者在家采用艾灸辅助治疗。常取百会、足三里、关元、气海、命门、肾俞等保健穴。

赵老师坚持养神、扶正为基本思想，坚守并贯彻了“上守神”“精神内守，病安从来”“正气存内，邪不可干”的重要养生准则。

有一次，门诊来了一位一年级的小妹妹，6 岁，圆圆的大眼睛频繁地不自主眨动，时不时还有抽鼻子的表现。家长诉说两个多月前最开始发现孩子走路走几步就会颠一下，并没在意。直到现在出现了这么多症状才着急来看病。在与孩子的交流中，孩子明显不愿意承认自己眨眼等不正常表现。赵老师对我说一年级的孩子已经有很强的自主意识，不愿意承认自己跟别人不同。于是，赵老师很温和地对孩子说：“一看就知道你是个很聪明的孩子。你看，你的神经系统比肌肉系统发育得快，肌肉的动作跟不上神经的指挥了。一般聪明的孩子都这样，等奶奶给你稍微调整一下，让神经和肌肉同步发展，这样眼睛、鼻子就都听话了。而且，你还会变得更聪明。”小姑娘一听，就乐意了。因为第一次扎针，怕她紧张。赵老师只取了百会、四神聪、攒竹、迎香、足三里。小妹妹尽管害怕，却也是很好地配合完成了治疗。

赵老师又跟家长交流，询问是否最近孩子的学习压力比较大。家长答确实如此，上了私立小学，每周都排名，每日功课也特别多，怕孩子跟不上，又在外面报了很多辅导班。孩子休息也不够，锻炼也不够。赵老师指出，这种病一定要保持情绪良好，心境平和，家长万不可给予太大的压力和负担。不要总是盯着孩子看，不要勒令她停止眨眼等。另外，起居要规律妥帖，预防感冒，因感冒容易加重病情。最后，赵老师还嘱咐家长，有空多带孩子去接触大自然，可以穿上布底的鞋子(因为皮鞋、运动鞋很多都是绝缘的鞋底)，或是厚袜子，经常踩踩泥土，踩踩草地。把孩子置身于自然界中，脚踩泥土，放掉异常的生物电，让小小的躯体和天地自然相连通。

后来，这孩子每周来治疗两次，每次结束后赵老师都给她攒竹、印堂、大椎、肝俞、脾俞、足三里穴位留置小的皮内针 2～3 日，并配合耳穴神门、肝、目、内分泌等穴以加强疗效。经过两个多月的治疗，小患者已完全康复。

我由衷地佩服赵老师的医者仁心，治疗过程中，赵老师时时不忘安抚患者心神，以调理心神为先，使我深深体会到了“上守神”的含义。以后自己诊治抽动秽语综合征的孩子，也时刻牢记赵老师的治疗原则和大法。

（杨　玲）

附　录

附录一　发表论文、出版著作、课题题录及获奖

一、发表论文

[1] ZHAO CY, YANG L, CHEN HP, et al. Clinical study on anti-aging action of herbal cake-partition moxibustion[J]. J Acupunct Tuina Sci, 2009, 7(1): 37-40.

[2] 赵粹英,洪娴,张英英,等.隔药饼灸对老年人垂体、甲状腺、性腺功能的影响[J].上海针灸杂志,2000(S1):9-11.

[3] ZHAO CY, CHEN YF, ZHAO JZ, et al. Experimental study of cytobiology on antitumor effect of moxibustion and immunomodulators [J]. World Journal of Acupuncture-Moxibustion, 1999, 9(4): 28-31.

[4] 赵粹英,孙吉山,王哲.针刺结合中药治疗小儿抽动症 120 例[J].辽宁中医杂志,1998,25(6):42.

[5] 赵粹英,陈汉平,居贤水,等.隔药饼灸延缓衰老的临床和免疫学机理研究[J].中国针灸,1998,18(1):5-8,4.

[6] 赵粹英,陈汉平,严华,等.隔蒜灸治疗难治性肺结核的临床观察[J].中国针灸,1996,16(3):1-3,62.

[7] ZHAO CY, DING JY, WU HJ, et al. The influence of medicinal cake-separated moxibustion upon red blood cell immunity and free radical in the aged[J]. World Journal of Acupuncture-Moxibustion, 1996, 6(4): 40-44.

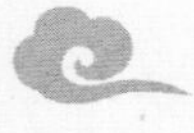

[8] 赵粹英,居贤水,吴恒举,等.艾灸对老年人心血管功能的影响[J].上海针灸杂志,1994,13(2):51-52.

[9] 赵粹英,陈汉平,胡国胜,等.艾灸治疗实验性结核病的免疫学机理研究[J].上海针灸杂志,1992,11(1):29-30,42.

[10] 赵粹英,严华,顾法隆,等.艾灸治疗难治性肺结核的临床研究[J].上海针灸杂志,1990,9(4):1-3,42.

[11] 赵粹英,施清苑,王瑞珍,等.艾灸对小鼠T、B淋巴细胞影响的初步观察[J].上海针灸杂志,1988,7(1):25-26.

[12] 赵粹英,邵长荣,张英英,等.慢性苯中毒甲皱微循环改变及中医治疗后的动态观察[J].中医杂志,1980,26(10):55-56.

[13] 赵粹英,陈汉平,谢心针,等.隔药饼灸治疗慢性肾功能不全的临床观察[J].上海针灸杂志,1995,14(3):101-103.

[14] 黄燕,朱毅,黄文燕,等.针灸治疗肠道疾病内脏痛的实验研究进展[J].上海针灸杂志,2014,33(11):1073-1078.

[15] ZHANG SY, ZHAO CY, HU GS, et al. Clinical study on acupoint injection for treating chronic prostatitis[J]. J Acupunct Tuina Sci, 2012, 10(2): 114-116.

[16] CHEN YF, ZHAO CY, LU QY, et al. Experimental research on the anti-tumor effect of moxibustion serum[J]. J Acupunct Tuina Sci, 2011, 9(6): 336-339.

[17] 马晓芃,闵友江,吴焕淦,等.电针对肝纤维化大鼠肝组织TGFβ1及其受体表达的影响[J].中华中医药学刊,2009,29(8):1616-1618.

[18] MA XP, YANG L, MO WQ, et al. Summary on clinical experience of acupuncture treating dry eye syndromes[J]. J Acupunct Tuina Sci, 2009, 7(3): 171-174.

[19] HONG HG, HE SW, ZHAO CY, et al. Relationship between clinical efficacy on asthma treated by scarring moxibustion and fester capacity [J]. J Acupunct Tuina Sci, 2009, 7(2): 84-86.

[20] MA XP, ZHAO CY, CHEN YF, et al. Influence of moxibustion serum on the expression of fas bcl-2 mRNA and protein of el-4 lymphoma

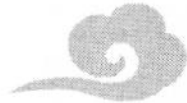

cells[J]. J Acupunct Tuina Sci, 2008, 6(6): 331-333.

[21] 闵友江,马晓芃,赵天平,等. 电针对肝纤维化大鼠肝组织Ⅰ、Ⅲ型胶原mRNA表达的影响[J]. 上海针灸杂志,2008,27(8): 43-45.

[22] 刘慧荣,谭琳蓥,吴焕淦,等. 艾灸对溃疡性结肠炎肠纤维化大鼠结肠成纤维细胞增殖影响的研究[J]. 上海针灸杂志,2008,27(7): 42-45.

[23] LIU HR, TAN LY, WU HG, et al. Effect of moxibustion on the synthesis and secretion of collagen by colonic fibroblasts in ulcerative colitis fibrosis rats[J]. J Acupunct Tuina Sci, 2008, 6(1): 4-7.

[24] 马晓芃,戴明,施征,等. 针刺对围绝经期大鼠卵巢形态学及血清 E_2 的影响[J]. 江苏中医药,2008,40(1): 80-82.

[25] 马晓芃,戴明,吴焕淦,等. 针刺对围绝经期大鼠卵巢颗粒细胞Fas、Bcl-2 mRNA表达的影响[J]. 上海针灸杂志,2007,26(11): 35-38.

[26] 马晓芃,戴明,吴焕淦,等. 针刺对围绝经期大鼠卵巢颗粒细胞凋亡及相关基因表达的影响[J]. 中国针灸,2007,27(5): 357-361.

[27] 马晓芃,戴明,施征,等. 针灸治疗更年期综合征的机理研究[J]. 针灸临床杂志,2007,23(3): 45-47.

[28] 马晓芃,赵粹英. 综合疗法治疗抽动秽语综合征疗效观察[J]. 针灸临床杂志,2005,21(12): 13-14.

[29] 马晓芃,李祖剑,赵粹英. 针灸在抽动秽语综合征治疗中的应用[J]. 针灸临床杂志,2004,20(9): 51-53.

[30] 马晓芃,赵粹英,李祖剑,等. 艾灸血清体外对小鼠EL-4淋巴瘤细胞作用的实验研究[J]. 中华中医药学刊,2003,21(11): 1949-1950.

[31] CHEN YF, ZHAO CY, CHEN HP, et al. Effects of "moxibustion serum" on proliferation and phenotypes of tumor infiltrating lymphocytes[J]. Journal of Traditional Chinese Medicine, 2003, 23(3): 225-229.

[32] 杨志新,赵粹英. 针药结合治疗抽动秽语综合征36例分析[J]. 四川中医,2003,21(1): 77-78.

[33] 马晓芃,赵粹英,吴焕淦,等. 静脉回输艾灸血清培养的肿瘤浸润淋巴细胞对荷瘤小鼠T细胞亚群的影响[J]. 针灸临床杂志,2002,18(11):

49 - 50.
[34] 杨志新,乔跃兵,赵粹英. 艾灸对荷瘤小鼠巨噬细胞免疫功能的增强作用[J]. 承德医学院学报,2002,19(2): 97 - 99.
[35] 陈云飞,赵粹英,洪娴,等. 艾灸对小鼠巨噬细胞 IL - 12 mRNA 表达的影响[J]. 中华微生物学和免疫学杂志,2002,22(3): 88.
[36] 陈云飞,赵粹英,陈汉平,等. "艾灸血清"对肿瘤浸润淋巴细胞增殖和表型的影响[J]. 中国针灸,2002,22(4): 261 - 264.
[37] 杨志新,张晓峰,赵英侠,等. 艾灸增强小鼠细胞免疫功能抗肿瘤作用的研究[J]. 中华中医药学刊,2002,20(1): 94 - 95.
[38] 陈云飞,赵粹英,陈汉平,等. 艾灸血清对肿瘤浸润淋巴细胞特异性杀伤活性的影响[J]. 中国免疫学杂志,2001,17(10): 553 - 556.
[39] 杨志新,张晓峰,赵粹英. 艾灸对小鼠淋巴瘤的治疗及对免疫功能的增强效应[J]. 辽宁中医杂志,2001,28(10): 635 - 636.
[40] 陈云飞,赵粹英,陈汉平,等. 艾灸血清对肿瘤浸润淋巴细胞增殖和表型的影响[J]. 上海针灸杂志,2000,19(S1): 44 - 47,88.
[41] 陈云飞,赵粹英,吕琪泳. 艾灸血清抑瘤效应的实验观察[J]. 上海针灸杂志,2000,19(6): 39 - 41.
[42] 陈云飞,赵粹英,陈汉平,等. 小鼠艾灸血清诱导肿瘤细胞凋亡的实验研究[J]. 针刺研究,2000,25(1): 38 - 42.
[43] 裴建,陈汉平,赵粹英,等. 艾灸结合免疫调节剂对肿瘤细胞 c-erbB - 2 mRNA 表达的影响[J]. 针刺研究,2000,25(1): 43 - 45.
[44] 沈颖,赵粹英,孙吉山. 电针加耳穴治疗小儿抽动症 150 例临床观察[J]. 中国针灸,1999,19(S1): 187 - 188.
[45] 张海蒙,何金森,陈汉平,等. 针药合治甲状腺功能亢进症的症状、体征观察[J]. 上海中医药杂志,1999,18(4): 29 - 30.
[46] 裴建,陈汉平,赵粹英,等. "艾灸血清"对免疫活性细胞功能的影响[J]. 上海针灸杂志,1999,18(1): 40 - 42.
[47] 裴建,陈汉平,赵粹英,等. 艾灸对荷瘤小鼠免疫功能的增强作用[J]. 上海免疫学杂志,1997,17(5): 297 - 298.
[48] 陆焱垚,何金森,陈汉平,等. 针药结合治疗甲亢对甲状腺激素含量和 T

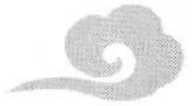

淋巴细胞亚群数变化的观察[J]. 中国针灸,1997,17(8):457-458.

[49] 章谷生,肖达,陈汉平,等. 艾灸对老年人 IL-2 及其受体的影响[J]. 上海免疫学杂志,1997,17(3):184-185.

[50] 张英英,赵粹英,王虹英,等. 艾灸对老年人血液流变性及红细胞变形能力的影响[J]. 上海针灸杂志,1997,16(3):5-6.

[51] 洪海国,陈汉平,严华,等. 化脓灸对治疗支气管哮喘不同阶段与证型疗效的影响[J]. 中国针灸,1997,17(6):325-326,386.

[52] 郭尧杰,陈汉平,翟道荡,等. 艾灸"中脘"对小鼠 S_{-180} 抑制作用的实验研究[J]. 江苏中医,1997,18(1):27-28.

[53] 肖达,陈汉平,赵粹英,等. 艾灸对老年人衰老见证和 T 细胞亚群的影响[J]. 辽宁中医杂志,1996,23(12):35-36.

[54] 黎飒,赵粹英,徐明海,等. 隔药饼灸对老年雌性小鼠性腺的影响[J]. 上海中医药大学上海市中医药研究院学报,1996,10(1):73-74.

[55] 韩钟,居贤水,赵粹英,等. 针灸治疗"未病"初步研究[J]. 上海针灸杂志,1995,14(6):245-246.

[56] 喻国雄,陈汉平,赵粹英. 隔药壮灸对健康老年人免疫功能的影响[J]. 中国老年学杂志,1995,15(6):335-336.

[57] 赵加增,陈汉平,赵粹英,等. 艾灸及其结合免疫调节剂对肿瘤细胞生物学特性影响的实验研究[J]. 针刺研究,1995,20(4):43-46.

[58] 杨永清,陈汉平,赵粹英,等. 慢性支气管炎病人免疫状态的研究[J]. 免疫学杂志,1995,11(4):242-245,248.

[59] 赵加增,陈汉平,赵粹英,等. 艾灸及其结合免疫调节剂对肿瘤细胞凝集素受体表达影响的实验研究[J]. 中国针灸,1995,15(4):38-39.

[60] 居贤水,赵粹英,丁菊英,等. 艾灸延缓衰老的临床观察[J]. 上海针灸杂志,1995,14(3):99-100.

[61] 黄诚,陈汉平,赵粹英,等. 艾灸对老年大鼠血液流变性的影响[J]. 上海针灸杂志,1995,14(3):130-131.

[62] 杨永清,陈汉平,赵粹英,等. 针灸对过敏性哮喘患者黏膜 SIgA 免疫功能调整作用的研究[J]. 针刺研究,1995,20(2):68-70.

[63] 杨永清,陈汉平,王瑞珍,等. 针灸对哮喘患者外周血活化 T 淋巴细胞与

嗜酸粒细胞数目的影响[J]. 上海针灸杂志,1995,14(2): 58-59.
[64] 丁菊英,赵粹英,吴恒举,等. 艾灸对老年人红细胞免疫及自由基的影响[J]. 上海针灸杂志,1995,14(1): 4-5.
[65] 杨永清,陈汉平,赵粹英. SIgA RIA 的直接校正方法[J]. 放射免疫学杂志,1995,8(1): 30-32.
[66] 杨晓蓓,陈汉平,赵粹英. 灸法治疗难治性肺结核的红细胞免疫学观察[J]. 中国针灸,1994,14(S1): 151-154,498.
[67] 杨永清,陈汉平,赵粹英,等. 哮喘和慢支病人 T 淋巴细胞的研究[J]. 上海免疫学杂志,1994,14(5): 303.
[68] 杨永清,陈汉平,王瑞珍,等. 过敏性哮喘患者外周血嗜酸粒细胞数目与血清总 IgE 水平的关系[J]. 上海免疫学杂志,1994,14(4): 235-236.
[69] 杨永清,陈汉平,赵粹英,等. 过敏性哮喘患者鼻分泌液中分泌性 IgA 含量的测定[J]. 免疫学杂志,1994,10(3): 178-180.
[70] 郭尧杰,陈汉平,赵粹英,等. 艾灸对荷瘤小鼠免疫调节的探讨[J]. 厦门大学学报(自然科学版),1994,33(4): 568-570.
[71] 吴焕淦,陈汉平,王楠,等. 溃疡性结肠炎动物模型与隔药灸治疗作用的形态学研究[J]. 中国针灸,1994,14(3): 35-37,60.
[72] 张时宜,赵粹英,胡国胜,等. 穴位注射治疗前列腺炎 122 例[J]. 上海针灸杂志,1994,13(2): 56-57.
[73] 洪海国,陈汉平,严华,等. 化脓灸对支气管哮喘患者免疫功能的影响[J]. 上海针灸杂志,1993,12(2): 59-60.
[74] 杨永清,陈汉平,赵粹英,等. 过敏性支气管哮喘患者黏膜 SIgA 免疫功能的研究[J]. 上海免疫学杂志,1993,13(1): 40-42.
[75] 洪海国,严华,陈汉平,等. 化脓灸治疗支气管哮喘若干影响因素的分析[J]. 针刺研究,1992,17(4): 237-239.
[76] 严华,赵粹英,陈汉平,等. 隔蒜灸治疗难治性肺结核患者的疗效观察[J]. 针刺研究,1992,17(4): 243-246.
[77] 洪海国,严华,陈汉平,等. 化脓灸治疗支气管哮喘若干影响因素的分析[J]. 上海针灸杂志,1992,11(2): 5-6.
[78] 胡军,何金森,陈汉平,等. 针药结合治疗甲亢的免疫学观察[J]. 上海针灸

杂志，1992，11(1)：36－38.

[79] 杨永清，蒋冰冰，赵粹英，等. 唾液 SIgA 的超速离心分离测定方法[J]. 上海免疫学杂志，1991，11(6)：371－373.

[80] 杨永清，王瑞珍，赵粹英，等. 人外周血淋巴细胞培养上清液中 IgG、IgA、IgM 的 ELISA 测定方法[J]. 上海免疫学杂志，1991，11(4)：226－227.

[81] 陈汉平，赵粹英，黄永平，等. 针灸预防疾病作用的探讨[J]. 上海针灸杂志，1991，10(2)：34－36.

[82] 翟道荡，李鼎，桂金水，等. 艾灸“关元”穴抗小鼠肿瘤的实验研究[J]. 上海针灸杂志，1990，9(2)：32－34.

[83] 喻国雄，陈汉平，赵粹英. 艾灸对老年小鼠细胞免疫功能的影响[J]. 上海针灸杂志，1990，9(1)：30－31.

[84] 严华，时培凤，王秀娟，等. 化脓灸对哮喘患者免疫功能的影响[J]. 上海针灸杂志，1989，8(1)：17－19.

[85] 夏韦江，陈汉平，顾惠民，等. 艾灸对慢性乙型肝炎患者免疫功能的影响[J]. 上海针灸杂志，1988，7(3)：1－4.

[86] 夏韦江，陈汉平，顾惠民，等. 艾灸治疗慢性乙型病毒性肝炎的临床研究[J]. 上海针灸杂志，1988，7(1)：3－5.

[87] 邵长荣，戚志成，赵粹英，等. 肺结核阴虚证与细胞介导的细胞毒性试验[J]. 辽宁中医杂志，1986，13(1)：43－44，28.

[88] 陈同钧，沈霞云，邵长荣，等. 活血化瘀法治疗石棉肺 24 例临床观察[J]. 中西医结合杂志，1983，3(4)：216－217.

[89] 邵长荣，戚志成，马济人，等. 复方功劳叶针剂穴位注射治疗肺结核[J]. 上海针灸杂志，1982，1(2)：28－29.

[90] 严华，顾明华，杨锡珍，等. 化脓灸治疗支气管哮喘 299 例[J]. 上海中医药杂志，1981，27(5)：29－30.

[91] 邵长荣，赵粹英. 矽肺患者甲皱微循环变化及补肾治疗前后的动态观察[J]. 上海中医药杂志，1980，26(6)：31－32.

二、出版著作

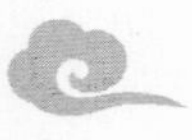

赵粹英. 常见老年病的针灸推拿预防和护养[M]. 上海：复旦大学出版

社，2016.

三、课题题录

完成了国家自然科学基金课题、国家中医药管理局课题、上海市卫生局课题等 10 余项课题。

课 题 名 称	赵粹英作用	课题来源
艾灸延缓衰老的临床和机理研究	负责人	国家自然科学基金课题
艾灸抗肿瘤免疫学和肿瘤细胞生物学机理研究	主要完成人	国家自然科学基金课题
艾灸对细胞免疫的调节作用	负责人	国家中医药管理局课题
针灸治疗慢性肾功能不全的临床与实验研究	主要完成人	国家中医药管理局课题
艾灸血清培养肿瘤浸润淋巴细胞配合放化疗的抗肿瘤临床研究	负责人	上海市卫生局课题
艾灸延缓衰老大鼠组织羰基毒化反应的P19ARF/P53/P21CiPI 信号调控机制	主要完成人	国家自然科学基金课题
艾灸延缓衰老及对 $CD4^{+}$ T 细胞表观遗传修饰调节作用的研究	主研人员	国家自然科学基金课题
基于 TGFβ1/Smad 信号转导通路研究电针抗大鼠肝纤维化的作用机制	主要完成人	国家自然科学基金课题
艾灸对内脏痛镇痛作用的 MAPKs 信号转导机制研究	主研人员	国家自然科学基金课题
针刺治疗肠易激综合征的经穴效应特异性研究	主要完成人	上海市科委课题

四、获奖

[1] 赵粹英，艾灸对细胞免疫的调节作用，国家中医药管理局科技进步奖二等奖，1994 年。

[2] 赵粹英，艾灸对细胞免疫的调节作用，上海市科学技术进步奖三等奖，1994 年。

[3] 赵粹英，针刺与针药结合治疗甲亢的临床疗效和免疫学机理研究，国家教

育委员会科学技术进步奖三等奖，1993 年。

［4］ 赵粹英，过敏性哮喘患者黏膜免疫功能与针刺对其调整作用的研究，上海市科学技术进步奖三等奖，1994 年。

［5］ 赵粹英，陈汉平，胡国胜，严华，顾法隆，艾灸对细胞免疫的调节作用，上海市卫生局中医药科技进步奖(局级)三等奖，1995 年。

［6］ 赵粹英，化脓灸治疗支气管哮喘若干影响因素的分析，上海市卫生局中医药科技进步奖二等奖，1996 年。

［7］ 赵粹英，艾灸调节作用的神经免疫学机制，中华中医药学会科学技术奖二等奖，2007 年。

［8］ 赵粹英，隔药灸治疗慢性非特异性溃疡性结肠炎临床和机理研究，上海市科技进步奖二等奖，1998 年。

［9］ 国务院特殊津贴，中华人民共和国国务院，2000 年。

［10］ 李时珍中医中药学术论文奖基础中医药研究报告一等奖，1993 年。

［11］ 董廷瑶中医药基金二等奖，1999 年。

［12］ 上海中医药大学 1994 年度校三八红旗手称号，1995 年。

［13］ 中国农工民主党上海市优秀党务工作者，1997 年。

［14］ 研究生优秀导师奖，上海中医药大学，2000 年。

附录二　“赵粹英学术经验研究工作室”纪实

手间针度人

“赵粹英学术经验研究工作室”，长期从事针灸治疗神经—免疫相关性疾病的临床诊治和研究工作，尤其在针药结合治疗抽动秽语综合征方面卓有成效。工作室导师赵粹英研究员自 1996 年开始在上海市针灸经络研究所开设专科诊治抽动秽语综合征，接待的抽动秽语综合征患儿不计其数，大多数患儿普遍集中在中小学年龄段，个性多样，敏感脆弱。他们大多自 5 岁左右发病，备受病痛折磨，甚至有病症较严重者，因此失去了就学的机会。然而，值得欣慰的是，通过“赵粹英学术经验研究工作室”的长期实践、研究与坚持，多数患儿得到改善，其中也不乏治愈成功的案例，甚至有患儿因为在上海市针灸经络研究所接受针灸治疗的经历，对中医产生了浓厚的兴趣，确立了自己人生规划的第一站。

在这里，愿与各位分享一个真实的工作室案例。

在赵粹英医生的病患中，有一位2003—2009年接受针灸治疗的小患者宋时雨。她生于1997年，于5岁时发现患有抽动秽语综合征，几经辗转，中医西医治疗均曾尝试，然而病情反复始终不见好转。因为一次偶然的机会，她找到了赵粹英，也就此开始了6年之久的针灸治疗。

经过了6年的坚持治疗，她的抽动秽语综合征症状基本消失，由于参与上海市学生艺术团民乐二团训练的缘故，被迫中止了每周1次的针灸治疗，虽然带着病症复发的隐忧，但是在赵粹英长期的关注下，她的症状至今没有再次复发。

一转眼，2012年的中考如期而至，宋时雨同学顺利考入了心仪的高中——杨浦高级中学，并平稳地度过了紧锣密鼓的初三年级，经历了针灸治疗之后，她的抽动秽语综合征并没有对她之后的学习、生活产生更深的影响。当她拿到录取通知书之后，她及时告知了赵粹英这个令人欣慰的好消息。

高中三年中，赵粹英对她的关心一直未曾间断。在这样细水长流式的关怀中，赵粹英的年龄日益增长，而宋时雨也从当时少不经事的孩童慢慢长大，步入青年时期。

在2015年高考来临之际，一个埋藏了6年的理想自然而然地被列入了她的梦想清单——我要学医！我要用自己的实际行动回馈中医给我带来的重生的机会！

2015年恰逢应届生春季高考的第一年试点，上海中医药大学赫然在列，宋时雨毫不犹豫地将自己的第一志愿填上了“上海中医药大学”，经历了2.5万考生中筛选1 640名的残酷之后，她终于如愿以偿地考入了上海中医药大学中西医临床医学专业，争取到了25个中西医临床医学专业中的1个录取名额。

当她兴奋地将这又一个好消息告诉陪伴着自己、鼓励着自己成长多年的赵粹英医生的时候，赵粹英也感到由衷的喜悦、自豪和骄傲。

从2009—2015年，宋时雨经历了人生中最重要的两次转折，也因为上海市针灸经络研究所治病的经历，选择了自己人生的走向，怀着一份感激与感恩，更是一种敬重，她在被上海中医药大学录取之后，回到了赵医生的诊室，她对赵粹英说，以后想继承她的“衣钵”，回馈当时受益终身的恩惠。

现在，上海中医药大学基础医学院中“宋时雨”这样一个名字记载在册，而这

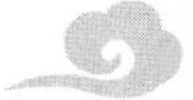

位因为赵粹英工作室而得到新的希望的幸运儿，正行走在中医学的漫漫征途上，践行着回馈中医的梦想与信念。

正如宋时雨近期拜访赵粹英后在博客上发表的日志所写："这间诊室就像一所学校，一届又一届学生毕业，而赵奶奶就像麦田上的守望者，迎来送往，既治病，更以身作则，传授着做人的道理，潜移默化地用慈爱温暖着、滋养着患儿的心。"

孩子们习惯了称呼赵粹英医生"赵奶奶"，而这份简单的幸福也正是"手间针度人"的全部内涵——我愿意为你医治疾病，度量你特殊的童年，给予你特别的温暖与爱，我更愿意陪伴你长大，陪你度过漫长岁月中的每一点每一滴的成长。

像宋时雨这样的小患儿还有很多，他们因为疾病，与赵粹英相识，也是因为疾病，在成长的道路上多了一份来自医者的关爱和呵护。大医精诚、大爱无疆，医生这个岗位既是职业，也是责任，因为疾病，我们与患儿相识，也是因为疾病，我们有责任呵护患儿的成长。

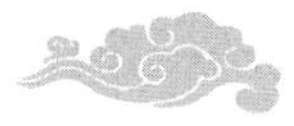

参考文献

[1] 赵粹英,孙吉山,王哲.针刺结合中药治疗小儿抽动症120例[J].辽宁中医杂志,1998,25(6):42.

[2] 赵粹英,陈汉平,严华,等.隔蒜灸治疗难治性肺结核的临床观察[J].中国针灸,1996,16(3):1-3,62.

[3] 赵粹英,陈汉平,居贤水,等.隔药饼灸延缓衰老的临床和免疫学机理研究[J].中国针灸,1998,18(1):5-8,4.

[4] 赵粹英,严华,顾法隆,等.艾灸治疗难治性肺结核的临床研究[J].上海针灸杂志,1990,9(4):1-3,42.

[5] 赵粹英,陈汉平,胡国胜,等.艾灸治疗实验性结核病的免疫学机理研究[J].上海针灸杂志,1992,11(1):29-30,42.

[6] CHEN YF, ZHAO CY, LU QY, et al. Experimental research on the anti-tumor effect of moxibustion serum[J]. J Acupunct Tuina Sci, 2011, 9(6): 336-339.

[7] HONG HG, HE SW, ZHAO CY, et al. Relationship between clinical efficacy on asthma treated by scarring moxibustion and fester capacity [J]. J Acupunct Tuina Sci, 2009, 7(2): 84-86.

[8] ZHAO CY, YANG L, CHEN HP, et al. Clinical study on anti-aging action of herbal cake-partition moxibustion[J]. J Acupunct Tuina Sci, 2009, 7(1): 37-40.

[9] MA XP, ZHAO CY, CHEN YF, et al. Influence of moxibustion serum on the expression of fas bcl-2 mRNA and protein of el-4 lymphoma cells[J]. J Acupunct Tuina Sci, 2008, 6(6): 331-333.

[10] 马晓芃,赵粹英.综合疗法治疗抽动秽语综合征疗效观察[J].针灸临床杂

志,2005,21(12):13－14.

[11] 马晓芃,赵粹英,李祖剑,等. 艾灸血清体外对小鼠 EL－4 淋巴瘤细胞作用的实验研究[J]. 中华中医药学刊,2003,21(11):1949－1950.

[12] CHEN YF, ZHAO CY, CHEN HP, et al. Effects of "moxibustion serum" on proliferation and phenotypes of tumor infiltrating lymphocytes[J]. Journal of Traditional Chinese Medicine, 2003, 23(3): 225－229.

[13] 马晓芃,赵粹英,吴焕淦,等. 静脉回输艾灸血清培养的肿瘤浸润淋巴细胞对荷瘤小鼠 T 细胞亚群的影响[J]. 针灸临床杂志,2002,18(11):49－50.

[14] 陈云飞,赵粹英,洪娴,等. 艾灸对小鼠巨噬细胞 IL－12 mRNA 表达的影响. 中华微生物学和免疫学杂志,2002,22(3):320.

[15] 陈云飞,赵粹英,陈汉平,等."艾灸血清"对肿瘤浸润淋巴细胞增殖和表型的影响[J]. 中国针灸,2002,22(4):261－264.

[16] 杨志新,张晓峰,赵英侠,等. 艾灸增强小鼠细胞免疫功能抗肿瘤作用的研究[J]. 中华中医药学刊,2002,20(1):94－95.

[17] 陈云飞,赵粹英,陈汉平,等. 艾灸血清对肿瘤浸润淋巴细胞特异性杀伤活性的影响[J]. 中国免疫学杂志,2001,17(10):553－556.

[18] 赵粹英,洪娴,张英英,等. 隔药饼灸对老年人垂体—甲状腺—性腺功能的影响[J]. 上海针灸杂志,2000,19(S1):9－11,78.

[19] 陈云飞,赵粹英,陈汉平,等. 艾灸血清对肿瘤浸润淋巴细胞增殖和表型的影响[J]. 上海针灸杂志,2000,19(S1):44－47,88.

[20] 陈云飞,赵粹英,吕琪泳. 艾灸血清抑瘤效应的实验观察[J]. 上海针灸杂志,2000,19(6):39－41.

[21] 陈云飞,赵粹英,陈汉平,等. 小鼠艾灸血清诱导肿瘤细胞凋亡的实验研究[J]. 针刺研究,2000,25(1):38－42.

[22] 裴建,陈汉平,赵粹英,等."艾灸血清"对免疫活性细胞功能的影响[J]. 上海针灸杂志,1999,18(1):40－42.

[23] 裴建,陈汉平,赵粹英,等. 艾灸对荷瘤小鼠免疫功能的增强作用[J]. 上海免疫学杂志,1997,17(5):297－298.

[24] 章谷生,肖达,陈汉平,等.艾灸对老年人 IL-2 及其受体的影响[J].上海免疫学杂志,1997,17(3):184-185.

[25] 张英英,赵粹英,王虹英,等.艾灸对老年人血液流变性及红细胞变形能力的影响[J].上海针灸杂志,1997,16(3):5-6.

[26] 洪海国,陈汉平,严华,等.化脓灸对治疗支气管哮喘不同阶段与证型疗效的影响[J].中国针灸,1997,17(6):325-326,386.

[27] 黎飒,赵粹英,徐明海,等.隔药饼灸对老年雌性小鼠性腺的影响[J].上海中医药大学上海市中医药研究院学报,1996,10(1):73-74.

[28] 喻国雄,陈汉平,赵粹英.隔药壮灸对健康老年人免疫功能的影响[J].中国老年学杂志,1995,15(6):335-336.

[29] 赵加增,陈汉平,赵粹英,等.艾灸及其结合免疫调节剂对肿瘤细胞生物学特性影响的实验研究[J].针刺研究,1995,20(4):43-46.

[30] 赵粹英,陈汉平,谢心针,等.隔药饼灸治疗慢性肾功能不全的临床观察[J].上海针灸杂志,1995,14(3):101-103.

[31] 居贤水,赵粹英,丁菊英,等.艾灸延缓衰老的临床观察[J].上海针灸杂志,1995,14(3):99-100.

[32] 黄诚,陈汉平,赵粹英,等.艾灸对老年大鼠血液流变性的影响[J].上海针灸杂志,1995,14(3):130-131.

[33] 杨永清,陈汉平,王瑞珍,等.针灸对哮喘患者外周血活化 T 淋巴细胞与嗜酸粒细胞数目的影响[J].上海针灸杂志,1995,14(2):58-59.

[34] 丁菊英,赵粹英,吴恒举,等.艾灸对老年人红细胞免疫及自由基的影响[J].上海针灸杂志,1995,14(1):4-5.

[35] 杨晓蓓,陈汉平,赵粹英.灸法治疗难治性肺结核的红细胞免疫学观察[J].中国针灸,1994,14(S1):151-154,498.

[36] 赵粹英,居贤水,吴恒举,等.艾灸对老年人心血管功能的影响[J].上海针灸杂志,1994,13(2):51-52.

[37] 洪海国,陈汉平,严华,等.化脓灸对支气管哮喘患者免疫功能的影响[J].上海针灸杂志,1993,12(2):59-60.

[38] 洪海国,严华,陈汉平,等.化脓灸治疗支气管哮喘若干影响因素的分析[J].针刺研究,1992,17(4):237-239.

[39] 严华,赵粹英,陈汉平,等. 隔蒜灸治疗难治性肺结核患者的疗效观察[J]. 针刺研究,1992,17(4): 243 - 246.

[40] 洪海国,严华,陈汉平,等. 化脓灸治疗支气管哮喘若干影响因素的分析[J]. 上海针灸杂志,1992,11(2): 5 - 6.

[41] 夏韦江,陈汉平,顾惠民,等. 艾灸对慢性乙型肝炎患者免疫功能的影响[J]. 上海针灸杂志,1988,7(3): 1 - 4.

[42] 夏韦江,陈汉平,顾惠民,等. 艾灸治疗慢性乙型病毒性肝炎的临床研究[J]. 上海针灸杂志,1988,7(1): 3 - 5.

[43] 赵粹英,施清苑,王瑞珍,等. 艾灸对小鼠 T、B 淋巴细胞影响的初步观察[J]. 上海针灸杂志,1988,7(1): 25 - 26.

[44] 彭晓红,龙绍华,谢春林,等. Bell 麻痹的临床治疗进展[J]. 西部中医药,2015,25(1): 102 - 105.

[45] 王明明,黄雪珍,费爱华. 蔡圣朝主任医师治疗周围性面瘫经验[J]. 广西中医药大学学报,2016,19(3): 31 - 33.

[46] 姜蕊,林腊梅,何华. 面神经炎治疗的研究进展[J]. 湖北中医杂志,2015,(12): 81 - 83.

[47] 刘涓涓. 不同神经电生理检测方法对面神经炎早期诊断的价值[J]. 黑龙江医药科学,2013,36(4): 25 - 26.

[48] 戴雁. 面神经电图和瞬目反射在面神经炎中的诊断及预后价值[J]. 中国医药指南,2012,9(5): 39 - 40.

[49] 陈雷,张奕,冯鑫鑫. 现有诊断技术在特发性面神经麻痹中的应用现状[J]. 辽宁中医药大学学报,2013,15(4): 16 - 17.

[50] 付中应,李丹丹,吴清明,等. 耳穴压豆结合针灸择期治疗面神经炎 30 例临床观察[J]. 中医药导报,2013,19(3): 66 - 67.

[51] 郑利星. 电针治疗面神经炎时机选择刍议[J]. 现代中西医结合杂志,2003,12(2): 173.

[52] CAMPERO A, AJLER P, CAMPERO AA. Microvascular decompression for trigeminal neuralgia, report of 36 cases and literature review[J]. Surg Neurol Int, 2014, 5(Suppl 11): S441 - S445.

[53] SMITH J G, ELIAS L A, YILMAZ Z, et al. The psychosocial and

affective burden of posttraumatic neuropathy following injuries to the trigeminal nerve[J]. J Orofac Pain, 2013, 27(4): 293 - 303.

[54] DEGN J, BRENNUM J. Surgical treatment of trigeminal neuralgia. Results from the use of glycerol injection, microvascular decompression, and rhizotomia[J]. Acta Neurochir (Wien), 2010, 152 (12): 2125 - 2132.

[55] 秦泗佳,王福,张奎启,等. 原发性三叉神经痛基因治疗的实验研究进展[J]. 新医学,2014,45(8): 497 - 500.

[56] BATEMAN ED, HURD SS, BARNES PJ, et al. Global strategy for asthma management and prevention: GINA executive summary[J]. Eur Respir J, 2008, 31(1): 143 - 178.

[57] 洪海国,严华,陈汉平,等. 化脓灸治疗支气管哮喘若干影响因素的分析[J]. 针刺研究,1992,11(4): 237 - 239.

[58] 洪海国,陈汉平,严华,等. 化脓灸对支气管哮喘患者免疫功能的影响[J]. 上海针灸杂志,1993,12(2): 59 - 60.

[59] 孙建. 河南省漯河地区中老年人群类风湿关节炎患病情况及影响因素[D]. 郑州: 郑州大学,2013.

[60] 林志苇. 类风湿关节炎针药治疗临床经验[J]. 针灸临床杂志,2007,23(5): 22 - 24.

[61] 徐磊,王敏华. 针灸治疗类风湿关节炎临床研究现状[J]. 实用全科医学,2007,5(2): 157 - 158.

[62] 杨长森. 针灸治疗学[M]. 上海: 上海科学技术出版社,1985: 70.

[63] 孙华,张有志. 针灸治疗抑郁症的研究进展[J]. 针灸临床杂志,2003,19(1): 54.

[64] 范小会,刘华,庆慧. 范军铭运用针灸治疗抑郁症经验总结[J]. 中国民间疗法,2016,24(8): 14 - 15.

[65] 姜爱平. 四神聪穴的临床应用[J]. 中国中医药信息杂志,2007,14(7): 78 - 79.

[66] 倪坚正. 照海穴临床应用四则[J]. 上海中医药杂志,2005,39(3): 46 - 47.

[67] 李跃华,肖爽.抑郁证核心症状、其他症状在中医辨证型的分布规律[J].环球中医药,2010,3(6):431-434.
[68] 宋琪.针刺百会四神聪治疗抑郁障碍相关性失眠56例[J].首都医药,2007,12(18):48-49.
[69] 陈秀玲,徐凯,罗仁瀚,等.电针四神聪穴治疗抑郁症疗效观察[J].上海针灸杂志,2012,31(1):26-28.
[70] 陈滢如,杨金生,杨莉,等.近5年国内针灸治疗肩周炎临床疗效评价指标应用概况分析[J].针灸临床杂志,2012,28(4):73-75.
[71] 黄健琳.针灸治疗肩周炎研究进展[J].海南医学,2011,22(14):109-111.
[72] 翟向阳,刘天君.双人康复操对肩关节周围炎后期康复的临床观察[J].中国康复理论与实践,2010,16(1):64-65.
[73] 王彧,陈钢,李瑛,等.条口穴治疗肩周炎机理初探[J].新中医,2014,46(9):212-213.
[74] 吴峻.火针治疗慢性软组织损伤的实验研究[J].中国针灸,2002,22(1):31.
[75] 李栋.中医辨证治疗更年期综合征38例[J].光明中医,2015,31(11):2348-2349.
[76] 马学竹,李秋艳,陈锹发,等.围绝经期综合征中医治疗研究进展[J].世界中西医结合杂志,2016,(9):1329-1332.
[77] 马晓芃.针刺治疗女性更年期综合征32例[J].浙江中医杂志,1999,37(7):280-281.
[78] 朱凤红.自我调护和指导女性更年期综合征[J].中国民族民间医药,2010,(23):121.
[79] 中华中医药学会.中医妇科常见病诊疗指南[M].北京:中国中医药出版社,2012:7.
[80] 陆柳如,吴克明.中药药治疗卵巢早衰的研究进展[J].云南中医中药杂志,2016,37(1):80-83.
[81] 陈蓓丽,曹云霞.卵巢早衰的诊断和处理[J].中国实用妇科与产科杂志2015,31(8):703-706.

[82] 郑建华,安媛.卵巢早衰的病因与高危因素[J].中国实用妇科与产科杂志,2009,25(6):478-480.

[83] 王红梅,李莲,米慧茹,等.针刺对卵巢早衰患者性腺激素及体重的影响[J].中国中医基础医学杂志,2011,17(2):204-205.

[84] 惠延年.眼科学[M].北京:人民卫生出版社,2002:60.

[85] SMITH JA. The epidemiology of dry eye disease: report of the Epidemiology Subcommittee of the International Dry Eye WorkShop[J]. Ocul Surf, 2007, 5(2): 93-107.

[86] 张琳琳,张翠红,马晓芃,等.针灸治疗干眼症的现状与展望[J].针灸临床杂志,2014,30(1):62-66.

[87] MA XP, YANG L, MO WQ, et al. Summary on clinical experience of acupuncture treating dry eye syndromes[J]. J Acupunct Tuina Sci, 2009, 7(3): 171-174.

[88] 赖静怡,黄焕葵,曹艳.干眼症发病相关因素之调查分析[J].实验临床医学,2016,17(1):76-78.

[89] 赵越,黄琴峰,智方圆,等.五官科针灸疾病谱现代文献计量分析与评价[J].上海针灸杂志,2018,37(1):112-117.

[90] HC CHENG, YT HSIEH. The effect of low-concentration atropine combined with auricular acupoint stimulation in myopia control[J]. Complementary Therapies in Medicine, 2014, 22(3): 449-455.

[91] KOMORI M, TAKADA K, TOMIZAWA Y, et al. Microcirculatory responses to acupuncture stimulation and phototherapy[J]. Anesth Analg, 2009, 108: 635-640.

[92] 韩贯宇,解孝锋,吴建峰,等.穴位电刺激与传统针刺疗法治疗青少年近视效果对比观察[J].山东医药,2016,56(30):69-71.

[93] CHUNSONG YANG, ZILONG HAO, LINGLI ZHANG, et al. Efficacy and safety of acupuncture in children: an overview of systematic reviews[J]. Pediatric Research, 2015, 78(2): 112-119.

[94] 智方圆,黄琴峰,赵越,等.针灸治疗眼病临床应用规律分析[J].中国针灸,2018,38(8):907-912.

[95] 黄云飞.浅谈对老年黄斑变性的中医机理认识[J].内蒙古中医药,2013,32(9):136-137.

[96] 焦乃军.针刺治疗老年性黄斑变性疗效观察[J].中国针灸,2011,31(1):43-45.

[97] 徐红,刘坚,王顺,等.异病同治针刺法治疗黄斑病变[J].中国中医眼科杂志,2013,(3):188-191.

[98] 郭善水,邱礼新.眼病患者饮食宜忌初探[J].中国中医眼科杂志,2014,(5):381-384.

[99] 韦企平.视神经疾病的中西医结合诊治[M].北京:人民卫生出版社,2007.

[100] 高丹红,高萍.穴位注射治疗视神经萎缩40例[J].中国民间疗法,2009,(1):9.

[101] 张宏,周杰芳,靳瑞.针刺对视神经萎缩患者球结膜微循环的影响[J].广州中医药大学学报,1996,13(2):25-26.

[102] LENAERS G, HAMEL C, DELETTRE C, et al. Dominant optic atrophy[J]. Orphanet J Rare Dis. 2012, 9(7): 46.

[103] KANAMORI A, NAKAMURA M, YAMADA Y, et al. Spectral-domain optical coherence tomography detects optic atrophy due to optic tract syndrome[J]. Graefes Arch Clin Exp Ophthalmol, 2013, 251(2): 591-595.

[104] ZHANG L, SHI W, SONG L, et al. A recurrent deletion mutation in OPA1 causes autosomal dominant optic atrophy in a Chinese family[J]. Sci Rep, 2014, 4(1): 6936.

[105] ESPINO BARROS PALAU A, MORGAN ML, LEE AG. Bilateral optic atrophy in endemic typhus[J]. Can J Ophthalmol, 2014, 49(4): 90-92.

[106] HEIDARY G, CALDERWOOD L, COX GF, et al. Optic atrophy and a leigh-like syndrome due to mutations in the *c12orf65* gene: report of a novel mutation and review of the literature[J]. J Neuroophthalmol, 2014, 34(1): 39-43.

[107] KUMAR N, SINGH A, SAXENA R, et al. An unusual cause of optic atrophy in a child[J]. Indian J Ophthalmol, 2014, 62(4): 494 - 495.

[108] IŞCAN Y, COŞKUN Ç, ÖNER V, et al. Bilateral total optic atrophy due to transdermal methanol intoxication [J]. Middle East Afr J Ophthalmol, 2013, 20(1): 92 - 94.

[109] MACPHERSON H, ALTMAN DG, HAMMERSCHLAG R, et al. Revised standards for reporting interventions in clinical trials of acupuncture (STRICTA): extending the consort statement[J]. PLoS Med, 2010, 7(6): 1000261.

[110] VAPHIADES MS, BRODSKY MC. Pediatric optic atrophy[J]. Int Ophthalmol Clin, 2012, 52(3): 17 - 28.

[111] CHINTA S, WALLANG BS, SACHDEVA V, et al. Etiology and clinical profile of childhood optic nerve atrophy at a tertiary eye care center in South India[J]. Indian J Ophthalmol, 2014, 62(10): 1003 - 1007.

[112] ZHENG L, DO HH, SANDERCOE T, et al. Changing patterns in paediatric optic atrophy aetiology: 1979 to 2015 [J]. Clin Exp Ophthalmol, 2016, 44(7): 574 - 581.

[113] 袁晓军. 针刺风池穴对脑血流的影响[J]. 中医杂志，1996，37(5)：285 - 286.

[114] 王福，张奎启. 眼动脉及其主要分支的解剖学观测[J]. 眼科学研究，2000，18(1)：83 - 85.

[115] 朱惠安，李传课，彭清华. 针刺太冲穴对图像视觉诱发电位 P100 潜时的影响[J]. 中国中医眼科杂志，2001，11(1)：14 - 16.

[116] 于可成，方蓓，汪峰. 针药结合治疗原发性视神经萎缩 11 例疗效观察[J]. 黑龙江中医药，2004(1)：31 - 32.

[117] 兰发惠，刘旭光，王月，等. 针灸治疗视神经萎缩的研究进展[J]. 中医外治杂志，2011，20(2)：56 - 57.

[118] 黄选兆，汪吉宝. 实用耳鼻咽喉学[M]. 北京：人民卫生出版社 2000：2555.

［119］ 姜慧，贾飞飞，申旭波，等. 变应性鼻炎的现况调查［J］. 中国医药导报，2009，6(16)：186－189.

［120］ 胡玲俐，应民政. 变应性鼻炎的免疫机制影响因素研究［J］. 医学综述，2015，21(7)：1225－1227.

［121］ 朱和军. 变应性鼻炎中西医治疗现状概述［J］. 光明中医，2015，30(2)：393－395.

［122］ 孙冉，杨运宽，宋丹平，等. 针灸治疗变应性鼻炎的实验及临床研究概况［J］. 现代中医药，2015，35(1)：72－75.

［123］ 中华耳鼻咽喉头颈外科杂志编委会鼻科组. 变应性鼻炎诊断和治疗指南解读［J］. 中华耳鼻咽喉头颈外科杂志，2009，44(12)：972－976.

［124］ ZHANG CUIHONG，LIU ZHANWEN. Analysis of acupoints for treating nasal conditions in acupuncture verses［J］. J Acupunct Tuina Sci，2009，7(3)：185－187.

［125］ 张翠红，洪珏，马晓芃. 针灸配合走罐治疗变应性鼻炎疗效观察［J］. 上海针灸杂志，2012，31(11)：835－837.

［126］ 司慧芳，姜爱平，王兵. 针灸治疗变应性鼻炎现状述评［J］. 中国中医药信息杂志，2014，21(2)：125－126.

［127］ 韩云祥. 变应性鼻炎的针灸治疗进展［J］. 光明中医，2015，30(1)：202－206.

［128］ 景国际，李桂香，张蕊. 振埃刺法合中药治疗哮喘急性发作［J］. 北京中医药，2008，27(2)：142－143.

［129］ 王洪图. 黄帝内经病症与临床应用［M］. 北京：新世界出版社，1998：18－19.

［130］ ZHANG CUIHONG. Treatment of 31 cases of allergic rhinitis with acupuncture plus moving cupping. J Acupunct Tuina Sci，2010，8(2)：93－95.

［131］ 张翠红，刘占文，马婕. 变应性鼻炎辨证分型客观化研究进展［J］. 中华中医药学刊，2011，29(1)：106－108.

［132］ 刘占文，张翠红，纪军，等. 变应性鼻炎客观化辨证分型指标的 Roughset 分析［J］. 辽宁中医杂志，2013，40(11)：2227－2230.

[133] 魏邦基,赵嫣,张翠红,等. 穴位疗法治疗过敏性鼻炎机理探讨[J]. 辽宁中医药大学学报,2015,17(10): 60 - 64.

[134] 中华人民共和国卫生部. 中国常见恶性肿瘤诊治规范[S]. 2 版. 北京: 北京医科大学出版社,1991: 2725 - 2736.

[135] 陈灏珠. 实用内科学[M]. 10 版. 北京: 人民卫生出版社,1989: 1931.

[136] 耿志国. 针灸治疗肿瘤放化疗反应临床疗效观察[J]. 中国医疗前沿,2010,5(2): 57.

[137] 路玫,张会芳,曹大明,等. 针灸改善骨髓抑制所致白细胞减少临床机制研究进展[J]. 当代医学,2009,15(15): 17 - 18.

[138] 张笑菲. 隔姜灸防治癌症化疗毒副作用及对生存质量影响的临床研究[D]. 广州: 广州中医药大学,2008.

[139] 汪霞,游捷. 针灸在恶性肿瘤治疗中的应用概况[J]. 现代肿瘤医学,2011,19(9): 1884 - 1888.

[140] 刘志丹,曹妮达,慕晓艳,等. 针灸改善癌症患者抗肿瘤治疗副反应的研究进展[J]. 中医药学报,2012,40(3): 151 - 155.

[141] 严韵诗. 中医药辅助治疗恶性肿瘤国外文献 Meta 分析[D]. 广州中医药大学,2014.

[142] AMERICAN ACADEMY of SLEEP MEDICINE. International classification of sleep disorders[M]. 3rd ed. Darien, IL: American Academy of Sleep Medicine, 2014.

[143] 高霖,陈少玫. 失眠症的病因病机研究进展[J]. 光明中医,2011,26(5): 1083 - 1084.

[144] 金一波,蓝芳,孙文静. 失眠的认知模型(讲座)[J]. 中国心理卫生杂志,2011,25(7): 496 - 499.

[145] 杨文佳,于心同,谢晨,等. 穴位敷贴结合针刺治疗慢性失眠的临床疗效观察[J]. 针灸临床杂志,2013,29(3): 20 - 21.

[146] 张慧兰. 吴茱萸贴敷涌泉穴防治艾素静脉化疗患者失眠症的临床观察[J]. 上海针灸杂志,2014,33(3): 204 - 205.

[147] 吴凌翔,王冬琴,莫文权,等. 赵粹英针灸治疗抽动秽语综合征临床经验撷要[J]. 上海针灸杂志,2011,30(5): 284 - 285.

[148] 刘智胜.抽动障碍的诊断与治疗[J].实用儿科临床杂志,2012,27(24):1908-1912.

[149] 赵粹英,孙吉山,王哲.针刺结合中药治疗小儿抽动症120例[J].辽宁中医杂志,1998(6):42.

[150] 沈颖,赵粹英,孙吉山.电针加耳穴治疗小儿抽动症150例临床观察[J].中国针灸,1999,19(S1):187-188.

[151] 张红,尤志珺.抗衰老与老年病防治的研究进展[J].现代中西医结合杂志,2012,21(35):3986-3989.

[152] 吴忠观,周君玉,封希德,等.人口科学辞典[M].成都:西南财经大学出版社,1997:12.

[153] 周慧生.谈抗衰老中的补肾学说与自由基理论[J].辽宁中医药大学学报,2006,8(4):27.

[154] 上海慢性肾脏病早发现及规范化诊治与示范项目专家组.慢性肾脏病筛查:诊断及防治指南[J].中国实用内科杂志,2017,37(1):28-34.

[155] ZHANG L, WANG F, WANG L, et al. Prevalence of chronic kidney disease in China: a cross-sectional survey[J]. Lancet, 2012, 379(9818): 815-822.

[156] 于思明,苑芳.针灸治疗慢性肾脏病的作用机制研究进展[J].中医药导报,2016,22(16):98-99,106.

[157] LIANG TJ, BLOCK TM, MCMAHON BJ, et al. Present and future therapies of hepatitis B: from discovery to cure[J]. Hepatology, 2015, 62(6): 1893-1908.

[158] 王玲玲.麦粒灸临床特点及适宜病症[J].上海针灸杂志,2013,32(11):889-891.

[159] 夏韦江,陈汉平,顾惠民,等.艾灸对慢性乙型肝炎患者免疫功能的影响[J].上海针灸杂志,1988(3):1-4.

[160] 夏韦江,陈汉平,顾惠民,等.艾灸治疗慢性乙型病毒性肝炎的临床研究[J].上海针灸杂志,1988(1):3-5.

[161] 杨卓杰,蒋刚.中医治疗慢性乙型病毒性肝炎研究进展[J].河北中医,2016,38(10):1583-1587.

[162] 朱培福,张黎,杨荣. 326 例痰菌阳性肺结核患者早期个性化抗结核治疗对预防难治性肺结核的疗效评价[J]. 抗感染药学,2016,13(5):1036-1038.

[163] 蒋卫权. 难治性肺结核的 CT 影像特点及临床分析[J]. 现代医用影像学,2017,26(4):927-928.

[164] 李晓泓,解秸萍,翟景慧. 针灸"治未病"的思考[J]. 中国临床康复,2004,8(13):2525-2527.

[165] 王静芝. 浅析针灸"治未病"内涵与外延[J]. 辽宁中医杂志,2016,43(11):2283-2284.

[166] 吴焕淦. 中国灸法学[M]. 上海:上海科学技术出版社,2006.

[167] 李军,赵百孝. 灸材艾绒的制作工艺研究[J]. 环球中医药,2011,4(6):423-426.

[168] 马悦颖,李沧海,霍海如,等. 瞬时感受器电位 V 亚家族离子通道——温度感受器[J]. 医学分子生物学杂志,2007,4(1):174-177.

[169] 吴焕淦,郑锦,马晓芃,等. 中国灸法学现代研究[M]. 上海:上海科学技术出版社,2013.

[170] 王富春. 灸法医鉴[M]. 北京:科学技术文献出版社,2009.

[171] 刘密,彭艳,常小荣,等. 艾灸温热效应的生物物理学特性研究进展[J]. 湖南中医药大学学报,2010,30(1):76-78.

[172] 韩琴. TRP 通道参与温度感觉的分子机制[J]. 成都医学院学报,2009,4(3):220-224.

[173] 王家平. 不同灸法对足三里穴位局部温度及 Trp 家族基因表达的影响[D]. 成都:成都中医药大学,2012.

[174] 王应越,王耀帅,李梅. 艾灸不同温度热刺激对小鼠神阙穴局部形态及肥大细胞的影响[J]. 中国老年学,2016,36(10):2345-2347.

[175] KOBAYASHI K. Induction of heat-shock protein (hsp) by moxibustion[J]. The American Journal of Chinese Medicine, 2014, 23(3-4): 327-330.

[176] 罗玲. 艾灸免疫调节的局部作用机制研究[D]. 成都:成都中医药大学,2010.

［177］ 白耀辉. 艾灸与温热刺激关系的探讨[J]. 针灸学报，1991，7(4)：10.

［178］ 沈雪勇，丁光宏，褚君浩，等. 传统艾灸与替代物灸和人体穴位红外辐射光谱比较[J]. 红外与毫米波学报，2003，22(2)：123－126.

［179］ 吴焕淦，马晓芃，周次利，等. 灸法研究现状与战略思考[J]. 世界中医药，2013，8(8)：845－908.

［180］ ZHOU C，FENG X，WANG J，et al. Research advance on moxa smoke[J]. J Acupunct Tuina Sci，2011，9(2)：67－72.

［181］ 王启才. 针灸治疗学[M]. 北京：中国中医药出版社，2003：14－34.